Inhalt

Danksagung

Unser Dank gilt: dem Studio Body-Top für die großartigen Trainingsmöglichkeiten und die für die Fotoproduktion zur Verfügung gestellten Räumlichkeiten, den Trainingspartnern Maxime Akue und Michael Klotzki, dem Fotomodell Corinna Behrens, dem Fit-Food Hamburg.

Die Autoren

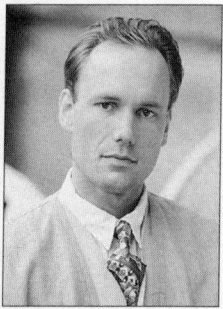 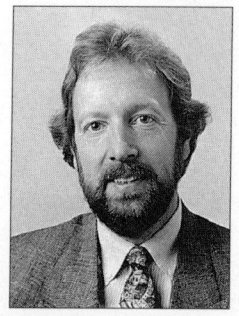

Berend Breitenstein, Jahrgang 1964, ist lizenzierter Bodybuilding-Trainer und Diplom-Oecotrophologe (Ernährungswissenschaftler). Durch seine langjährige Tätigkeit als Fitneßtrainer und Ernährungsberater sowie seine Referententätigkeit für den Deutschen Bodybuilding- und Fitneßverband konnte er viele praktische Erfahrungen im Studiobetrieb und der Ausbildung von Fitneßtrainern sammeln. Er arbeitet heute als Personal-Trainer und veranstaltet eigene Seminare zu den Themen Sporternährung, Trainingslehre und Gesundheit.

Prof. Dr. Michael Hamm, Jahrgang 1951, ist Ernährungswissenschaftler an der Fachhochschule Hamburg. Seine Arbeits- und Forschungsschwerpunkte sind: Sporternährung, Ernährungsberatung, Gesundheitserziehung und Diätetik. Er ist als Referent und Buchautor tätig und Mitglied in zahlreichen Arbeitsgruppen zum Thema Sport und Fitneß-Ernährung. Ferner arbeitet er als Dozent für Sporternährung auf Fachseminaren des Deutschen Sportstudio Verbandes und engagiert sich für die Ernährungsberatung am Olympiastützpunkt Hamburg.

Vorwort

Für die Gesundheit ist ein leistungsfähiger Körper eine wesentliche Voraussetzung. Wer sich in seinem Körper wohl fühlt, der ist auch in seinem Denken klarer und in seinen Emotionen gefestigter. Um dieses Ziel zu erreichen, ist richtig betriebenes Bodybuilding ein möglicher Weg, der gesund und sicher ist und sehr viel Freude bringt. Bodybuilding ist ein «Way of Life», der aufregend, spannend und voller Energie ist. Richtiges Training, bedarfsangepaßte Ernährung, ausreichende Regeneration und eine positive innere Einstellung resultieren in einem Gefühl der Vitalität und Leistungsfähigkeit. Bodybuilding ist eine hervorragende Möglichkeit, einen muskulösen und gesunden Körper aufzubauen und sich rundherum wohl zu fühlen.

Leider wird oftmals von falschen Erwartungen ausgegangen. Ein Blick in die heute einschlägigen Bodybuilding-Publikationen zeigt riesige Körper mit einer gewaltig ausgeprägten Muskulatur und so gut wie gar keinem Körperfettanteil. Die Muskeln sind so hart und massiv und teilweise von einem so dichten Venennetz überzogen, daß die Athleten wie Wesen von einem anderen Stern aussehen. Über Geschmack läßt sich nicht streiten, die Leistung dieser Athleten verlangt großen Respekt. Der Leistungsstandard im Bodybuilding ist in den vergangenen Jahrzehnten steil angestiegen. Die heute gezeigten Leistungen der Top-Athleten stehen in keinem Verhältnis mehr zu dem Entwicklungsstand der führenden Bodybuilder in den 60er und 70er Jahren. Heute zeigen immer mehr Spitzensportler eine körperliche Entwicklung, die noch vor einem oder zwei Jahrzehnten unvorstellbar gewesen ist. Es ist wohl so, daß ein Weltmeister aus den 50er oder 60er Jahren heute kaum noch eine Chance bei einer Regionalmeisterschaft haben dürfte!

Dieses ist größtenteils auf verbesserte Trainingsmethodik, neue ernährungswissenschaftliche Erkenntnisse und verbesserte mentale Trainingstechniken zurückzuführen. Aber bei aller Anerkennung dieser Leistungen muß mit an Sicherheit grenzender Wahrscheinlichkeit angenommen werden, daß oft Dopingmittel (z. B. Anabolika) eingesetzt werden, die ein großes gesundheitliches Risiko bergen. Genau da liegt der Widerspruch: Auf der einen Seite werden dem ambitionierten Sportler Athleten präsentiert, die als Vorbilder dienen sollen, die aber oftmals einen hohen, zu hohen Preis für den sportlichen Erfolg zahlen, nämlich die Schädigung Ihrer Gesundheit.

Laut Prof. F. Beuker, dem Präsidenten des Deutschen Bodybuilding- und Fitneßverbandes, nehmen zur Zeit mindestens 100 000 Aktive im Sportstudio Dopingmittel ein (Stern 7, 1994, S. 29).

Es stellt sich die Frage nach den Motiven für dieses Verhalten. Ohne die erhofften Fortschritte und unter der permanenten Medienpräsenz der Starathleten kommt der Gedanke auf, daß ohne Dopingmittel kein Erfolg im Bodybuilding möglich ist. Langsam reift der Entschluß, auch einmal selbst zu solchen Mitteln zu greifen, um die Körperentwicklung zu beschleunigen. Wird dann noch von Sportkollegen oder gar von verantwortungslosen Trainern oder Studiobesitzern die Meinung geäußert, es gehe nicht ohne Anabolika, ist der Schritt bis zur ersten Einnahme dieser vermeintlichen Wundermittel nicht mehr weit. An dieser Stelle muß ganz deutlich gesagt werden, daß die Genetik im Bodybuilding eine entscheidende Rolle spielt. Nur wenige Menschen bringen die von Natur aus notwendigen Voraussetzungen mit, um im Bodybuilding an die Spitze zu kommen. Aufgrund zu hoher Erwartungshaltungen werden die persönlichen Möglichkeiten oft falsch eingeschätzt, der Erfolg soll mit aller Gewalt erzwungen werden, sprich: durch die Einnahme von z. B. Anabolika.

Jeder Sportler, ob Mann oder Frau, kann erstaunliche Fortschritte hinsichtlich der Körperentwicklung ohne chemische Hilfe erzielen, wenn durchdacht trainiert und überlegt gegessen wird. Der Aufbau des Körpers bzw. die Straffung der Muskulatur sowie der Abbau von Körperfett brauchen vor allem Zeit und Geduld. Eine Tugend, die in unserer schnellebigen Zeit leider oftmals in den Hintergrund gedrängt wird.

Oft ist es auch so, daß die Sportler, deren Ziel ein muskulöser Körper mit niedrigem Körperfettanteil ist, die Möglichkeiten eines richtig aufgebauten Trainingsprogramms und, ganz wichtig, die Ergänzung des Trainings durch eine bedarfsangepaßte Ernährung nicht richtig nutzen. Dies liegt zum einen an der immensen Vielfalt von unterschiedlichen Informationen zur Gestaltung von Trainingsplanung und Ernährung, was zur Verunsicherung führt, sowie an der Individualität im Körperaufbau jedes einzelnen, zum anderen aber auch sicherlich an der Schwierigkeit der praktischen Umsetzung von Ernährungs- und Trainingstips.

Dieses Buch ist ein Leitfaden für gesundes und erfolgreiches Bodybuilding und Fitneßtraining unter besonderer Berücksichtigung gesicherter ernährungswissenschaftlicher Fakten. Das Buch verbindet praktische Erfahrungen und theoretische Erkenntnisse und zeigt dem ambitionierten Sportler, Mann oder Frau, Wege auf, wie der Körper nach eigenen Vorstellungen geformt werden kann.

Es soll Mut machen, auf die Einnahme von Anabolika zu verzichten. Und wenn bereits zu Dopingmitteln gegriffen wird, so werden Wege aufgezeigt, die zu neuen, großen Fortschritten ohne Doping führen, mit denen vielleicht schon nicht mehr gerechnet wurde.

Daß es möglich ist, den Körper ohne jegliches Doping, durch richtiges Training und bedarfsangepaßte Ernährung optisch völlig zu verändern und zu den ursprünglichen Zielen des Bodybuildings zurückzukehren, nämlich der Förderung der Gesundheit und des Wohlbefindens, wird im folgenden Abschnitt deutlich.

Vorwort aus der Sicht des Ernährungswissenschaftlers (von Prof. Dr. M. Hamm)

Bewußte Ernährung und körperliche Aktivität sind untrennbar miteinander verbunden, nicht nur im Bereich von Fitneß und sportlicher Höchstleistung, sondern auch bei der Erhaltung von Gesundheit und Wohlbefinden. Wie oft werden aber diese beiden Fitneß- und Gesundheitsbausteine noch isoliert betrachtet? Das beste Training ist nur die Hälfte wert, wenn die Nahrung für den Erfolg ausbleibt. Und daß rigorose Schlankheitsdiäten weder der Gesundheit noch der Figur nützen, dürfte hinreichend bekannt sein. Wer nur die Kalorien auf dem Teller und die eigenen Pfunde auf der Badezimmerwaage zählt, hat zuwenig für sich getan und läuft Gefahr, daß aus der Schlankheitsdiät eine Mangeldiät wird.

Übrigens: Wer Hochleistungen bringen muß bzw. möchte, reagiert sogar empfindlicher als ein Nichtsportler, wenn es zum Nährstoffdefizit kommt. Je höher das Leistungsniveau oder das Leistungsziel gesteckt ist, desto ausgeprägter muß das Ernährungsbewußtsein sein. Eine allzu lässige Einstellung der Ernährung gegenüber mindert in jedem Fall die Erfolgsaussichten eines anstrengenden Trainingsprogramms.

Kommen wir wieder zurück auf den Boden der (Alltags-)Tatsachen. Trotz immenser Bemühungen, das Ernährungsbewußtsein der Bevölkerung zu verbessern, sind die Erfolge bei der breiten Masse vergleichsweise bescheiden. 30 Prozent der Bürger der Europäischen Union leiden unter Übergewicht, und Schlankheitsdiäten haben nach wie vor Hochkonjunktur. Aber wir werden durch die Diäten nicht (dauerhaft) schlank und nehmen zu, weil wir uns zuwenig bewegen, indem die Sitzzeiten in Alltag, Beruf und Freizeit ansteigen.

Kein erfolgreiches Programm zur Verbesserung von Figur, Fitneß und Gesundheit kann heute mehr ohne den Erfolgsfaktor Bewegung bzw. körperliches Training auskommen. Viele müssen sicherlich erst noch lernen, daß man mit Schlankheitsdiäten keine gute Figur machen kann, dafür ist ein entsprechendes Training – eben Bodystyling, Bodyforming oder Bodybuilding – zuständig. Die Ernährung gibt die richtige Energie (mehr komplexe Kohlenhydrate, weniger Fett) für das Trainingsprogramm und liefert die Bausteine (Proteine) für den sichtbaren Erfolg.

Aber ohne das eine klappt bekanntlich das andere nicht: Training und Ernährung – nur gemeinsam sind sie stark.

Bodybuilder zählen zu den ernährungsbewußtesten Sportlern und Bevölkerungsgruppen überhaupt. Ihr Fettbewußtsein – und das beziehe ich nicht nur auf ihre Körperzusammensetzung – ist vorbildhaft und grenzt manchmal schon an Askese, die allerdings gemessen am Leistungsziel verständlich und zeitlich begrenzt auch nötig ist.

«Fit for fun» ist ein sympathisches Motto. Dabei darf aber nicht übersehen werden, daß Fitneß nicht ohne eigenes Engagement und ohne mehr oder weniger hartes Training erreichbar ist, Fitneß ist keine käufliche Pille. Damit wären wir auch bei den Gefahren der Sportart angekommen. Dem Bodybuilding-Beginner muß immer wieder deutlich vor Augen geführt werden, daß einerseits mancher Top-Bodybuilder neben den drei Grundvoraussetzungen Genetik, Training und Ernährung tatsächlich ein Chemieriese ist, andererseits aber die großen Vorbilder auch jahrelanger Trainingsfleiß und vorbildliche Ernährung nach vorne gebracht haben.

Es gibt keine Pille auf der Welt, die Training und Ernährung ersetzt, den Zeitfaktor aufheben kann, und auch keinen «Fatburner», der das Fett auf den Rippen über Nacht, quasi im Schlaf, schmelzen läßt. Wir setzen auf den physiologischen Weg zur Leistungssteigerung, auf ein den persönlichen Voraussetzungen entsprechendes, richtig abgestimmtes Trainings- und Ernährungsprogramm sowie auf Leistungshilfen, die weder aus ethischer noch aus gesundheitlicher Sicht zweifelhaft wären. Letztendlich geht es auch darum, die Spreu vom Weizen zu trennen. Wer möchte schon gerne sein Geld für unnötige Präparate ausgeben? Dabei sind manchmal deutliche Worte notwendig, vor allem aber viele praxisnahe und nachvollziehbare Hinweise und Anleitungen für den Trainingsaufbau bzw. die Ernährungsplanung. Ganz gleich, welches Leistungsziel Sie sich gesteckt haben, bleiben Sie auf dem natürlichen Weg. Wir sind sicher, daß Sie die Möglichkeiten dafür längst noch nicht ausgeschöpft haben.

Eine Erfolgsstory ohne Doping

«Welchen Stoff hast du denn genommen?» Diese Frage wurde mir häufig von Sportkollegen gestellt, denen meine körperliche Veränderung auffiel und reichlich suspekt vorkam. Meine Antwort war stets dieselbe: «Gar keinen.» Die Reaktionen meiner Gesprächspartner gingen über Ungläubigkeit bis hin zum Gelächter. Ich wollte sie offensichtlich auf den Arm nehmen. Sie konnten sich einfach nicht vorstellen, daß meine Verwandlung von einem, nun sagen wir «massiven», 104 kg schweren Körper in einen austrainierten, ca. 87 kg auf die Waage bringenden Athleten ohne die Einnahme von Dopingmitteln möglich war.

Der nun folgende Erfahrungsbericht wird dem Leser sicherlich einige Anregungen zur Gestaltung seines Trainings- und Ernährungsprogramms geben. Es ist anzumerken, daß der nachfolgende Trainings- und Ernährungsplan speziell auf die Bedürfnisse meines Körpertyps und meiner Lebenssituation abgestimmt war. Da wir z. B. bezüglich des Stoffwechsels und der Möglichkeit der Zeiteinteilung nicht alle die gleichen Voraussetzungen haben, wird der Erfolg für jeden Leser bei Umsetzung der Trainings- und Ernährungstips unterschiedlich ausfallen.

Wer weiß, ob nicht bei korrekter Anwendung einiger Vorschläge der eine oder

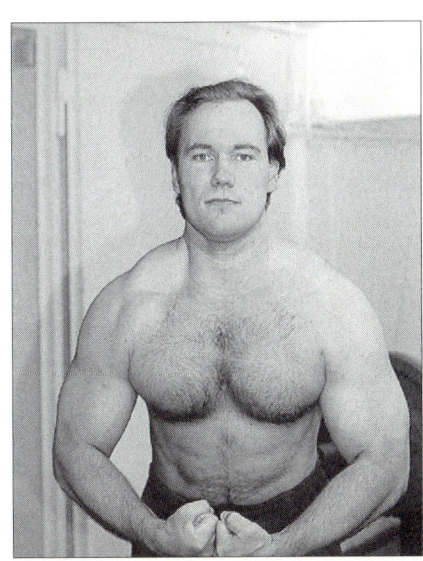 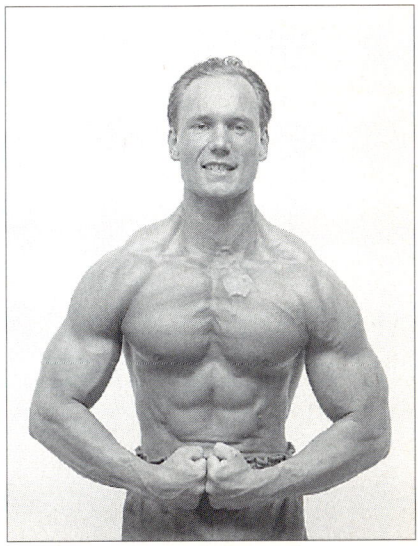

andere von Ihnen zu ähnlichen oder gar noch besseren Resultaten gelangt als ich. Auf jeden Fall würde ich mich über die Mitteilung der Erfahrungen sehr freuen. Im November 1992 stand ich an einem Wendepunkt. Ich trainierte mittlerweile schon seit einigen Jahren, bedingt durch Lehre und Studium, mehr oder weniger intensiv. Aber immer mit der Vorstellung und dem Gefühl, ein Bodybuilder zu sein. Zu Beginn meines Trainings hatte ich niemanden, der mir Tips zum Aufbau des Trainingsprogramms gab. Allein die «Sportrevue», das heute nicht mehr erscheinende Athletik-Sportjournal, und später die amerikanische Zeitschrift «Flex», gaben mir die nötigen Informationen und Motivation, die ich für mein Training brauchte. Ich kann mich noch an das Gefühl erinnern, welches ich beim Betrachten der Bodybuilder hatte, besonders angetan war ich von Athleten wie Frank Zane, Arnold Schwarzenegger und Mike Mentzer. Ich wollte auch irgendwann einmal so aussehen. In meiner Unbekümmertheit sah ich mich schon als Mr. Olympia. Daß dazu mehr nötig ist als hartes Training und Super-Ernährung, war mir am Anfang nicht bewußt.

Damit wir uns richtig verstehen – ich bewundere die Top-Athleten im Bodybuilding sehr und habe großen Respekt vor deren Leistung. Wer sich im Bodybuilding bereits auskennt, kann sich vielleicht vorstellen, wieviel Disziplin im Training und in der Ernährung, überhaupt im ganzen Lebensstil notwendig ist, um eine derartige Körperentwicklung zu erreichen. In dieser Hinsicht ziehe ich meinen Hut vor den Spitzenathleten. Leider muß man aber wohl annehmen, daß zum Erreichen der Weltklasse-Form auch Dopingmittel eingesetzt werden. Damals wußte ich nichts über Doping, und es gab meines Wissens auch noch keine so große Vielfalt an Dopingmitteln, wie sie heutzutage in der Szene zu finden sind. Wie mag sich wohl der Teenager fühlen, der die heutigen Muskelmagazine aufschlägt und Athleten erblickt, die absolut unreal, fast schon nicht mehr menschlich aussehen?

Aber kehren wir noch einmal kurz zurück in die Vergangenheit. Die erwähnten Magazine zeigten jeden Monat Trainingsprogramme der Spitzenathleten und veröffentlichten ebenso regelmäßig Artikel über die Ernährungserfordernisse des Bodybuilders. Aufgrund dieser Anregungen experimentierte ich mit einer Vielzahl von Trainingsprogrammen und Ernährungszusammenstellungen.

Um noch tiefer in die Materie der gesunden und sportartspezifischen Ernährung einzudringen, entschied ich mich nach dem Abitur für eine Lehre im Reformhaus. Danach fühlte ich mich zwar schon besser informiert über die Zusammenhänge einer gesunden Ernährung und Wohlbefinden, aber wie sich ein Bodybuilder ernähren sollte, der am Muskelaufbau interessiert ist, wurde nicht unbedingt klarer.

Nach einem Jahr der autodidaktischen Weiterbildung nahm ich das Studium der Oecotrophologie auf. Nach dem Studium wollte ich mich ganz auf das Bodybuilding konzentrieren. Und wenn auch nur vorübergehend für ein halbes Jahr. Sozusagen als Belohnung für meinen Studienabschluß.

Ein wesentlicher Aspekt für den Erfolg im Bodybuilding ist der Glaube an die eigenen Fähigkeiten, Zuversicht und Selbstvertrauen. Ich glaubte an mich und mein Potential, und so erstellte ich mir einen Trainings- und Ernährungsplan für die folgenden sechs Monate (siehe Seite 24).

Für mich war von vornherein klar, daß ich auf die Einnahme von Dopingmitteln, wie z. B. Anabolika, verzichten wollte. Aus meiner Trainingspraxis hatte ich bereits Erfahrungen mit dem einen oder anderen Sportkollegen gemacht, der gedopt war. An zwei von ihnen erinnere ich mich noch ganz besonders. Besser gesagt, an den Rücken, der von kleinen Pickeln übersät war, und das häufige Nasenbluten des einen während des Trainings. Ein anderer Trainingskamerad hatte die bekannten «Bitch Tits» entwickelt, d. h. eine Wucherung im Brustbereich, die dazu führt, daß die männliche Brustmuskulatur schon teilweise groteske Ähnlichkeit mit der weiblichen Anatomie bekommt.

Da diese beiden Kameraden ganz offen die Einnahme von Hormonpräparaten zugaben (was bemerkenswert ist, da viele Anabolika-Benutzer jegliche Einnahme abstreiten), war mir klar, daß diese Fehlentwicklungen nicht etwa aus der Einnahme von Eiweißpulver oder Vitaminpräparaten resultierten.

Ich wollte meinen Körper gesund erhalten und nicht mit Hormonpräparaten bombardieren. Also entschied ich mich für ein Training auf Naturbasis. Hartes, geplantes Training und eine bedarfsgerechte Ernährung sowie optimale Regeneration sollten meine körperliche Veränderung begründen – nicht Chemie!

Ich brauchte ein Studio, wo ich hart trainieren konnte. Die Anwesenheit von anderen Sportkollegen war mir nicht wichtig, denn ich war bis in die Fingerspitzen motiviert, das Optimale aus meinem Körper herauszuholen (wenngleich mein späterer Trainingspartner mir eine sehr große Hilfe war, ohne ihn hätte ich es nicht geschafft).

Da ich ein ausgesprochener Morgenmensch bin, war es für mich wichtig, schon in aller Frühe ans Eisen gehen zu können. So schaute ich mir einige Studios an, aber irgend etwas hielt mich stets davon ab, eine Mitgliedschaft in dem einen oder anderen Studio zu vereinbaren.

Endlich fand ich ein Studio mit einem sogenannten Power-Raum. In diesem spartanisch eingerichteten Raum gibt es nicht viel, nur schweres Eisen und unter anderem einen Kniebeugenständer (welcher für mich sehr wichtig war), eine stabile Beinpresse und eine Drückerbank sowie ein Schrägbank. Der Raum ist ca. 40 Quadratmeter groß. Der Teppich hat auch schon bessere Zeiten erlebt, ein Radio aus Großmutters Jahrhundert sorgt für musikalische Untermalung der Trainingseinheiten. Ich wußte, das ist der Ort, an dem ich meine Ziele am ehesten würde verwirklichen können. Dort herrscht eine ganz eigene, sehr motivierende Atmosphäre. Kein Schnickschnack wie verchromte, glänzende Hanteln oder Grünpflanzen in der Ecke. Ja, ich fühlte, hier kann ich pures, hartes Bodybuilding machen. Als sehr nützlich erwiesen sich auch die Spiegel an den Wänden, so konnte ich stets meine Form überprüfen.

Die notwendigen weiteren Trainingsgeräte, wie z. B. Zugmaschinen und Beintische, befinden sich im oberen Trainingsbereich. Für optimale Trainingsmöglichkeiten war also gesorgt. Wichtig für mich war auch die Tatsache, daß dieses Studio rund um die Uhr geöffnet ist.

Daß zu meinen Trainingszeiten noch kein Trainer anwesend war, störte mich nicht, doch ich spürte, daß mir eine Trainingspartnerschaft guttun würde.

Eine Handvoll Bodybuilding-Begeisterter traf sich immer morgens gegen 6 Uhr zum Training. Mir fiel ein sehr schmächtiger Bodybuilder auf, der stets eisern trainierte, und ich entschied mich, einen Versuch mit ihm zu wagen, die richtige Einstellung schien er zu haben. Wir trafen uns also zu unserem ersten Training, und ich spürte, das ist der ideale Partner. Trotz seiner hohen Arbeitsbelastung und seiner familiären Verpflichtungen war er stets motiviert und trainierte sehr hart. Auch seine Fortschritte in den nächsten sechs Monaten konnten sich sehen lassen. Er wurde mir eine außerordentlich wichtige Hilfe zur Erreichung meiner Ziele. Ich bin ihm heute noch dankbar für die tolle Zeit, eine Zeit, in der wir bei jedem Training bis an unsere Leistungsgrenze gingen. Wir waren von einer solchen Energie erfüllt, wie ich sie noch nie zuvor in meinem Leben wahrgenommen hatte. Der Körper wurde immer stärker und leistungsfähiger, wir trainierten uns in einen wahren Rausch hinein.

Und ich genoß jedes Training. Wußte ich doch, und vor allem spürte ich, daß ich mit jedem weiteren Satz und mit jeder einzelnen Wiederholung meinem Ziel, das Beste aus meinen Körper herauszuholen, näher kam.

Wir trafen uns nun regelmäßig jeden Morgen um 6 Uhr im Studio. Das bedeutete für mich, daß um 5 Uhr früh die Nacht zu Ende war und der Kaffee die Lebensgeister wecken mußte.

Coffein – Muntermacher und mehr?

Eine der Haupteigenschaften von Coffein ist, daß dieser pflanzliche Wirkstoff aus Kaffee, Tee, Cola-Limonaden oder Guarana das Zentralnervensystem stimuliert und psychische Ermüdungserscheinungen beseitigt. Für Sportler zusätzlich interessant ist der bekannte Effekt, daß Coffein die Lipolyse (Abbau von Fett zu freien Fettsäuren) und damit den Fettstoffwechsel aktiviert, so daß ein gewisser glykogensparender Effekt auftritt. Von dieser Wirkung könnten vor allem Ausdauersportler, z. B. Marathonläufer, profitieren, wobei allerdings eine wettkampfvorbereitende Kohlenhydratzufuhr durch die Ausschüttung von Insulin die Coffeinwirkung reduziert. Insulin mindert die Freisetzung von Fettsäuren in das Blut.

Die Wirkung von Coffein im Sinne einer Leistungssteigerung wird widersprüchlich diskutiert. Es scheint auch so zu sein, daß der erwünschte Effekt einer Coffeindosis auf den (Fett-)Stoffwechsel nach 4–5 Tagen Coffeinabstinenz besser ist im Vergleich zum regelmäßigen Genuß von Kaffee und anderen coffeinhaltigen Getränken. Sportler können ohne Gefahr mit 1–2 Tassen (entspricht etwa 100–200 mg Coffein) eine Stunde vor dem Training oder Wettkampf experimentieren. Besonders Findige setzen noch auf die Kombination von Coffein und Grapefruitsaft, weil das darin enthaltene Naringenin die Wirkung des Coffeins verlängern soll. Eine verzögerte und damit verlängerte Coffeinwirkung haben allerdings auch schwarzer Tee und Guarana. Die Einnahme von Coffeintabletten ist eher abzulehnen, da hier bereits Dopingmengen erreicht werden; schließlich klassifizierte das IOC Coffein als quantitative Dopingsubstanz.

Vor, während und nach dem Sport ist übrigens auch der wassertreibende Effekt von Coffein mit ins Kalkül zu ziehen. Coffeinhaltige Getränke eignen sich – zumindest in großen Mengen – nicht als Wasserersatz. Insgesamt müssen also Verträglichkeit und Nutzen dieser im täglichen Leben durchaus erlaubten Stimulation in der Praxis erprobt werden, da der Effekt individuell verschieden sein kann.

Wer Coffein zum Fettabbau nutzen möchte, profitiert allerdings nicht vom morgendlichen schwarzen Kaffee, wenn er danach mit dem Auto ins Büro fährt und dort seine sitzende Tätigkeit fortsetzt. Kaffeegenuß und Nüchterntraining am Morgen dürfte den Körper jedoch geradezu «zwingen», seine Fettreserven zu mobilisieren. Schließlich hat er nichts anderes zum Verbrennen. Der Insulinspiegel im Hungerzustand ist niedrig, nichts bremst den Anstieg der freien Fettsäuren, die dann bevorzugt als Energiequelle genutzt werden. An diesem Beispiel wird deutlich, daß erst der Bedarf für die Fettverbrennung durch aerobes Ausdauertraining geschaffen werden muß. Ein Anstieg der freien Fettsäuren bei fehlendem Training nützt also gar nichts. Auf persönliche Verträglichkeit muß allerdings auch diese Trainingsnorm getestet werden; überhaupt gilt es, den Mitteleinsatz zum Zweck stets sorgfältig abzuwägen. Ein Patentrezept, das für jeden gilt, gibt es nicht.

Während der Kaffee durchlief, packte ich meine Sportsachen in den Rucksack und bereitete meine erste Mahlzeit des Tages vor, die Haferflockenwaffeln (siehe Rezept unten), welche das Frühstück nach dem Training waren. Dann setzte ich mich an meinen Schreibtisch und schrieb die Übungen für das kommende Training mit Satzzahl und angestrebten Wiederholungen auf. Um mich vollständig auf das folgende Training einzustellen, stellte ich mir die Übungen im Geiste vor und stimmte mich so mental auf das Training ein. Dazu trank ich den heißen, frisch aufgebrühten Kaffee und nahm als erstes Ergänzungskonzentrat 600–900 mg Carnitin, eine Substanz, die als «Fatburner» bezeichnet wird und zum schnelleren Fettabbau beitragen soll. Carnitin schlug bei mir sofort an.

Rezeptvorschlag «Haferflockenwaffeln»
Zutaten:
  6–8 Eßlöffel feine Haferflocken
  6–8 Eiklar (2–3 Eigelb)
  4–5 Teelöffel Sonnenblumenkerne
  wahlweise zuzüglich:
  – kleine Handvoll Rosinen und / oder
  – kleine Handvoll Mandeln und / oder
  – 1 Banane / 1 Apfel
Zubereitung: Alle Zutaten vermischen und portionsweise auf ein Waffeleisen geben. Die Mengenangabe ergibt drei bis vier Waffeln.
Tip: Die Waffeln eignen sich sehr gut zum mitnehmen für unterwegs, z. B. zur Arbeit als Pausensnack.

Carnitin allein macht weder schlank noch sportlich
Carnitin ist eine äußerst wichtige Substanz im Fettstoffwechsel, aber sie wird (von der Werbung) meist falsch angepriesen und vom Anwender auch oft falsch verstanden. Carnitin baut kein Fett ab und kommt überhaupt im Stoffwechsel erst zum Zuge, wenn durch andauernde körperliche Betätigung der Bedarf für Fettverbrennung entsteht. Was ist also dran am «Fleischfaktor» L-Carnitin

(carne = Fleisch), der in der Geschichte der Vitaminforschung auch schon als Vitamin B_7, B_1 und BT oder Vitamin T genannt wurde?

Der Vitamincharakter wurde zwar nicht bestätigt, und L-Carnitin gehört auch weder in Deutschland noch in den USA zu den anerkannten essentiellen Nährstoffen. Unumstritten ist aber die physiologische Bedeutung des «Biocarriers» Carnitin, der sogenannte langkettige Fettsäuren, Bestandteile des Körperfetts, in die Mitochondrien (Kraftwerke der Zellen) einschleust. Dort findet der Fettsäureabbau, also die Energiegewinnung aus Fettsäuren, statt. Ohne Carnitin kein Fettabbau. Das ist soweit richtig, nur lästige Fettpolster jetzt einfach durch Schlucken von L-Carnitin-Präparaten zu bekämpfen funktioniert einfach (leider) nicht. Wie schön wäre es, wenn schweißtreibende Trimm-Übungen und öde Hungerkuren mit dem «Fett-Schmelzer» Carnitin ganz ohne Diät endlich der Vergangenheit angehören würden.

Das Wichtigste: Der wirksamste Fettverbrenner ist unser Muskel. Nur wenn wir ausdauernd trimmen, findet ein vermehrter Fettabbau zwecks Energiegewinnung statt. Wir müssen den Bedarf also durch eigenes Zutun erst schaffen. Die Carnitin-Pille allein verbrennt kein Fett. Carnitin – und das ist das zweite stichhaltige Argument gegen entsprechende Schlankheitsmittel – ist kein essentieller Nährstoff, da der Körper den eiweißähnlichen Muskelstoff vor allem in Leber und Niere selbst synthetisieren kann. Die wichtigsten Ausgangsstoffe sind die beiden Eiweißbausteine Lysin und Methionin. Die Synthese findet unter der Beteiligung von Vitamin B_6, Folsäure, Vitamin C und Eisen statt. Die B-Vitamine und Eisen sind neben den Eiweißbausteinen Lysin und Methionin auch im Muskelfleisch vorhanden, das sogar Quelle für fertiges Carnitin ist. Je dunkler das Fleisch (Rind, Schaf), desto höher ist sein Carnitingehalt. Eigensynthese, Carnitingehalt der Nahrung (falls Fleisch gegessen wird) und ein wirksames «Recyclingsystem» schützen den Körper vor Carnitinmangel, so daß nach derzeitigem Wissensstand keine Empfehlung gegeben werden kann, zum Abnehmen zusätzlich L-Carnitin zu schlucken.

Das benötigte Carnitin stellt der Körper selbst her. In einen Carnitinmangel könnten allenfalls strenge Vegetarier geraten. Daß zusätzliches Carnitin ohne vermehrte Bewegung die Fettverbrennung ankurbelt, ist nicht bestätigt worden. Nur eine Steigerung der Beta-Oxidation durch Training führt zur vermehrten Fettsäureverbrennung.

Etwas anderes ist dagegen viel wichtiger. Eine wesentliche Voraussetzung dafür, überhaupt Kalorien in nennenswertem Umfang abzubauen, ist eine ausreichende Muskelmasse. Ein kräftigendes Aufbautraining erhöht die stoffwechselaktive Muskelmasse, und Ausdauerübungen fördern die wirksame Beta-Oxidation,

d. h. die Energiegewinnung aus Fettsäuren in den Kraftwerken der Muskelzellen. Beides zusammen macht schlank und fit. Die Ernährung unterstützt das Fitneß-Programm, indem sie die Bausteine für die Fitneß (Proteine) und die Hochleistungsnährstoffe für einen aktiven Stoffwechsel (mehrfach ungesättigte Fettsäuren, B-Vitamine, Vitamin C, Spurenelemente etc.) liefert. Essen und trimmen – beides muß stimmen!

Fazit: Eine Placebowirkung kann natürlich beim Carnitin nicht ausgeschlossen werden. Ebenfalls gibt es keine Carnitinstudie, die den Einfluß bei extremen Anforderungen an den Fettstoffwechsel (z. B. kohlenhydratarme Kost, Nüchterntraining) erforscht hat. Die versuchsweise Dosierung von zirka 1 Gramm Carnitin pro Tag dürfte keine gesundheitlichen Risiken bergen. 5 Gramm gelten als oberste Dosis, in Einzelfällen sind Übelkeit und Durchfall beobachtet worden. Es bleibt zu überlegen, ob sich nach oben angeführter kritischer Diskussion der verhältnismäßig hohe Preis einer Carnitinsubstitution lohnt, zumal es bei zusätzlicher Gabe nicht in den Muskeln angereichert und ein Überschuß mit dem Urin ausgeschieden wird.

Anschließend schnallte ich mir meinen Rucksack um und schwang mich auf das Mountain-Bike, mit dem ich die ca. 5 Kilometer ins Studio fuhr. Dieser Beginn des Trainings war immens wichtig. Zum einen wurde der Körper erwärmt, so daß ich immer mit einem leichten Schweißfilm auf der Haut im Studio ankam und sozusagen «Ready for Action» war. Zum anderen wurde natürlich durch diese Form der Belastung und der fehlenden Nahrungsaufnahme der Fettabbau stark beschleunigt.

Ich trainierte grundsätzlich auf nüchternen Magen. Meine Glykogenvorräte waren erschöpft, und der Körper fing somit schon sehr früh mit der Verbrennung von Fettdepots zur Energiegewinnung an.

Das eigentliche Training mit den Gewichten begann grundsätzlich mit einem oder zwei Aufwärmsätzen und kurzem, leichtem Dehnen der Muskulatur. Dann wurde es ernst. Wir attackierten die jeweils anliegenden Muskelgruppen mit aller uns zur Verfügung stehenden Kraft und mit äußerster Konzentration. Mein Partner wußte genau, wann und wieviel er mir helfen mußte, wenn wir z. B. mit Intensiv- oder Negativwiederholungen arbeiteten (siehe Seite 42).

Er war mir auch eine große Unterstützung bei den sogenannten abnehmenden Sätzen (Seite 45). Ohne ihn wäre die Durchführung dieser Trainingsart nicht möglich gewesen. Ich hätte alleine niemals die Intensität erzielen können, die notwendig ist, um optimale Trainingsfortschritte zu erzielen.

Die Trainingszeit lag bei maximal 90 Minuten, und wir trainierten jeweils zwei Muskelgruppen zusammen (siehe Seite 25).

Nach dem Training, noch vor dem Duschen, nahm ich sofort meine Aminosäuren ein, schließlich ist der Bedarf an Aufbaustoffen (besonders an den sog. Branched Chain Amino Acids Leucin, Isoleucin und Valin) in der Muskulatur nach dem Training hoch.

BCAA = Branched Chain Amino Acids oder Welche Aminos sind wann und in welcher Menge und Kombination die besten für mich?

Die US-Palette an Proteinen, Hydrolysaten, Peptiden und Aminosäurepräparaten ist riesig, und es ist «in», die amerikanischen Fachnamen zu verwenden. Allerdings ist die Übersetzung der obengenannten amerikanischen Fachbezeichnung für einen Nicht-Chemiker in der deutschen Übersetzung nicht unbedingt verständlich: verzweigtkettige Aminosäuren.

Der Begriff «verzweigtkettig» beruht auf der chemischen Molekülstruktur dieser drei essentiellen Aminosäuren, die also einerseits mit der Nahrung zugeführt werden müssen und andererseits als Supplement (Nahrungsergänzung) gleichzeitig eingenommen werden sollen. Beim Thema Protein bzw. Aminosäuren denkt der trainierende Sportler sofort an den Aufbau, also an anabole Effekte. Diese Wirkung wird bei den BCAA widersprüchlich diskutiert und in Frage gestellt. Verzweigtkettige Aminosäuren werden heute eher unter der Zielrichtung «Katabolieschutz» nach anstrengenden Belastungen eingesetzt, weil sie an bestimmten Stoffwechselreaktionen bis zur Energiegewinnung beteiligt sind. «Werden BCAA zum richtigen Zeitpunkt verabreicht, so besitzen sie die Fähigkeit, den Athleten vor einem Abbau von Muskelsubstanz zu schützen. Man spricht in diesem Zusammenhang auch von einem antikatabolen Effekt der verzweigtkettigen Aminosäuren. Zu diesem Zweck sollten BCAA 60–90 Minuten nach dem Training eingenommen werden, da dann die Aminosäurenaufnahme in den Muskelzellen am höchsten ist. Um eine optimale Resorption zu gewährleisten, empfiehlt sich die Kombination mit einer Mahlzeit. Man schlägt gleich zwei Fliegen mit einer Klappe, denn BCAA stimulieren außerdem die Bauchspeicheldrüse zu einer vermehrten Insulinausschüttung, wodurch der Transport von Aminosäuren in die Muskelzellen noch verstärkt wird» (Gärtner und Pohl 1994 S. 27). Da BCAA neben anderen Effekten auch direkt an der Energiebereitstellung beteiligt sind, können sie am ehesten bei kalorien- und kohlenhydratreduzierter Diät in der Wettkampfvorbereitung eine Rolle spielen. In diesem Zusammenhang wäre allerdings der proteinsparende Effekt der Kohlenhydrate die für den Stoffwechsel bessere, d. h. ökonomischere Lösung. Wer gut mit Kohlenhydraten bevorratet ist, braucht weniger Eiweiß als Energiequelle oder als Ausgangsmaterial für die Glukosebildung im Körper. BCAA sind ein kleines Rädchen im Getriebe des Stoffwechsels, das man an Trainingstagen nutzen kann, insbesondere wenn man auf kalorienreduzierter Diät ist und wertvolle Muskelmasse erhalten möchte. Je hochwertiger der Proteinanteil der Kost ist, desto mehr BCAA werden mit der Nahrung zugeführt. Und denken Sie daran, in der praktischen Ernährung den proteinsparenden Effekt der Nahrungskohlenhydrate nicht zu vergessen.

Nach der Dusche fühlte ich mich jedesmal wie neugeboren und einfach großartig. Mein Partner und ich setzten uns dann in der Regel noch kurz zusammen, sprachen über das Training und machten Pläne für den nächsten Tag. Dabei verzehrte ich die Haferflockenwaffeln. Diese Waffeln lieferten mir genau die Nährstoffe, die ich nach dem Training so dringend benötigte. Reichlich Protein und nur gerade so viele Kohlenhydrate, daß diese nicht in den Fettdepots eingelagert wurden, sondern direkt in die Muskulatur bzw. in die Leber transportiert wurden und dort als Energielieferant zur Verfügung standen. Als Konzentrat nahm ich jeden zweiten Tag ein sogenanntes Power-Pack zu mir, eine Kombination aus Vitaminen und Mineralstoffen sowie weiteren Aminosäuren.

Nach dem Training fuhr ich dann entspannt mit dem Fahrrad nach Hause, atmete ganz tief und ruhig und ging das vergangene Training noch einmal im Kopf durch. So wurde mein Körper mit Sauerstoff versorgt und hatte es natürlich viel einfacher, die hohe Menge an Lactat (Milchsäure) abzubauen, die bei dem Training mit Gewichten anfällt. Auch mein Herz-Kreislauf-System konnte sich wieder langsam beruhigen. Das ca. 20minütige «lockere» Fahrradfahren zum Abschluß der Trainingseinheit ist somit eine ideale Maßnahme, um die Belastung langsam ausklingen zu lassen (*cool-down*-Phase).

Zu Hause angekommen, legte ich mich grundsätzlich eine halbe Stunde bis 45 Minuten hin; wie ich später erfahren sollte, eine ganz wichtige Maßnahme, da sich so unter anderem das Hormonsystem schneller erholt. Wenn Sie die Möglichkeit haben, sich nach dem Training kurz hinzulegen bzw. auszuruhen, so sollten Sie dies wirklich tun. Es lohnt sich.

Durch genaues Beobachten meiner körperlichen Reaktionen auf die Nahrungsaufnahme stellte ich fest, daß ich die Aufnahme von Kohlenhydraten sehr stark einschränken muß, um gute Definition bzw. Fettreduktion zu erzielen. Im Laufe des Tages achtete ich darauf, ca. alle 3 Stunden zu essen.

Ich nahm bei jeder Mahlzeit 30–50 g Protein zu mir und hielt den Anteil an Kohlenhydraten bei ca. 100–130 Gramm täglich. Ich ging dann abends rechtzeitig zu Bett, spätestens um 22 Uhr. Denn um 5 Uhr früh begann ein neuer Tag, der wieder viel Energie von mir verlangen würde. All die Entbehrungen in der Ernährung, die Schmerzen im Training und das Einschränken meines Privatlebens nahm ich nur allzu gerne auf mich, wußte ich doch, daß ich diese Maßnahmen ergreifen mußte, um mein Ziel zu erreichen. Die fast täglich sichtbaren Veränderungen an meinem Körper zeigten mir, daß ich auf dem richtigen Weg war.

Als Resümee dieser harten, aber schönen Zeit kann ich sagen, daß sich die Investition von Zeit, Schweiß und Geld für mich persönlich mehr als bezahlt gemacht hat. Das Gefühl von Gesundheit und Leistungsfähigkeit sowie die sich daraus entwickelnde positive Lebenseinstellung kann man nicht erkaufen, dieses Gefühl muß erarbeitet werden.

Die folgenden Kapitel stellen den Leitfaden zur Erreichung von individuellen Trainingszielen dar. Bei der Umsetzung der Tips und Anregungen wünsche ich gutes Gelingen. Wenn es einmal schwer werden sollte, nur nicht aufgeben. Ich weiß aus eigener Erfahrung, was alles möglich ist im *Körpertraining ohne Doping*.

Ob nun der Fitneß- oder der Leistungsgedanke im Vordergrund steht – der Verzicht auf Dopingmittel ist für optimales Wohlbefinden und bestmögliche Gesundheit wesentlich. Aber eines muß ganz deutlich gesagt werden. Zum Gewinn einer Bodybuilding-Meisterschaft wird es bei der jetzigen Lage der Dinge ohne den Einsatz von Dopingmitteln nicht reichen. Es ist längst an der Zeit, umzudenken und sich wieder auf das wesentliche Ziel des Bodybuildings zu konzentrieren: einen gesunden und leistungsfähigen Körper und die sich daraus ergebende Klarheit im Denken zu schaffen.

Der nachfolgend beschriebene exemplarische Tagesablauf und die Tips zur Trainings- und Ernährungsplanung empfehlen sich nur für erfahrene Bodybuilder, Beginner sollten nach einem Grundlagenprogramm (siehe Seite 79) trainieren.

Typischer Tagesablauf

Trainings- und Ernährungsplan

Aufstehen	5 Uhr
«Frühstück»	1–2 Tassen Kaffee, schwarz 600–900 mg Carnitin 3 Aminos
Training	ca. 20 Minuten mit dem Fahrrad ins Studio Kurzes Dehnen / 1–2 Aufwärmsätze
	Training maximal 90 Minuten (siehe Trainingsplan)
	Während des Trainings 1,5 Liter Wasser (natriumarm, z. B. Vittel, Volvic)
1. Mahlzeit	3 Aminos unmittelbar nach dem Training, vor dem Duschen
ca. 8 Uhr 30	Vollkornhaferwaffeln (siehe Rezept) Jeden zweiten Tag 1 «Power-Pack» (Mineralstoff-Vitamin-Konzentrat) 20 Minuten mit dem Fahrrad nach Hause
Zu Hause	ca. 1 Stunde Ruhepause/kurzes Schläfchen
2. Mahlzeit ca. 12 Uhr	(Beispiel) 300 g Seelachsfilet Salat aus verschiedenen Gemüsen 1–2 Teelöffel Olivenöl
evtl. Snack	8–10 Mandeln oder 1 Banane
3. Mahlzeit ca. 15 Uhr	(Beispiel) 1 Dose Thunfisch in Wasser Peperonis, Silberzwiebeln 1–2 Teelöffel Olivenöl 3 Aminos
4. Mahlzeit ca. 18 Uhr	(Beispiel) 1 Hühnerbrust, gekocht ohne Haut Tee 3 Aminos
evtl. Snack	8–10 Mandeln
ca. 21/22 Uhr	Bettruhe

Trainingsplan

Tag 1 *Brust / Trizeps*

Schrägbankdrücken, Langhantel	3–4 x 6–10
Fliegende Bewegung, Flachbank	3 x 12–20
Bankdrücken	3–4 x 8–12
Dips	3 x 12–15
Trizepsdrücken am Kabel	3 x 12–20
French Press, einarmig oder	
Einarmiges Cable-Pressdown	3 x 10–15
Wadenheben, sitzend	2–3 x 15–20
Wadenheben, stehend	2–3 x 15–25
Crunch/Beinheben	2 x 50

Tag 2 *Beine / Biceps*

Beincurler	3–4 x 12–20
Beinpresse	3–4 x 15–20
Kniebeugen	3–4 x 8–15
Beinstrecken	3 x 12–15
Kurzhantelcurl, sitzend	2–3 x 8–10
Langhantelcurl	3 x 8–12
Konzentrationscurl oder	
Cablecurl	2–3 x 12–15

Tag 3 *Schulter / Rücken*

Nackendrücken	3–4 x 6–10
Seitheben, sitzend	3–4 x 12–15
Rudern, stehend	3–4 x 8–15
Frontziehen, mittelbreit	3–4 x 12–15
Rudern, vorgebeugt	3–4 x 8–12
Rudern, sitzend	3–4 x 12–15
Seitheben, vorgebeugt	3 x 12–15
Wadenheben, sitzend	2–3 x 10–15
Wadenheben, stehend	2–3 x 15–20
Crunch / Beinheben	2 x 50

Tag 4 *Pause –*

Aerobes Training (ca. 45 Minuten)

Tag 5 *Nach Gefühl –*

Beginn mit Tag 1 oder ein weiterer Tag Pause
(ca. 45 Minuten aerobes Training)

Persönlicher Lebensmittel-Fahrplan

Regelmäßig +   Selten o   Nie −

Kohlenhydrate

Regelmäßig +	Selten o	Nie −
Haferflocken	Obst	Süßigkeiten
Gemüse	Rosinen	(Kuchen,
	Reis	Schokolade)
	Nudeln	Brot
	Reiscracker	Kartoffeln
	Knäckebrot	

Eiweiß

Rindfleisch, mager		Fettes Fleisch
Huhn, Brust		Schwein
Thunfisch in Wasser		Wurst/Wurstwaren
Seelachs, Lachs		Käse
(Tiefkühl) Kabeljau		Milch
Eiklar		
Magerquark		

Fett

Öl, kaltgepreßt	Kürbiskerne	Butter
Mandeln, Paranüsse	Eigelb	Margarine
Sonnenblumenkerne		

Getränke

Mineralwasser,		Cola
natriumarm		Fruchtsaft
Kaffee, schwarz, Tee		Milch

Realistische Ziele

Genetik – Erkennen des eigenen Körpertyps

Der ehemalige Weltmeister und Vize-Mr. Olympia 1979 sowie Begründer der «Heavy-Duty» Trainingsphilosophie, Mike Mentzer, stellt fest, daß sich unter 100 000 normalen Männern ca. 20 befinden, die eine außerordentlich günstige physische Veranlagung zum Muskelaufbau haben. Mentzer geht hierbei davon aus, daß von den 20 genetisch bevorzugten Sportlern nur fünf auch die entsprechende psychologische Struktur aufweisen, die es ihnen ermöglicht, ihre Möglichkeiten voll auszuschöpfen. Und nur einer von denen wird es schaffen, da er die größte Disziplin bzw. das größte Verlangen nach Erfolg verspürt (Mentzer 1979, S. 13).

Um zu einer realistischen Selbsteinschätzung der eigenen Möglichkeiten zu kommen, ist es wichtig, den eigenen Körpertyp zu erkennen. Ein Blick in die Bodybuilding-Studios zeigt dicke und dünne, große und kleine Menschen. Die Natur hat die Menschen eben doch nicht alle genau gleich geschaffen. Sicherlich müssen wir alle schlafen, essen, atmen usw. Aber wenn es um Dinge wie Muskelaufbau oder Fettabbau geht, gibt es eben doch einige Unterschiede.

Es spricht nicht jeder in gleichem Maß auf schweres Training mit niedrigen Wiederholungszahlen oder leichteres Training mit höheren Wiederholungszahlen an. Ebenso gibt es im Bereich der Ernährung nur allgemeingültige Richtlinien. Auch in diesem wesentlichen Aspekt zur Figurformung gibt es feine, aber wesentliche Unterschiede in der individuellen Reaktion auf zum Beispiel das mengenmäßige Verhältnis der Zufuhr von Kohlenhydraten, Eiweiß und Fett und deren Verwertung im Körper.

Um die individuellen Unterschiede in der Erscheinung des Menschen zu definieren, hat bereits in den dreißiger Jahren William H. Sheldon eine Einteilung in Körpertypen vorgenommen. Als Ergebnis seiner Studien unterteilt Sheldon den Menschen in drei Körperbautypen – ektomorph, mesomorph und endomorph, die sogenannten Somatotypen (A. Schwarzenegger 1987, S. 132). Kein Mensch ist zu 100 % einem dieser Typen zuzuordnen. Vielmehr ist es so, daß jeder Mensch verschiedene Merkmale der jeweiligen Typen in sich verbindet. Es kommt meistens zu einer Mischform von zwei der nachfolgend kurz beschriebenen Körpertypen. Somit ergibt sich bei der Klassifizierung des Menschen eine Kombination aus

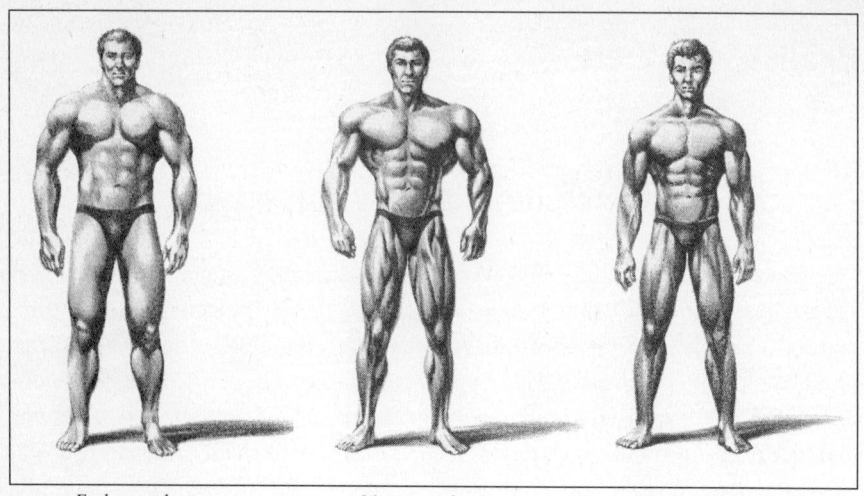

Endomorph   Mesomorph   Ektomorph

Illustration: Matthias Wagner

einem dominanten Typ bzw. dessen Merkmalen und den weniger stark ausgeprägten Merkmalen eines zweiten Typs.

Der ektomorphe Typ

Der Ektomorphe stellt den hageren, dünnen Typ dar, der wenig Körperfett und wenig Muskelmasse hat. Für ihn ist es schwer, Muskeln aufzubauen, und er kann aufgrund seines schnellen Stoffwechsels sehr viel essen, ohne fett zu werden. Er hat meist lange Arme und Beine, einen schmalen Brustkorb und lange, dünne Muskeln.

Der mesomorphe Typ

Der Mesomorphe hat von Natur aus die besten genetischen Voraussetzungen, Muskeln aufzubauen. Überspitzt formuliert, braucht er eine Hantel nur anzuschauen, und schon wachsen seine Muskeln. Sein Brustkorb ist groß und breit, und er zeigt eine ausgeprägte V-Form, das heißt ein gutes Verhältnis von Schulterbreite zum Taillenumfang.

Der endomorphe Typ

Der Endomorphe nimmt leicht zu, nur leider nicht immer an Muskelmasse. Er muß aufgrund seines langsamen Stoffwechsels aufpassen, daß er nicht fett wird. Seine Muskulatur ist eher weich, die Hüften sind breit, und oftmals hat er ein rundes Gesicht. Er tendiert zur Fettspeicherung, die seine Muskulatur überlagert. Der Fettabbau ist für den Endomorphen schwierig und erfordert von ihm besondere Disziplin in Sachen Training und Ernährung.

Der zu Fettansatz neigende Endomorphe kann durch richtiges Training und disziplinierte Ernährung sein Körperfett reduzieren und gut austrainiert sein.

Der dünne Ektomorphe kann durch ein auf seine Veranlagung zugeschnittenes Training und eine dementsprechende Ernährung Muskeln aufbauen und an Gewicht zunehmen. Zwar baut der Mesomorphe von Natur aus am leichtesten Muskeln auf, aber auch er muß sehr hart trainieren und sorgfältig auf seine Ernährung achten, will er das Beste aus seinen Möglichkeiten machen.

In den Studios sieht man immer wieder sehr muskulöse Bodybuilder, die offenbar mit einer guten Veranlagung zum Muskelaufbau gesegnet sind. Warum erreichen dann nur so wenige wirklich herausragende Leistungen? Der Grund hierfür ist in der oft nicht ausreichenden Disziplin in Sachen Training und Ernährung zu suchen.

Verschiedene Muskelfasertypen

Für erfolgreiches Bodybuilding ist die strukturelle Beschaffenheit der Muskulatur von Bedeutung.

Grundsätzlich bestehen die Skelett-Muskelfasern aus langsam kontrahierenden (Slow-Twitch, Typ 1) und schnell kontrahierenden (Fast-Twitch, Typ 2) Fasertypen. Hinzu kommt ein dritter Muskelfasertyp, der sog. Intermediärtyp. Er ist nicht eindeutig einem der beiden Fasertypen zuzuordnen und ist somit ein Zwischentyp.

Typ 1: Slow-Twitch
Diese Muskelfaserart besitzt einen hohen Gehalt an Myoglobin, dem roten Muskelfarbstoff. Aufgrund dessen spricht man auch von roten Muskelfasern. Myoglobin ist für den Sauerstofftransport im Blut zuständig. Die Slow-Twitch-Fasern ermöglichen besonders ausdauernde Leistungen, bei denen die Nährstoffe Kohlenhydrate und Fette unter der Beteiligung von Sauerstoff als Energielieferanten verbrannt werden (aerobe Energiegewinnung).

Typ 2: Fast-Twitch

Diese Muskelfaserart besitzt gegenüber Typ 1 einen geringeren Anteil an Myoglobin und wird deshalb auch als weiße Muskelfaser bezeichnet.

Fast-Twitch-Muskelfasern zeichnen sich durch ihre hohe Kontraktionsfähigkeit
aus. Sie ermöglichen hochintensive, kurzfristige Kontraktionen, auch ohne die
Beteiligung von Sauerstoff. Durch den hohen Glykogengehalt innerhalb dieses
Muskelfasertyps erfolgt die Energiebereitstellung vor allem über die Verwertung
der Kohlenhydrate (Glykolyse).

Normalerweise finden sich schnell und langsam kontrahierende Fasern zu etwa
gleichen Teilen im Körper. Für Spitzenleistungen im Bodybuilding ist ein von
Natur aus hoher Anteil an weißen Muskelfasern günstig. Beide Fasertypen können
sich durch Training verdicken, die weißen Muskelfasern neigen aber eher zur
Hypertrophie (Verdickung) als die roten.

Jeder Muskel setzt sich aus roten und weißen Fasern zusammen. Wie hoch der
jeweilige Anteil an einem der beiden Fasertypen ist, hängt von der Funktion der
Muskulatur ab. Halte- und Stützmuskeln, wie z. B. Bauch- oder Wadenmuskulatur,
weisen oftmals einen hohen Gehalt an langsam kontrahierenden Muskelfasern auf.
Weiße oder schnell kontrahierende Fasern finden sich zum Beispiel in hohem
Maße im Armbeuger (Bizeps). Die Natur hat uns alle mit einem unterschiedlichen
Verteilungsverhältnis von roten und weißen Muskelfasern versehen. Wenn Sie sich
für Wettkampfbodybuilding interessieren, dann ist neben den Faktoren Training,
Ernährung, Regeneration und innerer Einstellung auch ein von Geburt an mög-
lichst hoher Anteil von weißen Muskelfasern wichtig.

Durch Training mit hohen Wiederholungszahlen (ca. ab 15) pro Satz oder
durch aerobe Aktivitäten wie z. B. Fahrradfahren oder Waldläufe kann es dazu
kommen, daß die weißen Muskelfasern verstärkt die Eigenschaften der roten Muskelfasern annehmen. Umgekehrt geht dies jedoch nicht. Das heißt, wenn Sie mit
einem hohen Anteil von roten Muskelfasern geboren wurden, können Sie noch so
viele hochintensive Sätze mit schwerer Gewichtsbelastung (zwischen 5 und 8 Wiederholungen) trainieren, den Anteil an weißen Muskelfasern werden Sie dadurch
nicht erhöhen.

Wie nun Ihre persönliche Verteilung der Muskelfasertypen in Ihrem Körper ist,
kann nur durch eine Muskelbiopsie herausgefunden werden. Dabei entnimmt der
Arzt eine Probe aus der betreffenden Muskulatur und untersucht diese dann unter
dem Mikroskop. Dieses Vorgehen empfiehlt sich allenfalls für Hochleistungsathle-
ten oder für Nachwuchssportler, die durch eine derartige Untersuchung eine Aussage über die eventuelle individuelle Realisierung von Spitzenleistungen erhalten.

Der geborene Sprinter zeichnet sich demnach durch einen hohen Anteil an weißen Fasern in der Oberschenkelmuskulatur aus, während für den Langstreckenathleten ein hoher Prozentsatz an roten, langsam kontrahierenden Muskelfasern zum Erreichen von Höchstleistungen Voraussetzung ist.

Im Bodybuilding können Sie durch das Beobachten Ihrer ganz individuellen körperlichen Reaktionen herausfinden, welche Muskelgruppen eher auf hohe Wiederholungszahlen pro Satz und welche Muskelpartien besser auf niedrige Wiederholungszahlen ansprechen, also mit Dickenwachstum reagieren (siehe auch Instinktivprinzip, Seite 52).

Thermogenese oder spezifisch dynamische Wirkung

Mit Thermogenese ist die gesteigerte Wärmebildung nach Mahlzeiten gemeint. Die nahrungsinduzierte Thermogenese beschreibt den Energieaufwand, der für die Nahrungsaufnahme und -verwertung erforderlich ist. Sie beträgt zirka 10 % des Gesamtenergieverbrauchs. Jeder Nährstoff erhöht die körpereigene Wärmeproduktion aufgrund von Umsetzungen im Stoffwechsel. Beim Nährstoff Protein ist dieser Effekt aber am größten. Wer überwiegend Eiweiß ißt, verheizt also einen bestimmten Anteil an Energie, weswegen Protein als Energielieferant auch eine unökonomische Nahrungsquelle ist.

Die gesteigerte Wärmeproduktion und Energieabgabe kann man sich allerdings zunutze machen, wenn man abnehmen möchte. Die Thermogenese ist hinsichtlich des Fettabbaus effektiv, und es handelt sich dabei um einen natürlichen Vorgang. Das richtige Ernährungskonzept zum Abnehmen baut daher auf eine ausgewogene Kombination komplexer Kohlenhydrate und Proteine bei strikter Fetteinsparung. Allerdings regen bestimmte Fette, die man als MCT-Fette (mittelkettige Fettsäuren-Triglyzeride) bezeichnet, die Thermogenese an und tragen so zum Fettabbau bei. Gesichert ist, daß MCT-Fette nicht in Form von Körperfett gespeichert werden können. Diätetisch bedeutsam sind sie für Menschen mit Fettverdauungsstörungen.

Übrigens: Die Thermogeneserate ist genetisch bedingt unterschiedlich hoch. Bei «schlechten» Futterverwertern «verpuffen» immerhin zirka 300 bis 400 kcal pro Tag ungenutzt als Wärmeenergie. Ein «guter» Futterverwerter speichert dagegen die Energie effizient – vor allem im Fettgewebe. Der Unterschied im Stoffwechsel eines guten und schlechten Futterverwerters läßt sich nur durch mehr Bewegung ausgleichen. Fett speichert Energie, Muskeln verbrennen Energie.

Körperliches Training plus fettarme, aber proteinbetonte und kohlenhydratbewußte Ernährung sind also die allein erfolgversprechende Strategie gegen überflüssige Pfunde und für mehr stoffwechselaktive Muskelmasse.

Kontraktionsformen der Muskulatur

Muskeln können grundsätzlich auf zweierlei Art Arbeit verrichten. Entweder leisten Sie Bewegungsarbeit (auch als dynamische oder isotonische Arbeit bezeichnet) oder Haltearbeit (auch als statische oder isometrische Arbeit bezeichnet). Während es bei isotonischer Arbeit zu einer Verkürzung des Muskels bei gleichbleibender Spannung kommt, erhöht sich bei isometrischer Arbeit zwar die Spannung, der Muskel verkürzt sich jedoch nicht, die Muskelfaserlänge bleibt unverändert.

Im Bodybuildingtraining dominiert die isotonische Arbeitsform der Muskulatur, aber auch Formen der isometrischen Arbeit haben Bedeutung (siehe Methodenbeschreibung Seite 50).

Zur Verdeutlichung der beiden Arbeitsformen und der sich aus Ihnen ergebenden Kontraktionsarten der Muskulatur soll das Bankdrücken mit der Langhantel als beispielhafte Übung dienen.

Sie befinden sich auf der Bank liegend und beginnen mit der Übungsausführung. Sie haben sich für diesen Satz vorgenommen, zehn Wiederholungen zu absolvieren.

Nachdem Sie die Hantel aus der Ablage gehoben haben, halten Sie diese nun mit gestreckten Armen über Ihrem Gesicht. Sie fixieren das Gewicht für ein bis zwei Sekunden. Da zu diesem Zeitpunkt der Übung keine Bewegung stattfindet, leisten Ihre Muskeln isometrische Arbeit. Das heißt, Sie müssen die Oberkörpermuskulatur anspannen, damit das Gewicht in der Ausgangsposition gehalten werden kann.

Beim Absenken der Langhantelstange nach unten, in Richtung Ihres Brustkorbs, beginnen die Muskeln Bewegungsarbeit zu leisten. Diesen Teil der Übung nennt man auch negativ-dynamische Bewegungsarbeit oder exzentrische Kontraktion.

Sobald die Hantel Ihren Brustkorb erreicht, drücken Sie das Gewicht ohne Pause wieder nach oben.

Das Hochdrücken des Gewichts ist die positiv-dynamische Phase des Bewegungsablaufs und wird auch als konzentrische Kontraktion bezeichnet.

Isotonisches Training verbindet exzentrische und konzentrische Muskelkontraktionen. Das bedeutet, Sie bewegen die Hantel während der Übungsausführung rhythmisch und fließend, ohne Haltepunkt, von unten nach oben.

In der Trainingspraxis kommt sehr häufig die Anwendung einer Mischform aus isotonischem und isometrischem Training vor. Diese Mischform ist das auxotonische Training. Auxotonisch trainieren Sie, wenn Sie den Bewegungsablauf während der Übung für einige Sekunden unterbrechen, die Hantel aber nicht in die Halterung ablegen. Durch das Innehalten in der Übungsausführung kommt es zu einer isometrischen Kontraktion der Muskulatur.

Viele Bodybuilder senken zum Beispiel die Hantel nach dem Hochdrücken nicht sofort wieder zur Brust, sondern bleiben einen kurzen Moment in der Position mit gestreckten Armen, bevor sie die Hantel wieder nach unten herablassen.

Wenn Sie bereits über Trainingserfahrung verfügen, dann wissen Sie, daß es durch diese kurze «Pause» in der Position mit gestreckten Armen möglich ist, mit höheren Gewichten zu arbeiten, als wenn Sie in der Übungsausführung ohne Haltepunkt trainieren.

Terminologie / Belastungsnormative im Bodybuilding

Wiederholung	Innerhalb einer Übung der vollständig ausgeführte Bewegungsablauf aus der gestreckten bis zur kontrahierten Position des Muskels
Satz	Bestimmte Anzahl von Wiederholungen. Das heißt die Aneinanderreihung einzelner Wiederholungen innerhalb eines Bewegungsablaufs
Reizdauer	Anzahl der Wiederholungen in einem Satz
Reizdichte	Länge der Pausen zwischen den Sätzen
Reizintensität	Höhe der Gewichtsbelastung in einem Satz in Prozent 100 % = 1 Maximalwiederholung

---

Trainingsmethoden im Bodybuilding

Grundlegende Methoden

Ganzkörpertraining

Im Ganzkörpertraining bearbeiten Sie alle Muskelgruppen in einer Trainingseinheit bei zwei bis drei Trainingseinheiten pro Woche. Für jede Muskelgruppe wird eine Übung absolviert, wobei die Übungsauswahl und -intensität sowie die Anzahl der Sätze pro Übung vom Leistungsstand und der Zielsetzung des einzelnen abhängig ist.

Anfänger
Das Ganzkörpertraining eignet sich in erster Linie für den Anfänger. Wenn Sie gerade mit dem Bodybuilding beginnen, ist es wichtig, Körpergefühl zu entwickeln. Erlernen Sie den Bewegungsablauf einzelner Übungen, und führen Sie Ihre Muskulatur langsam an das Training mit Gewichtsbelastung heran.

Deshalb empfiehlt sich primär das Training an Maschinen. Die Satzzahl pro Übung sollte nicht mehr als drei betragen, und die Gewichte sollten so gewählt sein, daß mindestens 15 Wiederholungen pro Satz möglich sind.

Ein sicherer Einstieg in das Körperaufbautraining ist somit gewährleistet. (Siehe Grundlagentraining, S. 79)

Ausgleichstraining
Für den Fall, daß Sie im Beruf unter starker Anspannung stehen, bietet das Training nach dem Ganzkörperprinzip eine wunderbare Ausgleichsmöglichkeit.

Zwei- bis dreimalige wöchentliche Gewichts-Trainingseinheiten im Studio, ergänzt durch aerobe Belastungsformen wie z.B. Fahrradergometer oder Laufband, sind zum Erreichen eines guten Muskeltonus und eines leistungsfähigen Herz-Kreislauf-Systems sehr effektiv.

Übungsauswahl, Satzzahl, Belastungsintensität und Wiederholungszahlen pro Satz sind individuell anzupassen.

Wenn Sie darüber hinaus auf ausgewogene, leichte Ernährung achten, werden Sie neben einer Verbesserung Ihrer physischen Leistungsfähigkeit auch eine höhere geistige Belastbarkeit feststellen.

Fortgeschrittene

Bodybuilder mit mindestens sechs Monaten Trainingserfahrung können vom Ganzkörpertraining nur bedingt profitieren. Das Training nach der Ganzkörpermethode eignet sich mit Einschränkungen zum Aufbau von Muskelmasse.

Den Ansprüchen eines nach *optimalem* Erfolg strebenden Bodybuilders genügt es nicht mehr. Ein guter Bodybuilder zeichnet sich dadurch aus, daß er über eine gewisse Grundmasse verfügt, die Muskelgruppen klar zu erkennen sind und das ganze Jahr über eine ansprechende Muskeldefinition vorhanden ist.

Die Verwirklichung dieser für einen wirklich guten Bodybuilder charakteristischen physischen Merkmale ist mit nur zwei- bis dreimaligem Training pro Woche nahezu ausgeschlossen.

Nach ca. sechsmonatigem, regelmäßigem Training ist die «Eingewöhnungsphase» vorbei. Die Muskulatur des fortgeschrittenen Bodybuilders stellt andere Ansprüche bezüglich der Intensität, des Umfangs und der Häufigkeit der Trainingsreize als die des Beginners.

Der fortgeschrittene Bodybuilder kann jedoch mit einem zwei- bis dreimaligen Ganzkörpertraining pro Woche seine antrainierte Muskelmasse recht gut erhalten. Aus diesem Grund empfiehlt es sich, auch für Fortgeschrittene, in Zeiten mit außergewöhnlicher Belastung z. B. im Beruf oder im Privatleben, nach diesem Prinzip zu trainieren.

Zur vollständigen Gesamtentwicklung des Körpers jedoch sind andere Trainingsmaßnahmen notwendig (siehe Split-Training, Seite 47).

Progressives Gewichtstraining

Primäres Ziel im Bodybuilding ist der Körperaufbau, sprich die Entwicklung von Muskelsubstanz. Wenn die Muskelfasern ein bestimmtes Leistungsniveau erreicht haben, reagieren sie nur mit Verdickung (Hypertrophie), wenn höhere Trainingsreize als gewöhnlich erfolgen. Deshalb ist es wichtig, daß Sie Ihre Muskeln mit stetig höheren Anforderungen konfrontieren.

Um hypertrophiefördernde Trainingsreize zu erzielen, stellt die Methode der progressiven Belastung, auch als Überlastungsprinzip bezeichnet, eine effektive Trainingsform dar.

Diese Methode geht von der Erhöhung des Widerstands aus, den die Muskeln bewältigen müssen. Hierbei werden drei Möglichkeiten unterschieden:

1: Training mit Wiederholungszahl-Richtwerten

Sie befinden sich in einer Trainingsphase, in der Sie pro Satz zwischen 8 und 12 Wiederholungen absolvieren.

Bei diesen Wiederholungszahlen handelt es sich um Richtwerte.

Beispiel (Gewichtsbelastung für Beginner in Klammern):

Ihre Bestleistung im Bankdrücken liegt derzeit bei 8 Wiederholungen mit 100 (40) Kilogramm. Acht Wiederholungen sind der untere Richtwert. Nach einigen Wochen harten Trainings sind Sie in der Lage, die 100 (40) kg für 10–12 Wiederholungen zu bewältigen. Ihre Muskeln sind stärker geworden, Sie erreichen den oberen Richtwert.

Nun erhöhen Sie das Gewicht, so daß Ihnen erneut nur 8 Wiederholungen möglich sind. Ihr Ziel ist jetzt, mit dem höheren Gewicht wieder 10–12 Wiederholungen zu schaffen. Haben Sie dieses Ziel erreicht, beginnen Sie von vorne. Legen Sie so viel Eisen zusätzlich auf die Hantel, daß Sie sich wirklich anstrengen müssen, um den unteren Richtwert zu erreichen.

Wenn Sie gerade mit Bodybuilding beginnen, so werden Sie innerhalb der ersten Wochen einen großen Kraftzuwachs bemerken. Diese Kraftsteigerung ist aber zu einem hohen Anteil durch eine Verbesserung Ihrer koordinativen Fähigkeiten bei der Übungsdurchführung begründet und weniger auf Muskelhypertrophie zurückzuführen.

2: Erhöhung der Reizintensität (Gewichtsbelastung) bei gleichbleibender Reizdauer (Anzahl der Wiederholungen pro Satz)

Beispiel:

Sie können mit 100 (50) Kilo 6 Wiederholungen Bankdrücken trainieren. Sie beginnen mit 80 (30) kg für 6 Wiederholungen und steigern die Gewichtsbelastung für die folgenden Sätze jeweils um 5 kg, bis Sie bei Ihrer Bestleistung von 100 (50) kg angekommen sind. Dabei führen Sie konstant sechs Wiederholungen pro Satz aus.

Wenn Sie auf diese Weise trainieren, erreichen Sie während der ersten Sätze keine 100prozentige Intensität. Im Gegenteil, Sie verlieren sogar Kraftreserven für die effektiven, das heißt das Muskelwachstum anregenden Sätze.

Daher ist diese Art des progressiven Gewichtstrainings für den Bodybuilder nicht besonders geeignet.

3: Sie verkürzen die Reizdichte (Pausen zwischen den Sätzen), verändern aber sowohl den Reizumfang (Anzahl von Sätzen und Wiederholungen) als auch die Reizintensität (Gewichtsbelastung) nicht.

Normalerweise absolvieren Sie 30 Sätze innerhalb von 90 Minuten. Sie verkürzen die Trainingszeit auf 60 Minuten, ohne die Anzahl der Sätze, die Gewichtsbelastung oder die Wiederholungszahl zu verringern.

Achten Sie darauf, daß Sie die Trainingszeit schrittweise verkürzen, ansonsten könnten sich Kreislaufprobleme einstellen.

Diese dritte Möglichkeit bei der Anwendung des progressiven Gewichtstrainings wird besonders zur Entwicklung von optimaler Muskeldichte und -härte eingesetzt.

Pyramidentraining

Das Pyramidentraining ist das am häufigsten, man könnte sagen, das «klassisch» angewandte Prinzip im Bodybuilding. Es stellt eine Form des progressiven Gewichtstrainings dar.

Kennzeichen des Pyramidentrainings ist die Variation der Belastungsnormative, Reizintensität und Reizdauer (siehe Seite 34). Bezüglich des Pyramidenaufbaus gibt es verschiedene Gestaltungsmöglichkeiten.

Die beiden wichtigsten Formen im Bodybuildingtraining sind:

1. Die abgestumpfte Pyramide
Das Trainingsgewicht wird schrittweise erhöht, die Wiederholungszahl pro Satz nimmt ab.

Quelle: Breitenstein, B. «Einblick in die Trainingsplanung und Trainingsmethodik im Bodybuilding», Fachhochschule Hamburg 1990

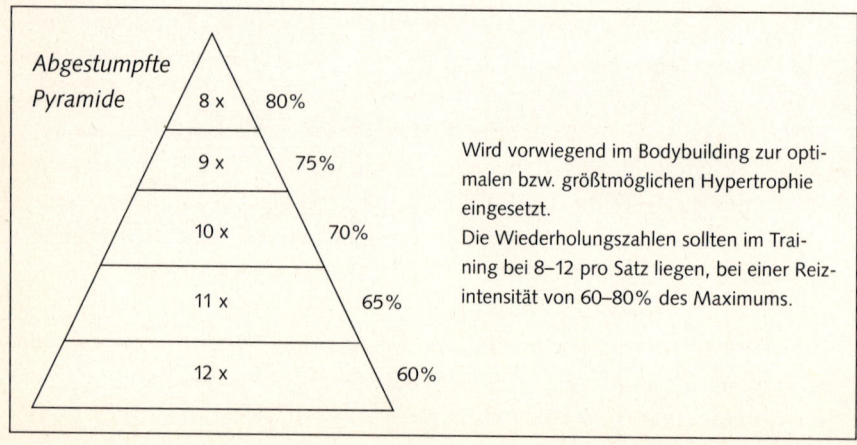

Abgestumpfte Pyramide

8 x   80 %
9 x   75 %
10 x   70 %
11 x   65 %
12 x   60 %

Wird vorwiegend im Bodybuilding zur optimalen bzw. größtmöglichen Hypertrophie eingesetzt.
Die Wiederholungszahlen sollten im Training bei 8–12 pro Satz liegen, bei einer Reizintensität von 60–80 % des Maximums.

Beispiel (Geschätzte Gewichtsbelastung für Beginner in Klammern):
Ihre Maximalleistung für eine Wiederholung im Bankdrücken ist 100 (50) Kilogramm = 100 % Reizintensität
1. Satz 60 (30,0) Kilo 12 Wiederholungen
2. Satz 65 (32,5) Kilo 11 Wiederholungen
3. Satz 70 (35,0) Kilo 10 Wiederholungen
4. Satz 75 (37,5) Kilo   9 Wiederholungen
5. Satz 80 (40,0) Kilo   8 Wiederholungen

Da Bodybuilder nicht primär daran interessiert sind, ihre Maximalleistung für eine Wiederholung zu steigern, empfiehlt es sich, mit dieser sogenannten abgestumpften Pyramide zu trainieren.

Das bedeutet, im letzten Satz der Pyramide wird nicht höher als mit 80 % Reizintensität bei mindestens 8 Wiederholungen trainiert. Durch den Verzicht auf die Durchführung der Maximalwiederholung von 100 % ist die Verletzungsgefahr stark reduziert. Anzumerken ist, daß Muskelhypertrophie am ehesten mit Reizintensitäten im mittleren bis submaximalen Bereich (60 bis 80 %) erreicht wird.

2. Die umgekehrte, abgestumpfte Pyramide
Diese Form der Pyramide ist für den Bodybuilder die effektivere bezüglich der Anregung des Muskelwachstums.

Zu Beginn des Trainings sind Sie am stärksten. Sie verfügen bei kohlenhydrat-

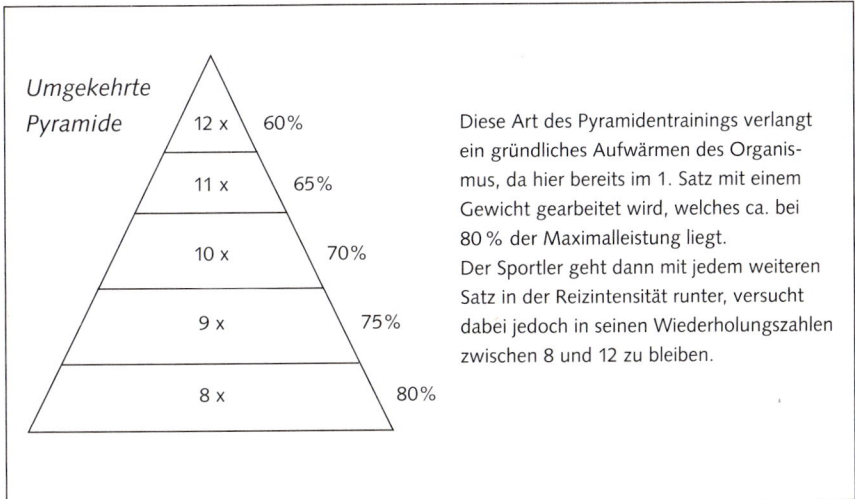

Umgekehrte Pyramide

12 x 60%
11 x 65%
10 x 70%
9 x 75%
8 x 80%

Diese Art des Pyramidentrainings verlangt ein gründliches Aufwärmen des Organismus, da hier bereits im 1. Satz mit einem Gewicht gearbeitet wird, welches ca. bei 80 % der Maximalleistung liegt.
Der Sportler geht dann mit jedem weiteren Satz in der Reizintensität runter, versucht dabei jedoch in seinen Wiederholungszahlen zwischen 8 und 12 zu bleiben.

reicher Ernährung über volle Glykogenspeicher, und Ihre mentale Energie und Konzentrationsfähigkeit befindet sich auf dem Höchststand.

Warum also Kraft, Energie und Konzentration verschwenden mit Sätzen, die keine optimale Muskelspannung erfordern? Beginnen Sie Ihr Training deshalb mit der Ausführung der schwersten Sätze. Verringern Sie bei dieser Art der Pyramide schrittweise von Satz zu Satz das Trainingsgewicht. Gehen Sie in jedem Satz der Pyramide bis zur letztmöglichen Wiederholung. Ganz wichtig ist, daß Sie 1–2 Aufwärmsätze machen, bevor Sie im ersten Satz mit dem schwerstmöglichen Gewicht beginnen.

Beispiel (Gewichtsbelastung für Beginner in Klammern):
Bankdrücken – Ihre Bestleistung 100 (50) Kilo – 1 Wiederholung
  1–2 Aufwärmsätze mit ca. 50 (25) Kilo – 12–15 Wiederholungen
  1. Satz 80 (40,0) Kilo   8 Wiederholungen
  2. Satz 75 (37,5) Kilo   9 Wiederholungen
  3. Satz 70 (35,0) Kilo 10 Wiederholungen
  4. Satz 65 (32,5) Kilo 11 Wiederholungen
  5. Satz 60 (30,0) Kilo 12 Wiederholungen

Trainieren Sie nach dieser zweiten Form des Pyramidentrainings, wenn Sie größtmöglichen Erfolg im Körperaufbau haben möchten.

Fortgeschrittene Methoden
zur Intensitätssteigerung

Intensivwiederholungen (forced reps)

Wenn Sie bei einer Übung die positive, konzentrische Phase des Bewegungsablaufs nicht mehr allein bewältigen können, so kann Ihnen ein Trainingspartner bei der Durchführung von sogenannten Intensivwiederholungen behilflich sein.

Zur Veranschaulichung stellen wir uns vor, Sie trainieren Bankdrücken mit der Langhantel.

Nachdem Sie einige Wiederholungen selbständig über den vollen Bewegungsradius bewältigt haben, ist Ihre Brust-, Schulter- und Trizepsmuskulatur ermüdet. Sie fühlen, daß es Ihnen aus eigener Kraft nicht möglich wäre, das Gewicht ein weiteres Mal von Ihrem Brustkorb nach oben zu drücken. Sie können jedoch über diesen Punkt der Muskelermüdung hinausgehen, die Intensität der Belastung erhöhen und die Muskeln so stärkeren Wachstumsreizen aussetzen. Diese Methode erfordert einen Trainingspartner. Ihr Partner ermöglicht es Ihnen durch leichtes Anheben der Hantel seinerseits, die konzentrische Phase abzuschließen.

Wichtig ist, daß Ihr Partner Ihnen gerade so viel Unterstützung gibt, daß es Ihnen nur mit größter Anstrengung möglich ist, eine bis maximal drei dieser Intensivwiederholungen ausführen zu können.

Die Methode der Intensivwiederholungen soll eine Erhöhung und keine Verringerung in der Intensität bewirken. Ihr Partner darf Ihnen nicht so viel helfen, daß Intensivwiederholungen für Sie gar leichter als die aus eigener Kraft absolvierten Wiederholungen sind.

Leider wird diese für den Muskelaufbau überaus effektive Methode von vielen Bodybuildern falsch angewendet. Die am häufigsten auftretenden Fehler bei der Intensivwiederholung sind:
- Der Partner gibt Ihnen zuviel Unterstützung. Er macht es Ihnen dadurch so leicht, die konzentrische Phase abzuschließen, daß Sie sich nicht mehr voll einzusetzen brauchen, um die Wiederholung zu beenden.
- Es wird während des Satzes ausschließlich mit Intensivwiederholungen trainiert. Intensivwiederholungen sind am wirkungsvollsten, wenn diese erst dann eingesetzt werden, wenn Sie bereits eine bestimmte Anzahl von Wiederholungen alleine trainiert haben (in der Regel zwischen 6 und 8). Erst wenn es Ihnen

aus eigener Kraft nicht möglich ist, eine weitere Wiederholung zu absolvieren, sollten Intensivwiederholungen folgen.

- Beginner im Bodybuilding sollten auf Intensivwiederholungen verzichten. Die durch diese Methode erzeugte hohe Belastung ist nur für Sportler zu empfehlen, die mindestens sechs Monate Trainingserfahrung haben.
- Die zu häufige Anwendung von Intensivwiederholungen ist weit verbreitet. Aufgrund der hohen Belastungsintensität empfiehlt es sich, maximal in jeder zweiten und dritten Trainingseinheit für eine Muskelgruppe mit Intensivwiederholungen zu arbeiten. Innerhalb der einzelnen Trainingseinheit sollten Intensivwiederholungen lediglich im letzten Satz einer Übung trainiert werden (Leistungsbodybuilder können je nach individueller Regenerationsfähigkeit versuchen, in zwei Sätzen einer Übung Intensivwiederholungen anzuwenden).

Negativwiederholungen (Negative Reps)

Negativwiederholungen beginnen in der Regel dort, wo Intensivwiederholungen aufhören. Das heißt, wenn Sie im Bankdrücken in einem Satz sechs Wiederholungen aus eigener Kraft und eine bis drei Wiederholungen mit Partnerhilfe ausgeführt haben, ist es ihnen auch bei allergrößter Anstrengung nicht mehr möglich, eine weitere Intensivwiederholung anzuschließen. Ihre Fähigkeit, die konzentrische Phase der Bewegung zu bewältigen, ist erschöpft. Sie können aber die Hantel noch aus der Position mit gestreckten Armen auf Ihre Brust herunterlassen. Die Muskeln sind weiterhin in der Lage, die exzentrische Phase des Bewegungsablaufs zu verrichten.

«Bei dynamischer Arbeitsweise nachgebenden Charakters ist das Nerv-Muskel-System in der Lage, etwa 10 bis 35 % mehr Kraft zu entfalten als bei überwindender Tätigkeit.»

(Hartmann/Tünnemann 1987, S. 55)

Die sichere Anwendung dieser Methode erfordert bei einigen Übungen einen kräftigen Trainingspartner, der Ihnen die konzentrische Phase abnimmt, so daß Sie sich auf die exzentrische Muskelkontraktion konzentrieren können. Wenn Sie z. B. im Bankdrücken besonders stark sind und viel Gewicht auflegen, dann werden Sie wahrscheinlich zwei Trainingspartner benötigen, welche die Hantel von Ihrer Brust nach oben heben.

Sie konzentrieren sich darauf, das Gewicht langsam (innerhalb von vier bis sechs Sekunden) auf Ihren Brustkorb zu senken. Die ersten zwei bis drei auf diese Art ausgeführten Wiederholungen werden relativ kontrolliert und langsam durchführbar sein. Sobald Sie spüren, daß Sie die Kontrolle über das Gewicht verlieren und die Abwärtsbewegung auch bei intensivster Anstrengung ihrerseits nun weniger als ca. vier Sekunden dauert, ist es höchste Zeit, den Satz zu beenden. Hören Sie in jedem Fall rechtzeitig auf, denn es kann katastrophale Folgen nach sich ziehen, wenn Sie die Kontrolle über das Gewicht verlieren!

Negativwiederholungen sollten ausschließlich im Leistungsbodybuilding Anwendung finden. Diese Methode stellt derart hohe Belastungen an Muskeln, Sehnen, Bänder und Gelenke, daß nur sehr wenige Sportler mit großer Trainingserfahrung und Regenerationsfähigkeit der Belastung sicher gewachsen sind.

Und selbst diesen weit fortgeschrittenen Bodybuildern ist zu empfehlen, die Anwendung von Negativwiederholungen auf maximal zweimal pro Monat für eine Muskelgruppe zu begrenzen.

Teilwiederholungen (Burns)

Wenn Sie Teilwiederholungen trainieren, dann führen Sie nicht den vollen Bewegungsablauf einer Wiederholung durch, sondern begrenzen den Bewegungsablauf innerhalb der entsprechenden Übung.

Nehmen wir zur Veranschaulichung dieser Methode die Übung Kurzhantelcurls im Sitzen (siehe Seite 190). Sie führen ca. 6 bis 10 Wiederholungen über den vollen Bewegungsradius aus. Sie fühlen, daß die zehnte Wiederholung die Ihnen letztmögliche war. Ein weiteres Mal würden Sie die Hanteln aus der Position mit gestreckten Armen nicht nach oben bringen. Deshalb senken Sie die Gewichte nicht bis zur vollen Streckung, sondern nur so weit, daß sich Ihre Unterarme etwa parallel zum Boden befinden (90 Grad). Dann ziehen Sie mit aller Kraft die Kurzhanteln wieder nach oben und kontrahieren den Bizeps so stark wie möglich.

Der Vorteil dieser Methode liegt darin, daß der schwächste Punkt eines Bewegungsablaufs – in unserem Fall das erste Stück des Anbeugens der Bizepsmuskulatur aus gestreckter Position – umgangen wird und lediglich der Teil der Bewegung trainiert wird, den die Muskeln noch aus eigener Kraft bewältigen können.

Führen Sie ca. 3 bis 6 Teilwiederholungen aus, und stellen Sie sich auf Schmerzen ein! Wie der Name «Burns» schon sagt – die Muskeln werden brennen. Beginner sollten nicht nach dieser Methode trainieren, für Fortgeschrittene und Leistungsbodybuilder bringt diese Art des Trainings gute Resultate.

Abgefälschte Wiederholungen (Cheating reps)

Wird die Methode der abgefälschten Wiederholungen richtig eingesetzt, dann ist diese für den Muskelaufbau sehr effektiv.

Stellen Sie sich vor, Sie trainieren Langhantelcurls (Seite 188) im Stehen. Sie legen so viel Gewicht auf die Hantel, daß Ihnen sechs Wiederholungen in ganz sauberer Technik möglich sind. Das heißt, Ihr Oberkörper bleibt während des Bewegungsablaufs unverändert in aufrechter, gerader Position.

Lediglich in Ihren Ellenbogengelenken findet die Bewegung statt. Durch eine derartige Übungsausführung isolieren Sie den Bizeps bestmöglich.

Nach sechs Wiederholungen bringen Sie die Arme aus der gestreckten Position nicht mehr in die Höhe Ihres Kinns. Normalerweise wäre dieser Satz nun beendet. Sie können aber über diesen Punkt hinausgehen. Dazu benötigen Sie in diesem Fall keinen Trainingspartner, jedoch sehr gute Körperkontrolle. Um über den schwersten Punkt der Bewegung hinwegzukommen, geben Sie dem Gewicht etwas Schwung. Sie beugen den Oberkörper leicht nach vorne und setzen Ihre Rücken- und Schultermuskeln ein, um die Hantel in Bewegung zu setzen. Sobald Sie über den schwächsten Punkt hinaus sind, lehnen Sie sich ein wenig nach hinten, um die Bewegung abzuschließen. Der Einsatz von unterstützenden Muskelgruppen ermöglicht Ihnen somit die Fortführung der Übung auch ohne Trainingspartner.

Sobald sich die Hantel in der gebeugten Position befindet, konzentrieren Sie sich auf die exzentrische Phase der Bewegung. Lassen Sie das Gewicht langsam herunter, und fühlen Sie die Bewegung in Ihren Bizepsmuskeln. Sie können durch das Abfälschprinzip ohne Partnerhilfe die konzentrische Phase überwinden und anschließend praktisch Negativwiederholungen trainieren.

Wenn Sie von Beginn einer Übung mit abgefälschten Wiederholungen trainieren, sind Sie in der Lage, mit höherem Gewicht als üblich zu arbeiten. Normalerweise wird aber erst nach Abschluß einiger korrekt ausgeführter Wiederholungen abgefälscht.

Ein Wort zur Vorsicht! Richtig Abfälschen muß erlernt werden. Oft sieht man Bodybuilder, die unsauber trainieren und die Gewichte einfach herumschwingen. Schlechte Technik kann zu Verletzungen an Muskeln, Sehnen, Bändern und Gelenken führen. Schlampige Übungsausführung belastet den trainierten Muskel weniger als korrektes Abfälschen. Denken Sie daran, daß Abfälschen eine Methode zur Intensitätssteigerung ist. Kontrolliertes Abfälschen erhöht den Wiederstand für die betreffende Muskelgruppe dadurch, daß Sie schwerere Gewichte einsetzen können.

Nicht jede Übung eignet sich zur Anwendung des Abfälschprinzips. Besonders bei Kniebeugen, Bankdrücken und Übungen in vorgebeugter Position ist vom Abfälschen aus Sicherheitsgründen strikt abzuraten.

Abnehmende Sätze (Staggering sets)

Die Methode der abnehmenden Sätze ist wohl mit eine der intensivsten und damit produktivsten Formen im Bodybuilding-Training überhaupt. Im Prinzip sind abnehmende Sätze eine Form der abgestumpften, umgekehrten Pyramide (Seite 39).

Der Unterschied zwischen der grundlegenden umgekehrten Pyramide und dem Prinzip der abnehmenden Sätze ist, daß Sie bei abnehmenden Sätzen mit minimaler Reizdichte trainieren. Das heißt, Sie arbeiten praktisch ohne Pause.

Nehmen wir an, Sie sind beim Brusttraining. Die Übung – Schrägbankdrücken mit der Langhantel. Nach ein bis zwei Aufwärmsätzen zu 12 – 15 Wiederholungen entschließen Sie sich, einen abnehmenden Satz in Angriff zu nehmen. Sie müssen körperlich und geistig voll leistungsfähig bzw. konzentriert sein, um die folgenden ca. fünf Minuten durchzustehen.

Sie legen 95 Kilo auf die Hantel, ein Gewicht, das Ihnen zwischen 6 und 8 Wiederholungen erlaubt. Sie schaffen 7 Wiederholungen und legen das Gewicht in die Halterung. Statt zu pausieren, reduzieren Sie, oder Ihr Trainingspartner, das Gewicht um zehn Kilo. Nun drücken Sie sofort die leichtere, 85 Kilo schwere Hantel erneut zwischen 6- und 8mal nach oben. Wieder reduzieren Sie den Widerstand um 10 Kilo und drücken ohne Pause die nun 75 Kilo so oft es geht. In der Regel sind Ihnen jetzt wieder 6 bis 8 Wiederholungen möglich.

Nach erneuter Gewichtsreduktion um 10 Kilo nähern Sie sich dem Ende Ihrer Kräfte. 65 Kilo erscheinen Ihnen nun so schwer wie 95 Kilo. Mit größtmöglicher Willensanstrengung gelingt es Ihnen, die Hantel 7mal nach oben zu bringen.

Wenn Sie mit einem Trainingspartner arbeiten, was ich zum einen aus Sicherheits- und zum anderen aus Zeitersparnisgründen beim Reduzieren der Gewichte empfehle, dann können Sie im letzten Durchgang dieses abnehmenden Satzes noch 2 bis 3 Intensivwiederholungen anschließen.

Abnehmende Sätze eignen sich in hervorragender Weise zur Intensitätssteigerung im Training. Wer die nötige Willenskraft aufbringt, wird große Fortschritte erzielen. Da abnehmende Sätze hohe Anforderungen an das Herz-Kreislauf-System stellen, kann es durchaus sein, daß Sie das Training bei manchen Übungen nicht aufgrund von Muskelversagen einstellen müssen, sondern weil Sie einfach keine Luft mehr bekommen. Beugen Sie deshalb vor, indem Sie regelmäßig Ausdaueraktivitäten, wie z. B. Fahrradfahren oder Jogging betreiben, die Ihre Herz-Kreislauf-Leistungsfähigkeit verbessern.

Supersätze (Super sets)

Supersätze sind eine weitere Möglichkeit, durch Verkürzung der Pausen zwischen den Sätzen die Trainingsintensität zu erhöhen. Sie trainieren bei Supersätzen zwei Übungen ohne Pause hintereinander. Dabei können Sie zwischen zwei Formen des Supersatztrainings wählen:

Supersätze für eine Muskelgruppe
Diese Methode wird auch als Vorermüdungsprinzip bezeichnet. Bekanntester Vertreter dieser Trainingsform ist Mr. Universum und Vize-Mr. Olympia 1979 Mike Mentzer, der Begründer des «Heavy-Duty»-Trainingssystems.

Maximale Stimulation des Muskels setzt die höchstmögliche Kontraktion der Muskelfasern voraus. Bei manchen Übungen versagen aber nicht die Muskelgruppen zuerst, auf die Sie es abgesehen haben. Vielmehr müssen Sie den Satz beenden, weil kleinere bzw. schwächere Hilfsmuskelgruppen erschöpft sind.

Als Beispiel dient das Bankdrücken. Die belasteten Muskelgruppen sind in erster Linie Brust-, Schulter- und Trizepsmuskulatur. Da die Brustmuskeln größer und stärker als die Trizeps sind, versagen bei dieser Übung im Normalfall die Trizeps eher. Sicher fühlen Sie den Satz auch in Ihren Brustmuskeln, haben Sie diese aber tatsächlich zu 100 % belastet? Wohl kaum.

Um den Trizeps, der bei dieser Übung das schwächste Glied ist, zu umgehen, trainieren Sie unmittelbar vor dem Bankdrücken eine Übung, welche die Brustmuskeln weitgehend isoliert belastet. Das können z. B. Fliegende Bewegungen (Seite 173) sein. Nachdem Sie bei den Fliegenden Bewegungen bis zur letztmöglichen Wiederholung gegangen sind, schließen Sie ohne Pause einen Satz Bankdrücken an. Die Trizepsmuskulatur unterstützt nun die bereits belasteten Brustmuskeln bei der Übungsausführung. Sie werden den Satz beenden müssen, weil Ihre Brust nun vor Ihrem Trizeps erschöpft ist. Durch das Vorermüdungsprinzip wird die betreffende Muskelgruppe bis zum äußersten belastet. Die Intensität ist so hoch, daß die Anzahl der Sätze pro Muskelgruppe gering gehalten werden muß, damit Sie nicht übertrainieren. Die Kombination von vier verschiedenen Übungen pro Muskelgruppe, die jeweils in ein bis zwei Supersätzen trainiert werden, bietet genügend intensive Stimulation der Muskelfasern.

Beispiel:

1. Fliegende Bewegung   1 Satz   6 – 8 Wiederholungen
2. Bankdrücken   1 Satz   6 – 8 Wiederholungen
1. Cable crossovers   1 Satz   10 – 12 Wiederholungen
2. Schrägbankdrücken   1 Satz   8 – 10 Wiederholungen

Supersätze für zwei verschiedene Muskelgruppen
Mit dieser Methode können Sie zwei antagonistische Muskelgruppen ohne Pause trainieren und dadurch die Trainingsintensität erhöhen. Sie pausieren erst, nachdem Sie die zweite Übung in diesem Supersatz beendet haben.

Wenn Sie z.B. an einem Trainingstag Brust- und Rückenmuskulatur trainieren, könnte Ihr Training an diesem Tag wie folgt aussehen:

1. Bankdrücken   3 Sätze   8 – 10 Wiederholungen
2. Klimmzüge   3 Sätze   max. Wiederholungen
1. Schrägbankdrücken   3 Sätze   6 – 8 Wiederholungen
2. Rudern vorgebeugt   3 Sätze   8 – 10 Wiederholungen
1. Fliegende Bewegung   3 Sätze   10 – 12 Wiederholungen
2. Rudern, sitzend   3 Sätze   12 – 15 Wiederholungen
Überzüge   3 Sätze   15 Wiederholungen

Split-Training (to split = teilen)

Nach ca. sechs Monaten regelmäßigem Grundlagentraining sind Sie bereit, die Trainingshäufigkeit zu erhöhen.

Statt zwei- oder dreimaligem Training pro Woche absolvieren Sie nun, je nach Körpertyp und individueller Belastbarkeit, zwischen vier und sechs wöchentliche Trainingseinheiten. Im Gegensatz zum Ganzkörpertraining, in dem Sie alle Muskelgruppen mit je einer Übung in einer Trainingseinheit bearbeiten, unterteilen Sie im Split-Programm Ihr Training nach einzelnen Körperpartien.

Durch eine derartige Aufteilung können Sie jede Körperpartie mit größtmöglicher Intensität trainieren. Würden Sie weiterhin jede Muskelgruppe in einer Trainingseinheit bearbeiten, wie es im Ganzkörpertraining der Fall ist, dann könnte es zu einer unausgewogenen Körperentwicklung kommen, denn ihr Energiehaushalt ist am Ende einer Trainingseinheit stark beansprucht, und es ist nicht möglich, die zum Schluß trainierten Muskelgruppen mit optimaler Intensität zu belasten. Dadurch bleiben diese Muskelgruppen in ihrer Entwicklung zurück. Das Split-System bietet die Lösung. Sie bearbeiten in einer Trainingseinheit zwei bis maximal drei Muskelgruppen. Pro Muskelgruppe werden zwischen zwei und vier Übungen absolviert. Durch die im Gegensatz zum Ganzkörpertraining erhöhte Übungszahl werden die Muskeln unterschiedlich belastet, eine Tatsache, die sich positiv auf deren Entwicklung auswirkt.

Und da Sie nach sechs Monaten regelmäßigem Training kein Beginner mehr sind, benötigt Ihre Muskulatur auch eine Erhöhung im Trainingsumfang. Das heißt, fortgeschrittene Bodybuilder brauchen neben höherer Reizintensität auch eine größere Anzahl von Übungen und Sätzen pro Muskelgruppe, damit optimale Ergebnisse im Körperaufbautraining erzielt werden.

Bei der Organisation Ihres Trainings nach dem Split-System bieten sich Ihnen verschiedene Möglichkeiten.

– Wenn Sie sich gerade im Übergangsstadium vom Beginner zum Fortgeschrittenen befinden, dann ist wahrscheinlich ein Split-Programm richtig, welches jede Muskelgruppe einmal in sieben bis zehn Tagen gezielt trainiert. Skeptiker werden einwenden, daß diese Trainingsfrequenz einzelner Muskelgruppen durch zu lange Pausen unterbrochen ist. Vergessen Sie aber nicht, daß beim direkten Training einzelner Muskelgruppen andere Muskelpartien immer indirekt belastet werden. Trainieren Sie zum Beispiel Ihre Brustmuskeln, so werden auch stets die Schulter- und Trizepsmuskeln eingesetzt. Vom Rückentraining profitiert auch der Bizeps und die hintere Schultermuskulatur usw.
– Die nächste Stufe ist dann das Vier-Tage-Split-Programm. Jede Muskelgruppe wird zweimal wöchentlich trainiert. Auf zwei Trainingstage folgt ein Tag Pause. An diesem Erholungstag sollten Sie kein Gewichtstraining machen. Sie können aber durchaus zum Beispiel mittels Fahrradfahren oder Jogging Ihr Herz-Kreislauf-System trainieren. Nach dem Ruhetag folgen zwei weitere Tage mit Bodybuilding-Trainingseinheiten.

Danach pausieren Sie diesmal zwei Tage, bevor Sie wieder mit Gewichtstraining beginnen.

In der Aufteilung der Muskelgruppen im Vier-Tage-Split-System bieten sich grundsätzlich zwei Variationsmöglichkeiten. Üblicherweise werden Bein-, Brust- und Trizepsmuskulatur an einem und Rücken-, Schulter- und Bizepsmuskeln am anderen Tag trainiert (Wadenmuskeln und Bauch können an jedem der vier Trainingstage bearbeitet werden).

Diese Kombination der Körperpartien hat unter anderem den Vorteil, daß nach einem harten Beintraining mit intensiven Sätzen Kniebeugen der Brustkorb durch die tiefe Atmung bereits «vorgedehnt» wird.

Wenn Sie schon einmal nach Kniebeugen mit Bankdrücken weitergemacht haben, dann wissen Sie, wovon ich spreche. Die Gewichte erscheinen Ihnen leichter als sonst, und die Kombination von Kniebeugen und Bankdrücken in einer Trainingseinheit gibt Ihnen ein Gefühl von großer Kraft und Stärke.

Als zweite Möglichkeit der Aufteilung nach Muskelgruppen bietet sich das Training nach dem sogenannten Pull-Push-System an. Bei diesem Prinzip werden die ziehenden Bewegungen an einem, die drückenden Bewegungen am anderen Tag trainiert. Das bedeutet die Kombination von Bein-, Rücken- und Bizepsmuskulatur und von Brust-, Schulter- und Trizepsmuskeln. Das Pull-Push-System ist der ersten Möglichkeit des Vier-Tage-Split-Systems unterlegen.

Zum einen wird durch das gemeinsame Training von Beinen und Rücken die untere Rückenpartie auf das äußerste belastet, da Grundübungen wie Kniebeugen, Kreuzheben und Rudern vorgebeugt auch für Fortgeschrittene eine wirkliche Herausforderung an die körperliche Belastbarkeit, speziell des unteren Rückens, stellen.

Auch die Schultergelenke werden durch das gemeinsame Training von Bankdrücken, Schrägbankdrücken, Nackendrücken und eventuell Dips sehr stark belastet. Des weiteren können Sie, aufgrund einsetzender Ermüdung, nach einem harten Brusttraining die Schultermuskeln nicht mit der gleichen Intensität trainieren wie bei der Aufteilung im ersten Fall.

Für die sehr fortgeschrittenen Bodybuilder ist das *Sechs-Tage-Split-System* interessant.

Bei Anwendung dieses Prinzips trainieren Sie sechsmal pro Woche. Üblicherweise folgen nach drei Tagen Training ein oder zwei Tage Pause.

Im *Doppel-Split-System* absolvieren Sie zwei Trainingseinheiten täglich. Dies ist für die Mehrzahl der Bodybuilder nur schwer mit Erfolg umsetzbar, denn es dürfte zu zeitaufwendig sein.

Es gibt auch noch ein Leben außerhalb des Studios. Wie sollen Sie die Vorzüge eines leistungsstarken und gesunden, durch Bodybuilding aufgebauten Körpers genießen können, wenn Sie jede freie Minute im Trainingsraum sind?

Abgesehen davon, werden die meisten Bodybuilder beim Training nach diesem Prinzip aller Wahrscheinlichkeit nach zuviel des Guten tun.

Tägliches zweimaliges intensives Training stellt enorme Anforderungen an Ihren Energiehaushalt. Da bei jedem Training auch geistige Energie verlorengeht, werden die meisten Sportler, die nach dem Doppel-Split-System trainieren, früher oder später Konzentrationsmängel oder Unausgeglichenheit bemerken und in den Übertrainingszustand kommen.

Experimentieren Sie mit den verschiedenen Formen des Split-Systems, und entscheiden Sie sich dann nach ausreichender Erfahrung für die am besten für Sie geeignete Möglichkeit.

Höchstkontraktion (Peak contraction)

Dieses Prinzip eignet sich sehr gut zur Entwicklung optimaler Muskelhärte.

Zur Veranschaulichung dieser Methode nehmen wir die Übung Beinstrecken (s. Seite 158). Am höchsten Punkt der Bewegung, wenn die Beine ganz gestreckt sind, halten Sie für ca. 2–3 Sekunden inne und spannen Ihre Oberschenkelmuskulatur so stark wie möglich an. Sie erzeugen damit eine starke isometrische Anspannung. Dann absolvieren Sie Ihre weiteren Wiederholungen auf dieselbe Art und Weise. Sie können bereits bei der ersten Wiederholung einer Übung mit Höchstkontraktionen arbeiten oder erst nach einigen Wiederholungen ohne Haltepunkt.

Iso-Tension

Diese Trainingsmethode verhilft Ihnen zu ausgezeichneter Muskelhärte und Muskelkontrolle. Das Prinzip beruht ebenso wie die Methode der Höchstkontraktion auf der Erzeugung einer isometrischen Spannung in der Muskulatur.

Der wesentliche Unterschied zwischen diesen beiden Methoden ist der, daß beim Iso-Tension-Prinzip nicht mit Gewichten gearbeitet wird.

Sie erzeugen die Kontraktion der Muskulatur allein, indem Sie Ihre Muskeln für einige Sekunden so stark wie möglich anspannen. Halten Sie die kontrahierte Position, und konzentrieren Sie sich auf das Gefühl in Ihren Muskeln. Pausieren Sie kurz, und spannen Sie erneut an. Sie werden mit der Zeit eine großartige Körperkontrolle entwickeln!

Letztendlich ist das Iso-Tension-Prinzip eine Form des Posings (siehe Seite 113).

Schockprinzip

Von Zeit zu Zeit empfiehlt es sich, im Training außergewöhnliche Maßnahmen zu ergreifen. Brechen Sie einfach aus Ihrer Trainingsroutine aus, zum Beispiel, indem Sie in einer Trainingseinheit eine für Sie nicht übliche Zusammenstellung von Übungen, Sätzen und Wiederholungszahlen absolvieren.

Bombardieren Sie eine Muskelgruppe, am ehesten die am schwächsten entwickelte, z.B. mit einer Grundübung, von der Sie dann statt den üblichen drei oder vier Sätzen 10–15 Sätze trainieren.

In seinem Buch «Karriere eines Bodybuilders» beschreibt Arnold Schwarzenegger, wie er mit seinem Trainingspartner einmal pro Woche, mit 115 Kilogramm Gewichten bewaffnet, in den Wald gefahren ist. Dort haben die beiden dann mit diesem Gewicht volle drei Stunden Kniebeugen trainiert.

«Unsere Oberschenkel pumpten sich wie Ballone auf. Wir versetzten den Muskeln einen solchen Schock, daß wir eine Woche lang nicht mehr laufen konnten. Wir konnten gerade noch kriechen. Eine solche Strapaze wie diese 55 Sätze Kniebeugen hatten unsere Beine noch nie durchgemacht. Und jeder von uns konnte einen Zuwachs von einem viertel oder halben Zentimeter verzeichnen; die Oberschenkel waren einfach bis zum Bersten aufgepumpt, hatten keine andere Chance, als zu wachsen» (Schwarzenegger 1977, S. 93/94).

Durch das Schocktraining wird der Körper auf völlig unerwartete Weise belastet. Wenn Sie ihm dann nach diesen brutalen Trainingseinheiten genügend Zeit zur Regeneration geben, wird mit großer Wahrscheinlichkeit eine neue Dimension in der Muskelentwicklung der Lohn Ihrer Anstrengung sein.

Prioritätsprinzip

Jeder von uns hat Muskelgruppen, die besonders gut auf das Training ansprechen. Andere Körperpartien sind jedoch ziemlich hartnäckig und müssen mit besonderer Aufmerksamkeit trainiert werden.

Wir kennen alle die Gestalten, die mit massiger Brust und dicken Armen am Strand herumstolzieren. Ein Blick auf die untere Körperhälfte dieser Sportskollegen bringt dann die Ernüchterung. Der massige Oberkörper wird von schmächtigen Beinen mühsam getragen. Deshalb sollten Sie die in Ihrer Entwicklung hinterherhinkenden Muskelgruppen zu Beginn Ihres Trainings bearbeiten. Am Anfang einer Trainingseinheit haben Sie volle körperliche und geistige Energie und können sich wirklich anstrengen. Durch die hohe Intensität werden die schwächeren Körperpartien quasi zum Wachstum gezwungen.

Sicher macht es mehr Spaß, die ohnehin stärker ausgeprägten Muskelgruppen zu trainieren. Durch die Anwendung des Prioritätsprinzips erreichen Sie aber am ehesten eine harmonische Körperentwicklung.

Instinktivprinzip

Dieses Prinzip ist das wichtigste im Bodybuilding. Deshalb möchte ich es Ihnen auch als abschließende Methode erläutern. Alle in diesem Kapitel beschriebenen Trainingsmethoden bringen Erfolg, aber welche sind die richtigen für Sie?

Die Anwendung des einen oder anderen Trainingsprinzips hängt zum einen davon ab, auf welcher Leistungsstufe Sie sich befinden – Beginner, Fortgeschrittener oder Leistungstrainierender. Weitere Faktoren, die bei der Auswahl zur Anwendung der jeweiligen Methode zu berücksichtigen sind, stellen die individuelle Zielsetzung, Körpertyp, das Verhältnis von weißen zu roten Muskelfasern und die Lebensumstände jedes einzelnen dar.

Was für den einen Bodybuilder von großem Nutzen ist und zu prima Resultaten führt, muß nicht in gleichem Maße für Sie geeignet sein. Deshalb sollten Sie mit den verschiedenen Methoden experimentieren. Beobachten Sie dabei Ihre körperlichen Reaktionen und Ihre mentale Verfassung. Wenn Sie Fortschritte machen, das heißt Muskeln und Kraft aufbauen, dann liegen Sie richtig. Für den Fall aber, daß Ihre Körperentwicklung stagniert oder gar Verluste in puncto Muskelsubstanz zu erkennen sind, müssen Sie neue Wege gehen. Wechseln Sie in dieser Situation dann zum Beispiel die Häufigkeit der Trainingseinheiten und / oder die Übungszusammenstellung.

Bleiben Sie mindestens sechs Wochen bei der einen oder anderen Methode. Dieser Zeitraum ist notwendig, um Maßnahmen im Training auf Ihre Effektivität hin zu überprüfen.

Einige Bodybuilder führen ein Trainingstagebuch, in dem die jeweils in einer Trainingseinheit absolvierten Übungen, Sätze, Wiederholungen, Pausen und Gewichte aufgeschrieben werden. Auch eine Spalte für Anmerkungen bezüglich Ihres Körpergefühls und Ihrer mentalen Verfassung kann interessante Rückschlüsse über erfolgbringende Trainingsmethoden bringen. Ein derartiges Tagebuch kann bei Überprüfung, welches Prinzip Ihnen die bestmöglichen Resultate bringt, behilflich sein.

Genau wie im Training, reagieren wir auch in der Ernährung unterschiedlich. Beobachten Sie, wie Ihr Körper auf unterschiedliche Lebensmittel reagiert, und ziehen Sie die notwendigen Konsequenzen. Meiden Sie möglichst alle Lebensmittel, die Ihrem Erfolg als Bodybuilder im Wege stehen. Um zu erkennen, welche Art der Ernährungszusammenstellung die für Sie bestmöglichen Resultate bringt, bietet sich das Schreiben eines Ernährungsprotokolls an.

Sie vermerken in diesem Protokoll Menge und Art der täglich verzehrten Lebensmittel und können neben der Bewertung oder Errechnung der Kalorien und

Nährstoffe bei konstanter Beobachtung auch die einzelnen Lebensmittel auf Ihre Verträglichkeit hin überprüfen. Wer sich fitneß- und fettbewußt ernähren möchte, kommt an der Führung eines Ernährungstagebuches nicht vorbei. Bei keiner anderen Methode lernt man so viel über das eigene Ernährungsverhalten, wie beim ehrlichen Aufschreiben aller über den Tag gegessenen Lebensmittel und aufgenommenen Getränke. Das folgende Musterblatt (am besten zur häufigen Verwendung kopieren) zeigt, wie es geht.

Ernährungstagebuch					
Tagesmahlzeit	*Menge*	*Lebensmittel*	*fettreich*	*KH-reich*	*proteinreich*
Beispiel					
1. Frühstück	5 Eßlöffel	Haferflocken	+	++	+
	2 Eßlöffel	Magerquark			++
	1 Glas	Orangensaft		+	
	1 Stück	Banane		++	
Bewertung/Gesamtfrühstück: gute KH-Protein-Kombination, fettarm					

Die einzelne Trainingseinheit

Bevor es losgeht – welches Ziel wollen Sie erreichen?

Durch Bodybuilding können die unterschiedlichsten Ziele verfolgt werden. Wenn Sie sich entschieden haben, Bodybuilding zu trainieren, dann sollten Sie sich über Ihre Zielsetzung im klaren sein. Nur dann kann der Trainings- und Ernährungsplan Ihren individuellen Vorstellungen angepaßt werden.

Um sich seiner eigenen Ziele bewußt zu werden, bedarf es eines Blicks nach innen, der sogenannten Introspektion. Fragen Sie sich selbst, warum Sie trainieren und sich bewußt ernähren möchten. Diese Frage nach den Motiven, den Beweggründen für das eigene Verhalten, sollten Sie sich selbst gegenüber ehrlich beantworten.

Für den einen kann es wichtig sein, die Rückenmuskulatur zu stärken, um die Wirbelsäule zu entlasten. Für den anderen ist es vielleicht von vorrangiger Bedeutung, einen Ausgleich zu einem nervenaufreibenden Berufsalltag zu haben. Wer bereits trainiert, weiß, wie wohl man sich nach einem guten Training fühlt. Ob Sie Ärger mit dem Chef hatten oder ein fast erdrückendes Arbeitspensum vor Ihnen liegt – nach dem Training werden Sie viele Dinge klarer betrachten.

Ein weiteres Ziel kann die Ergänzung zu einer anderen Sportart sein. Der Ausdauersportler zum Beispiel kann durch Bodybuilding gezielt seine Oberkörpermuskulatur kräftigen.

Bei der Mehrheit der Aktiven im Fitneß- und Bodybuildingstudio ist das Haupttrainingsziel jedoch ganz klar die Figurverbesserung. Ihr Wunsch ist es, den Körper durch eigene Anstrengung zu formen bzw. im Rahmen der genetischen Voraussetzungen so zu entwickeln, daß sie sich wohl fühlen und mit den Anforderungen des Alltags besser zurechtkommen.

Bei den Männern dominiert hierbei der Wunsch nach Entwicklung bzw. Aufbau der Muskulatur. Frauen möchten hingegen zumeist eine Verbesserung der «typisch weiblichen» Problemzonen Bauch, Beine und Po erreichen und den Körper straffen. Die Befürchtung vieler Frauen, durch Bodybuilding riesige Muskeln zu entwickeln, ist unbegründet. Der Aufbau von Muskelmasse fällt Frauen wesentlich schwerer als Männern. Dies ist besonders in der Tatsache begründet, daß Frauen von Natur aus nicht die hormonellen Voraussetzungen für die Entwicklung einer massiven Muskulatur haben. Das für den Muskelaufbau so überaus wichtige Hormon Testosteron ist im weiblichen Organismus nur in geringen Mengen vorhanden. Sicherlich gibt es auch hier Unterschiede im Hormonstatus. Aber die körperliche Form, die von den Top-Bodybuilderinnen in den Magazinen oder im Fernsehen gezeigt wird, ist das Resultat von härtestem Leistungstraining, strenger Diät und mit an Sicherheit grenzender Wahrscheinlichkeit auch der Einnahme von Medikamenten, sprich Dopingmitteln. Also kein Grund zur Beunruhigung – Frauen bekommen durch das Training mit Gewichten keine riesigen Muskelberge!

In der Regel wirken mehrere Motive (Beweggründe des Verhaltens) zusammen. So ist es z. B. möglich, daß jemand durch seinen Beruf körperlich einseitig belastet wird und einen Ausgleich zu seiner vorwiegend sitzenden Tätigkeit haben möchte. Gleichzeitig möchte er sein Körpergewicht reduzieren, sprich z. B. die Pölsterchen an seiner Taille abbauen und Muskeln aufbauen, weil er sich dadurch eine Steigerung seiner Attraktivität verspricht.

Bei der Suche nach den eigenen Motiven ist es wichtig, zu unterscheiden, ob der Antrieb für das Training von innen heraus kommt, d. h. aus eigenem Bedürfnis, oder ob Motive von außen dominierend sind. Im ersten Fall spricht man von intrinsischer Motivation. Das könnte z. B. der Fall sein, wenn sich der Betreffende nicht mehr gern vor den Spiegel stellen mag, weil er viel zuviel überflüssiges Fettgewebe mit sich herumschleppt. Wenn auf der anderen Seite der Arzt sagt, daß die Rückenschmerzen gelindert werden oder sogar ganz verschwinden, wenn die Muskulatur gekräftigt wird, dann kommt die Motivation zum Training nicht primär aus einem selbst, von innen heraus, sondern von außen. Dies bezeichnet man dann als extrinsische Motivation.

Wie auch immer – erfolgreiches Training setzt ein für Sie persönlich erstrebenswertes Ziel voraus. Werden Sie sich darum Ihrer individuellen Ziele bewußt, z. B. ob Sie Ihren Körper durch Bodybuilding trainieren möchten.

Gibt es eine beste Tageszeit fürs Training?

Der menschliche Organismus unterliegt in seiner Leistungsbereitschaft im Tagesverlauf Hochs und Tiefs. Man spricht hier vom sogenannten zirkadianen Rhythmus (zirka = ungefähr, dian = täglich). Allgemein kann festgestellt werden, daß die höchste Leistungsbereitschaft morgens zwischen 8 und 10 Uhr gegeben ist. Nach

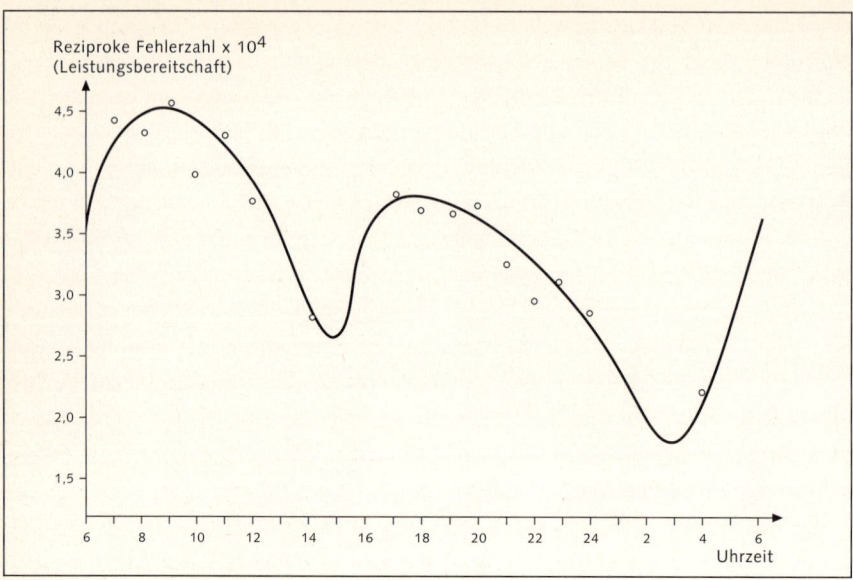

Kurve zur Darstellung der Leistungsbereitschaft (nach Werten von Bjerner, Holm u. Swensson, berechnet nach Hildebrandt).

Quelle: Hollmann/Hettinger – Sportmedizin, Arbeits- und Trainingsgrundlagen, Schattauer, Stuttgart–New York 1990

einem mittäglichen Tief gegen ca. 15 Uhr folgt zwischen 17 und 18 Uhr ein weiterer Zeitpunkt erhöhter Leistungsbereitschaft. Nachts um 3 Uhr ist der Tiefpunkt erreicht.

Hinsichtlich dieser Zeiten treten individuelle Unterschiede auf. So wird unterschieden in «Morgenmenschen», die ihre optimale Leistungsfähigkeit schon in den frühen Morgenstunden haben, und «Nachtmenschen», die zur Höchstform auflaufen, je später der Abend wird. «Erstere machen im Untersuchungsgut von Hamp (1961) 20 Prozent aus, letztere 30 Prozent, während 50 Prozent der Untersuchten keine typische Zuordnung zu zirkadianen Stimmungsschwankungen gestatteten» (Hollmann/Hettinger 1990, S. 636).

Finden Sie persönlich durch das Training zu unterschiedlichen Tageszeiten heraus, wann Ihre individuelle Leistungsfähigkeit am stärksten ist. Seien Sie dann möglichst zu diesen Zeiten im Studio. Für Menschen, die frühmorgens ihr Leistungshoch erleben, ist es wichtig, daß sie ein Studio finden, welches sehr zeitig öffnet. So ist die Möglichkeit gegeben, noch vor der Arbeit zu trainieren. Wer bereits frühmorgens trainiert hat, weiß, wie wunderbar der Tag beginnt, wenn man schon im Studio war, trainiert und geduscht hat und dann ein gutes Frühstück zu sich nimmt.

Wichtig ist, daß Sie Ihren persönlichen Rhythmus finden. Treffen Sie dann, soweit wie möglich, die notwendigen Maßnahmen zur Umsetzung dieser Erkenntnisse bei der Organisation Ihres Tagesablaufs.

Trainingspartner: ja oder nein?

Ein guter Trainingspartner/-partnerin kann sich enorm positiv auf Ihren Trainingsfortschritt auswirken. Sicherlich gibt es auch im Bodybuilding Sportler, die lieber alleine trainieren. Als Begründung für diese Entscheidung wird oftmals die größere Ruhe während des Trainings oder auch die größere Flexibilität der Trainingszeiten angeführt. Sowohl das Training mit als auch das ohne Partner hat Vor- und Nachteile.

Wenn Sie sich für eine Trainingspartnerschaft entscheiden, sollte Ihr zukünftiger Partner einige wichtige Voraussetzungen erfüllen.

Die Trainingspartner sollten in etwa die gleiche Leistungsstufe haben. Das heißt, ein Beginner und ein auf Wettkämpfe trainierender Sportler harmonieren aufgrund der unterschiedlichen Trainingsmethodik nicht besonders gut. Der Fortgeschrittene wird mit intensiveren Trainingstechniken wie z. B. abnehmenden Sätzen arbeiten, während der Beginner oder der zum Ausgleich Trainierende gute Fortschritte erzielt, wenn er sich an ein solides Grundprogramm hält.

Daß einige Trainingsprinzipien, wie z. B. Intensivwiederholungen oder Negativwiederholungen, nur mit Hilfe eines oder gar zweier Trainingspartner möglich sind, spricht für das Partnertraining.

Die Einstellung zum Training und zum Partner sollte stimmen. Motivieren Sie sich durch Äußerungen während der Ausführung eines Satzes zur Anstrengung (wie z. B. «Ganz leicht» oder «Kein Problem» oder «Nur noch 2 Wiederholungen»). Auch hier macht der Ton die Musik. Einigen gefällt's, wenn der andere laut schreiend hinter einem steht und durch die Verwendung der wildesten Schimpfwörter zu mehr Leistung anspornen will. Viele Bodybuilder werden wiederum eher durch einen ruhigen Partner motiviert.

Der Trainingspartner hilft Ihnen auch bei der Einhaltung Ihres Trainingsrhythmus. Wenn Sie nach einem anstrengenden Arbeitstag keine besondere Lust ver-

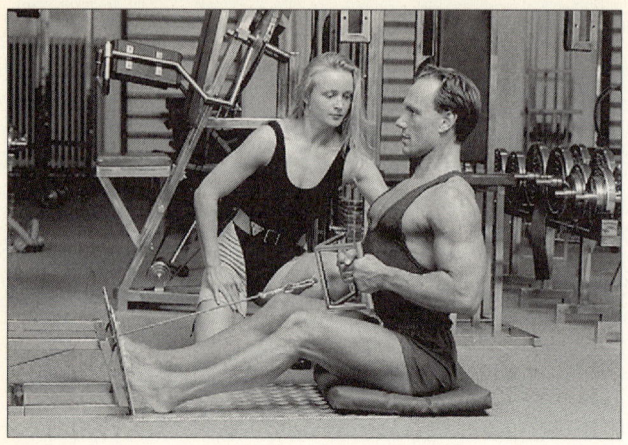

spüren, ins Studio zu gehen und Gewichte zu heben, aber wissen, daß Sie erwartet werden, so wird die Entscheidung meist für ein Training ausfallen, damit Sie Ihren Partner nicht enttäuschen.

Es kann auch sehr motivierend bzw. anregend sein, für eine Zeitlang mit einer Frau zu trainieren. Durch eine Frau als Trainingspartner entsteht eine gewisse erotische Spannung während des Trainings, die beide dazu bringt, sich besonders anzustrengen. Einen Versuch ist es auf jeden Fall wert.

Das Wichtigste für eine erfolgreiche Trainingspartnerschaft ist, daß beide Partner davon profitieren. Die Partner müssen sich gegenseitig voll unterstützen. Wenn die Voraussetzungen stimmen, dann wird das Training mit einem Partner sich auf das Erreichen der individuellen Zielsetzung enorm positiv auswirken.

Freie Gewichte kontra Maschinen?

Wer heutzutage ein Bodybuilding-Studio betritt, der wird sich aufgrund der Vielfalt der dort vorhandenen Maschinen und Geräte erst einmal die Frage stellen: Womit soll ich denn nun trainieren, um meine Fitneßziele zu erreichen? Und tatsächlich ist es heute so, daß viele Studios ein so vielfältiges Angebot an Geräten haben, daß zumindest der Beginner gar nicht weiß, mit welchen dieser meist chromglänzenden Maschinen er den besten Trainingserfolg erzielen kann.

Sowohl freie Gewichte, sprich Langhanteln und Kurzhanteln, als auch Maschinen, also z. B. Seilzüge und Maschinen, an denen z. B. Druckübungen ermöglicht werden, bieten diese Möglichkeit der progressiven Gewichtsbelastung. Dann ist es doch egal, ob Sie an Maschinen oder mit freien Gewichten trainieren, oder? Nun, ganz so egal ist es eben nicht. Sowohl freie Gewichte als auch Maschinen haben Vor- und Nachteile.

Lang- und Kurzhanteln sind effektiver für den Muskelaufbau
Wenn Sie an einer optimalen Entwicklung Ihrer Muskulatur interessiert sind, dann *müssen* Sie mit freien Gewichten trainieren. Keine Maschine, und sei diese noch so raffiniert konstruiert, wird jemals den positiven Effekt auf das Muskelwachstum haben können wie das Training mit Lang- und Kurzhanteln. Das wissen auch die Hersteller der Maschinen ganz genau. Nur schneiden die sich doch nicht ins eigene Fleisch, indem sie offen zugeben, daß ihre Maschinen in puncto effektivem Muskelaufbau mit freien Gewichten nicht mithalten können.

Der primäre Grund hierfür ist, daß durch die Ausführung der sog. Grundübungen mit Lang- und Kurzhanteln, wie z. B. dem Bankdrücken, eine ganze andere Muskelstimulation als z. B. beim Bankdrücken an der Maschine erreicht wird. Die Verwendung von freien Gewichten im Training erfordert ein gewisses Maß an Koordinationsfähigkeit des Bodybuilders. Während beim Training an Maschinen der Bewegungsablauf vorgegeben ist, muß bei der Übungsausführung mit Lang- und Kurzhanteln die Bewegung durch viele, nicht direkt an der Übung beteiligte Muskelgruppen unterstützt werden. Wird Bankdrücken an der Maschine trainiert, so wirkt die Übung durch den vorgegebenen Bewegungsablauf fast ausschließlich auf die Brustmuskeln. Beim Bankdrücken mit der Langhantel hingegen muß die Bewegung stärker koordiniert werden, damit man nicht aus der Bahn kommt. Dies hat zur Folge, daß viele Muskelfasern aktiviert werden und besonders die vorderen Schultermuskeln und die Trizepsmuskeln die Bewegung ausbalancieren müssen.

Durch diese Beteiligung von unterstützenden Muskelgruppen an der Bewegung resultiert die Ausführung des Bankdrückens mit freien Gewichten in einem größeren Wachstumsreiz für die Brust-, Schulter- und Trizepsmuskulatur.

Durch die Verwendung von freien Gewichten im Training wird eine Muskelqualität und -dichte erreicht, die niemals in gleichem Maße an Maschinen erzielt werden kann.

Langhantel und Kurzhanteltraining ist für jedes Körpermaß geeignet
Ob nun ein 1,90 Meter großer, 140 kg schwerer Bodybuilder oder eine 1,60 Meter große, 52 kg schwere Sportlerin – Training mit freien Gewichten paßt zu jeder Körpergröße. Obwohl die meisten Maschinen heute Vorrichtungen haben, die den

unterschiedlichen Körpermaßen der Menschen gerecht werden sollen, gelingt dies nicht immer.

So kommt es zum Beispiel vor, daß eine kleine Frau nur mit Mühe Nackenziehen (s. Seite 168) trainieren kann, da die Zugstange sehr hoch hängt, oder ein besonders großer Mann bei der Schulterpresse die Arme nur so weit nach oben drücken kann, daß keine vollständigen Bewegungsabläufe möglich sind.

Maschinen ermöglichen die größtmögliche Isolierung einzelner Muskelgruppen
Während Übungen mit Lang- und Kurzhanteln das Fundament jeden produktiven Bodybuildingtrainings sind, dienen Maschinen dazu, einzelne Muskelgruppen gezielt isoliert zu belasten. Das heißt, es wird möglich, eine Muskelgruppe so zu trainieren, daß ein Minimum an Unterstützung durch andere Muskelgruppen erfolgt. Für eine vollständige Entwicklung des Körpers können Maschinen als sehr gute Ergänzung zu den Übungen mit freien Gewichten dienen.

Verletzungsgefahren
Gute Trainingsmaschinen verfügen über Sicherheitsmechanismen, die eine Gefährdung des Sportlers nahezu ausschließen. So bietet z. B. jede hochwertige Bankdrückmaschine verschiedene Punkte im Bewegungsablauf, an denen das Gewicht eingerastet werden kann. Gerade für Beginner ist dies wichtig, da sie sich oft in ihrer Kraft überschätzen und das Gewicht plötzlich nicht mehr auf Armeslänge über die Brust drücken können. Beim Bankdrücken mit der Langhantel empfiehlt es sich für Anfänger und auch für Fortgeschrittene, bei ihren schweren Sätzen mit einem Partner zu arbeiten, der im Fall des Muskelversagens die Aufwärtsbewegung der Hantel unterstützen kann.

Ein weiterer Gefahrenpunkt beim Training mit freien Gewichten ist die Möglichkeit, daß die Gewichtsscheiben, die auf der Langhantel liegen, herunterrutschen können. Dies geschieht dann, wenn die Bewegung «aus der Bahn» geraten ist und keine Stellringe an den Seiten der Hantelstange befestigt sind. Darum empfiehlt es sich, stets Stellringe zu verwenden, um eine derartige Gefährdung auszuschließen.

Bei der Wahl Ihrer Trainingsmittel, das heißt freie Gewichte oder Maschinen, sollten Sie folgende Aspekte in Ihre Überlegungen miteinbeziehen:

Wie erwähnt, gehört zu einem optimalen Figurtraining stets die Kombination aus Übungen mit Lang- und Kurzhanteln, die durch Maschinentraining ergänzt werden.

Das Verhältnis zum Erreichen dieses Trainingsziels liegt meines Erachtens bei 80 zu 20, d. h., 80% des Trainings sollten freie Gewichte ausmachen.

Für reines Gesundheits- oder Ausgleichstraining spricht nichts gegen die ausschließliche Verwendung von Maschinen.

Es wird immer Bodybuilder geben, die lieber mit freien Gewichten als an Maschinen trainieren und umgekehrt. Wichtig ist, daß man die seinem Temperament entsprechenden richtigen Trainingsmittel auswählt. Der im Training aggressive Bodybuilder, welcher regelrecht mit den Gewichten kämpfen will, ist in der Regel mit freien Gewichten besser bedient. Es ist einfach ein ganz anderes Gefühl, ob mit Maschinen oder mit Hanteln gearbeitet wird. Durch den geführten Bewegungsablauf beim Maschinentraining ist die Gefahr größer, daß die Maschine mit dem Bodybuilder arbeitet und nicht der Bodybuilder mit der Maschine.

Für Sportler, die nach einer längeren Pause wieder mit dem Training beginnen, empfiehlt es sich genauso wie für Beginner, in den ersten Wochen an Maschinen zu trainieren. So wird ein guter Einstieg in das Training ermöglicht. Die Muskeln und besonders die Bänder, Sehnen und Gelenke können sich durch Maschinentraining sehr gut auf die Belastung mit Gewichten einstellen. Für denjenigen, der bereits Vorschädigungen z. B. an der Wirbelsäule oder den Gelenken hat, empfiehlt es sich (natürlich nur nach Rücksprache mit dem Arzt), an Maschinen zu trainieren. Die Maschinen ermöglichen besonders sichere, gelenkschonende Übungen.

Sobald die Orientierungsstufe des Beginners abgeschlossen ist, in der Regel nach 4–6 Wochen, sollte verstärkt mit freien Gewichten trainiert werden.

Für den fortgeschrittenen Bodybuilder schlage ich dann das bereits erwähnte 80-zu-20-Verhältnis zwischen freien Gewichten und Maschinen vor.

Mahlzeitentiming

Eine verteilte Nahrungsaufnahme stellt die Energie für das Training und die Bausteine für den Trainingserfolg zum richtigen Zeitpunkt bereit. So läßt sich auch Leistungstiefs und Heißhungerattacken am besten vorbeugen. Durch mehrere, dem Bedarf individuell angepaßte, Mahlzeitenportionen wird der Verdauungsstoffwechsel (katabol) nicht überstrapaziert und der Aufbaustoffwechsel (anabol) optimal unterstützt. Gerade beim Proteinangebot sind mehrere über den Tag verteilte Portionen (bis zu 40 Gramm Eiweiß) effizienter als die große Einmalgabe.

Wann und was essen und trinken?

Vor dem Training steht die Ernährung und in der Trainingsaufbauphase vor dem Protein noch die Kohlenhydratgabe. Ohne Energie kein anaboler Stoffwechsel, d. h., Kohlenhydrate machen das Eiweißangebot der Nahrung erst zum Aufbaustoff. Wer dagegen zuwenig Kohlenhydrate zur Absolvierung seines Trainingspensums verzehrt, muß damit rechnen, daß der Muskel den Aufbaustoff Protein notgedrungen, aber zweckentfremdet als «Energiequelle» verheizt. Kohlenhydrate haben einen proteinsparenden Effekt. Statt purem Protein (mit Flüssigkeit angerührt) aus der Dose ist die Schale mit Müsli, Haferflocken, Nudeln oder Reis für den Bodybuilder die beste trainingsvorbereitende Mahlzeit. Wer auf Proteinkonzentrate nicht verzichten möchte, profitiert noch am ehesten von einer Mischung mit zirka 50 % Kohlenhydraten (z. B. Maltodextrine). Auch beim Abnehmen kann der Energiestoffwechsel niemals allein über die Energie, die in den Fettdepots steckt, bestritten werden. Fette «verbrennen» im Feuer der Kohlenhydrate. Fehlen die Nahrungskohlenhydrate, so zieht der Körper ersatzweise Proteine (aus dem Muskel) als Energiequelle heran. Der Wunsch, Körperfett abzubauen und Muskelprotein zu erhalten, stellt sich deshalb als Gratwanderung dar. Ein genügend hoher Anteil komplexer Kohlenhydrate, die die Insulinausschüttung nicht provozieren, was dem Fettabbau ja entgegenwirkt, ist in jedem Fall ein guter Tip.

Wir empfehlen als optimalen «antikatabolen» Energiespender Vollkornhaferflocken – sowohl in der Trainingsaufbau- als auch in der Definitionsphase.

Essen: Schwerarbeit für den Magen

Vor dem Training muß genügend Zeit bzw. Abstand zum Essen bestehen. «Ein voller Bauch studiert nicht gern!» Dieser Spruch für Gehirnjogger läßt sich für den Bodybuilder abwandeln: «Wenn das Essen wie Blei im Magen liegt, läßt sich das Eisen nicht gut stemmen!» Die Verweildauer (s. S. 213) der Speisen ist u. a. von der Größe der Portion, insbesondere aber vom Fettgehalt der Mahlzeit abhängig. Aal, Ölsardinen und Gänsebraten können den Magen für Stunden (6–8!) beschäftigen. Es versteht sich von selbst, daß eine solche Kost keine geeignete Trainingsvorbereitung sein kann. Schließlich wollen Sie ja nicht nur «wohlig» satt sein, sondern energiegeladen ins Training gehen. Deshalb sind leichter verdauliche Kohlenhydrat-Protein-Mahlzeiten mit möglichst wenig Fett, wie Reis, Nudeln, Haferflocken, fettarmes Geflügelfleisch oder magerer Fisch (gedünstet) sowie fettarme Milchprodukte der bessere Tip. Aber bedenken Sie immer: Proteine und Kohlenhydrate sind nur gemeinsam stark.

So gestärkt, kann man mit sportlichem Training nach zirka 2 Stunden beginnen. 1 kleine Schale Haferflocken mit Joghurt oder 1 Scheibe Brot mit fettarmem

Käse kann sogar noch zirka $1-1\frac{1}{2}$ Stunden vor dem Training verzehrt werden, ebenso wie ein mit Wasser oder Saft angerührtes Kohlenhydrat-Protein-Konzentrat.

Beim Training brauchen wir vor allem (Kühl-)Flüssigkeit
Wasserverluste von $1-2\%$ des Körpergewichts gelten bereits als leistungsmindernd. Als Faustregel gilt: Alle 15–20 Minuten zirka 150–200 ml Wasser (Mineralwasser) trinken. Bei einer Trainingseinheit, die länger als eine Stunde dauert, kann das Getränk mit energiespendenden Kohlenhydraten (komplexe Kohlenhydrate, Maltodextrine) angereichert werden. Bei Getränken ist wie bei Speisen stets auf die optimale individuelle Verträglichkeit zu achten. Das gilt selbstverständlich auch für die diversen Energie- und Mineralstoffgetränke für Sportler.

Das richtige Aufwärmen

Das Bodybuilding-Training, richtig betrieben, ist eine sehr sichere Aktivität zum Körperaufbau. Durch einen klugen bzw. durchdachten Trainingsaufbau und saubere Übungsausführung bzw. kontrollierte Bewegungen ist die Wahrscheinlichkeit von Verletzungen äußerst gering.

Eine wichtige Rolle bei der Verletzungsvorbeugung nimmt hierbei für den Bodybuilder das richtige, sprich auf seine Sportart bezogene Aufwärmen ein. Leider wird das Aufwärmen von vielen Bodybuildern vernachlässigt. Wie oft sieht man Freizeit- und Breitensportler, die gar nicht oder nur ungenügend vorbereitet an die Gewichte gehen. Es ist aber sehr wichtig, den Körper durch den langsamen Einstieg in die Trainingsbelastung in eine optimale Leistungsbereitschaft zu versetzen. Die Verletzungsgefahr für Muskeln, Sehnen, Bänder sowie Gelenke wird durch das richtige Aufwärmen auf ein Minimum reduziert. Für den Bodybuilder ist hierbei wichtig, daß das Aufwärmen relativ kurz ist und unter keinen Umständen die Leistungsfähigkeit durch einen zu hohen Umfang herabsetzt. Das Aufwärmen wird generell in folgende Phasen unterteilt:

Die psychische Einstellung auf das Training
Die geistige Vorbereitung auf die Trainingseinheit ist für ein effektives Training nicht zu unterschätzen. Durch das Bewußtmachen der persönlichen Ziele, welche

durch das Training erreicht werden sollen, wird die Motivation gefördert, sich anzustrengen und sein Bestes im Training zu geben. Machen Sie sich vor dem Training von eventuellen Ärgernissen oder Problemen frei, seien diese nun beruflicher oder privater Natur. Stellen Sie sich ganz auf das folgende Training ein. Dies kann schon auf der Fahrt ins Studio geschehen. Um in die richtige Stimmung fürs Training zu kommen, kann auch motivierende Musik hilfreich sein. Auch die Vorstellung der einzelnen Übungen der folgenden Trainingseinheit im Geist trägt zur Einstimmung auf das Training bei.

Liegt z. B. ein Brusttraining an, stellen Sie sich vor, wie Sie Bankdrücken trainieren. Gehen Sie den Bewegungsablauf im Geist durch, und versuchen Sie sich vorzustellen, wie sich die Hantel anfühlt und wie Ihre Brustmuskeln mit frischem Blut versorgt werden, so daß ein wunderbarer Pump-Effekt entsteht.

Stellen Sie sich den Trainingsraum vor, sehen Sie die Geräte, hören Sie das Eisen klingen, und nehmen Sie sich fest vor, heute noch ein wenig härter zu trainieren als beim letzten Mal.

Durch diese Techniken kommt es zu einer optimalen psychischen Vorbereitung auf das Training.

Das allgemeine Aufwärmen

Das allgemeine Aufwärmen erfolgt für den Bodybuilder durch Absolvierung von nicht-sportartspezifischen Bewegungen, wie z. B. Fahrradfahren auf dem Ergometer, Stepper, Laufband oder Rudergerät. Welches Trainingsgerät bevorzugt wird, muß jeder für sich selbst entscheiden. Der 100 kg schwere Bodybuilder wird aber auf dem Fahrrad-Ergometer sicherer als auf dem 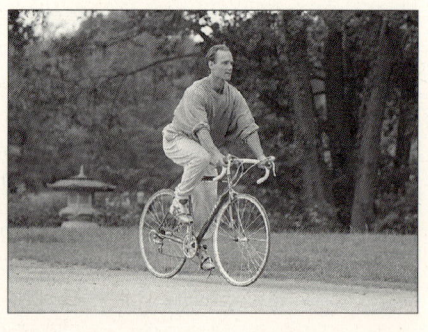 Laufband trainieren, da es beim Fahrradfahren zu keiner so starken Belastung der Knie- und Hüftgelenke kommt wie zum Beispiel beim Training auf dem Laufband. Auf der anderen Seite wird besonders von Frauen der Stepper bevorzugt, da dieser auch eine sehr gute Trainingswirkung auf die Problemzonen Bauch, Beine und Po hat.

Das allgemeine Aufwärmen sollte etwa 5 – 10 Minuten betragen und mit niedriger bis mittlerer Intensität (Puls nicht höher als 130 Schläge / Minute) durchgeführt werden.

Ein guter Anhaltspunkt, wann zur nächsten Stufe des Aufwärmens übergegangen werden kann, ist die Schweißabsonderung des Körpers. Sobald der Körper mit einem leichten Schweißfilm überzogen ist, ist es Zeit, die nachfolgend zu trainierenden Muskeln leicht zu dehnen.

Dehnen nicht vergessen
Bereits durch einige kurze Dehnungsübungen wird die Verletzungsgefahr weiter reduziert. Das Dehnen der Muskulatur sollte vorsichtig begonnen werden und nicht mit Schmerzen verbunden sein. Gehen Sie vorsichtig in die Dehnung bis zum Auftreten eines leichten Spannungsgefühls. Wenn dieser Punkt erreicht ist, wird der Stretch für ca. 20 bis 30 Sekunden gehalten (niemals federn). Die Atmung ist ruhig und fließend und die Konzentration ganz auf den gedehnten Muskel gerichtet. Dann wird der Stretch wieder genauso vorsichtig aufgelöst, wie er begonnen wurde. Das Stretching kann auf ein bis zwei Übungen pro Muskelgruppe begrenzt werden.

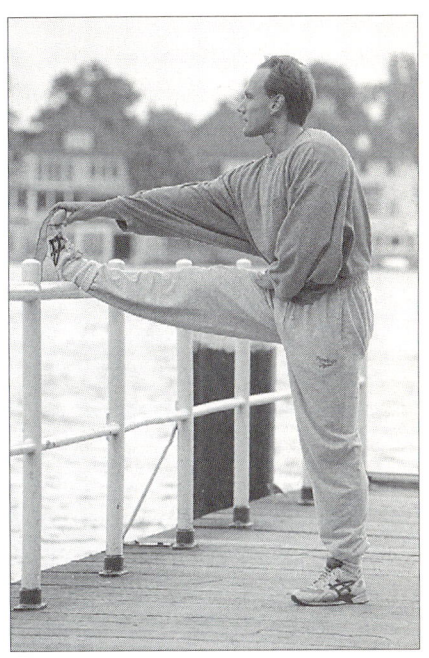

Das spezielle Aufwärmen
Das spezielle Aufwärmen im Bodybuilding wird durch das Absolvieren von sportartspezifischen Bewegungen erreicht. Wenn Sie z. B. die Brustmuskulatur trainieren, dann führen Sie ein bis zwei leichte Sätze Bankdrücken (ca. 30–50 % der Maximalleistung) zu 12–20 Wiederholungen aus. Hierdurch wird die Muskulatur gezielt erwärmt. Die Effizienz der Bewegungsausführung wird erhöht, die Koordination verbessert.

Bei fortgeschrittenen Bodybuildern sieht das Bankdrücken mit der Langhantel so aus, als würde diese in einer imaginären Maschine geführt. Wie eine Maschine geht die Hantel zur Brust und wird wieder nach oben gedrückt.

Durch das spezielle Aufwärmen kontrahiert der Muskel schneller, ist leistungsfähiger und weniger verletzungsanfällig. Oftmals ist es so, daß Sie bereits bei der Durchführung der Aufwärmsätze spüren, ob das Training erfolgreich sein wird.

Wie fühlt sich das Gewicht an? Wird ein guter Pump erzielt? Wenn Sie anschließend nach dem Bankdrücken, als zweite Übung im Brusttraining, z. B. Fliegende Bewegungen trainieren, empfiehlt sich auch hier wiederum die Durchführung eines leichten Satzes vor Absolvierung von Sätzen mit hoher Gewichtsbelastung.

Obwohl die Brustmuskulatur durch das Bankdrücken bereits aufgewärmt ist, stellen Fliegende Bewegungen einen anderen Bewegungsablauf dar, der durch einen leichten Satz «eingeübt» wird und somit die Verletzungsgefahr bei den schweren Sätzen fast auf Null verringert.

Trainingsdauer kontra Trainingsintensität

Nachdem die Maßnahmen des Aufwärmens und das optimale Timing der Nährstoffzufuhr für die bestmögliche Vorbereitung auf das eigentliche Bodybuilding-Training mit Gewichten gesorgt haben, kann es also losgehen.

Wenn mich jemand fragt, wie oft und wie lange ich trainiere, dann ist er immer sehr erstaunt, wenn ich ihm sage, daß ich den Großteil des Jahres durchschnittlich 4mal pro Woche trainiere, wobei eine Trainingseinheit ca. 75 Minuten dauert. Offensichtlich herrscht noch immer bei vielen Leuten der Gedanke vor, daß zum Aufbau eines muskulösen Körpers tägliches Training von mehreren Stunden Voraussetzung ist.

Im Bodybuilding kommt es darauf an, Muskelwachstum anzuregen. Sobald dies durch das Training geschehen ist, führen weitere Reize zu keinem weiteren Trainingserfolg. Der Bodybuilder sollte also nach ausreichender Stimulation seiner Muskulatur das Studio verlassen und sich entspannen. Durch Ruhe sowie die Aufnahme der richtigen Nährstoffe kann der während des Trainings eingetretene Energieverlust ausgeglichen werden und das Muskelwachstum einsetzen.

Leider erkennen viele Bodybuilder die Bedeutung des kurzen, aber intensiven Trainings nicht. Oder wie ist es sonst zu erklären, daß es so viele gibt, die tatsächlich täglich mehrere Stunden im Studio anzutreffen sind? Hier muß zwischen den unterschiedlichen Motiven der Studiomitglieder, die zum Training führen, unterschieden werden.

In der Regel ist es so, daß sich die Motive überschneiden und es bei jedem einzelnen der «Marathon-Sportler» zum Zusammenwirken mehrerer Motive kommt.

Viele Bodybuilder trainieren zu lange

Bodybuilder fühlen sich im Studio wohl. Das liegt sicherlich auch daran, daß derjenige, der gut aussieht und seine Form vor dem Spiegel überprüft, der anerkennenden Blicke seiner Sportkameraden gewiß sein kann. Auch der Bodybuilder, der sich durch außergewöhnliche Körperkraft auszeichnet, wird unter seinesgleichen mit Respekt behandelt. Dieses positive Feedback durch die anderen führt oftmals leider dazu, daß viele Sportler mehr Zeit als nötig im Studio verbringen.

Vielen Bodybuildern, die täglich mehrere Stunden im Studio verbringen, mangelt es an Disziplin. Denn eines muß hier ganz klargestellt werden. Die Länge einer Trainingseinheit hat oftmals nichts mit der Intensität zu tun. Es sind Leute im Studio zu finden, die dort zwei oder gar drei Stunden verbringen. Diese sagen dann immer mit stolzgeschwellter Brust, daß sie eben diese Zeit trainieren.

Bei Beobachtung deren Trainingsverhaltens stellt sich dann heraus, daß nach einem Satz (meist mittlerer Intensität) erst einmal eine ausgedehnte Pause zu einem Gespräch mit dem einen oder anderen Sportkameraden an der Proteinbar erfolgt. Würde man die reine Trainingszeit dieser Leute berechnen, d. h. die Zeit, die nach Abzug der Pausen tatsächlich für das Training genutzt wird, so bliebe nicht viel übrig. Im Bekanntenkreis ist diese Art von «Sportlern» dann immer sehr

Schema der Leistungsbereiche nach Graf

Quelle: Letzelter, H & M: Krafttraining – Theorie, Methoden, Praxis. Reinbek bei Hamburg 1986, S. 67

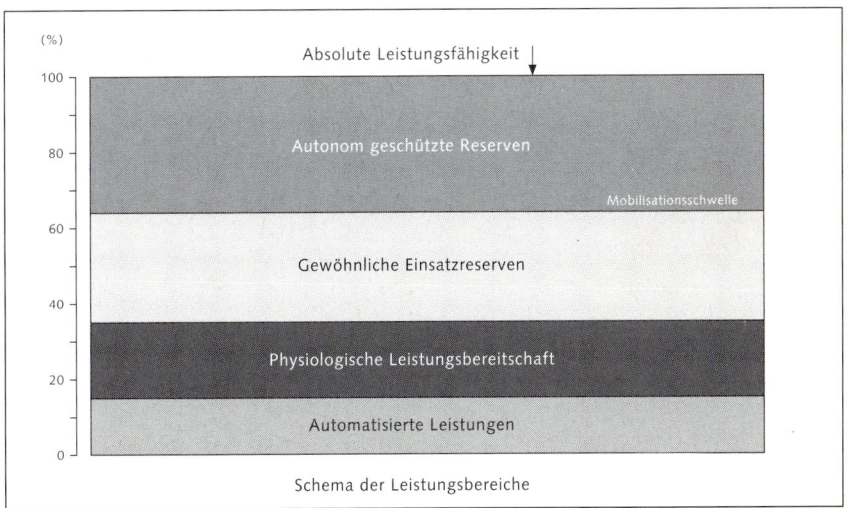

bewundert – fast tägliches mehrstündiges Training im Bodybuildingstudio. Von wegen!

Im Streben nach optimalem Muskelaufbau tun leider immer noch viele Bodybuilder zuviel des Guten. Das ist wohl auch eine Eigenschaft des Bodybuilders – zu denken, wenn etwas Training gut ist, dann ist mehr Training besser (siehe Übertraining).

Auch im Bodybuilding gibt es Athleten, die mit sehr häufigem Training und mit einem großen Trainingspensum große Erfolge erzielt haben. Als Beispiele für Athleten mit hohem zeitlichem Trainingsaufwand sind z. B. der Franzose Serge Nubret (von dem gesagt wird, er würde für die Brustmuskeln alleine beim Bankdrücken 20 Sätze zu 20 Wiederholungen absolvieren), der Amerikaner John de Fendis («mit seinem Intensität-bis-zum-Wahnsinn-Prinzip») oder auch die «österreichische Eiche» Arnold Schwarzenegger zu nennen. Alle genannten Bodybuilder hatten mit dieser Trainingsform Erfolg. Ein derartiger Trainingsaufbau ist für 95 % der Bodybuilder aber nicht zu empfehlen. Sie würden sich mit großer Wahrscheinlichkeit sowohl physisch als auch psychisch überfordern.

Der heutige Trend im Bodybuilding führt zu kurzen, aber intensiven Trainingseinheiten, die das Muskelwachstum stimulieren und genügend Zeit zur Regeneration ermöglichen. Daß durch diese Trainingsstrategie Top-Erfolge im Bodybuilding möglich sind, ist heute anerkannt.

Bodybuilder, die für ihren kurzen, intensiven Trainingsstil bekannt wurden, sind unter anderem der Begründer des Heavy-Duty-Prinzips Mike Mentzer, die Spitzenprofis Lee Labrada und Aaron Baker sowie natürlich Dorian Yates.

Die Bedeutung der Trainingsintensität

Die Zielsetzung des einzelnen bestimmt, mit welchem Einsatz und mit welcher Hingabe trainiert wird.

Der auf Ausgleich und Fitness bedachte Sportler wird nicht mit derselben Intensität trainieren wie der an optimaler körperlicher Entwicklung interessierte Sportler.

Mit welcher Intensität sollte der Bodybuilder zum Erzielen von optimalen Fortschritten trainieren? Wir haben ja schon festgestellt, daß es besser ist, lieber härter, aber dafür kürzer zu trainieren. Aber wie hart bzw. wie schwer sollen die Gewichte sein?

Um den Körper zu Anpassungsreaktionen anzuregen, wie z. B. den Aufbau von Muskelmasse, bedarf es überschwelliger Trainingsreize. Das heißt, bevor es zu einer Anpassung des Organismus kommt, muß es zu einer ausreichend hohen Trainingsbelastung kommen, es muß zum Überschreiten der sog. kritischen Reizschwelle kommen.

Im Bodybuilding sollte vor allem im Bereich von 60–80 % der Maximalleistung (in besonders schweren Trainingsphasen bis 90 %) und mit Wiederholungszahlen, die generell zwischen 6 und 20 pro Satz liegen, trainiert werden. Dieser Intensitätsbereich resultiert am ehesten in Muskelwachstum. Eine Wiederholung mit dem schwerstmöglichen Gewicht entspricht hierbei 100 %.

Der Beginner kann maximal ca. 70 % seiner Leistungsfähigkeit im Training einsetzen, während der Fortgeschrittene aufgrund z. B. höherer Willenskraft und verbesserten Muskel-Nerv-Zusammenspiels in der Lage ist, bis zu 90 % seines Leistungspotentials freizusetzen. Die verbleibenden Prozente sind nur in Situationen einsetzbar, die von großer Angst bzw. Bedrohung (z. B. Lebensgefahr) oder Wut geprägt sind. Aber auch unter Dopingeinfluß können die sogenannten autonom geschützten Reserven angegriffen werden.

Um sicherzugehen, daß Sie mit der erforderlichen Intensität trainieren, die das Muskelwachstum anregt, sollten Sie bei einigen Sätzen im Training bis zum momentanen Muskelversagen gehen. Das bedeutet nichts anderes, als daß die letzte Wiederholung eines Satzes diejenige ist, nach der Ihnen auch bei größtmöglicher Anstrengung keine weitere mehr möglich ist.

Für den Fortgeschrittenen bieten sich zur weiteren Intensitätssteigerung z. B. Intensiv- und Negativwiederholungen, abnehmende Sätze oder auch Supersätze an (siehe fortgeschrittene Methoden ab S. 41).

Training in der Schmerzzone

Machen wir uns nichts vor, Bodybuilding ist mit Schmerzen verbunden. Schmerzen, die durch die Anhäufung von Stoffwechsel(end)produkten, wie z. B. Milchsäure (Laktat), während der Durchführung eines intensiven Satzes auftreten.

Werden die Muskeln durch Gewichtsbelastung beansprucht, so stellt sich nach einigen Wiederholungen dieses brennende Gefühl ein, welches jedem, der schon einmal trainiert hat, wohl bekannt sein dürfte. Je härter trainiert wird, um so stärker brennen die Muskeln. Für optimale Trainingsfortschritte ist es wichtig, daß dieser Schmerz nicht als etwas Negatives angesehen wird. Intensives Training ist immer mit vorübergehenden Schmerzen verbunden. Jeder an Fortschritten interessierte Sportler sollte sich darauf einstellen. Der Unterschied zwischen dem Fitneß und dem auf Leistung trainierenden Bodybuilder liegt darin, inwieweit in die

Schmerzzone vorgestoßen wird. Während der Beginner und der auf Ausgleich bedachte Sportler auch mit einem Training von geringerer Intensität ausreichende Fortschritte erzielen kann, stellen für den leidenschaftlichen Bodybuilder die Schmerzen, welche durch die Anhäufung von Laktat auftreten, erst die produktive Trainingszone dar.

Die Empfindung, welche sich nach einem harten Satz einstellt, wenn die Muskeln bis zum Bersten mit Blut gefüllt sind und sich so prall anfühlen, als wenn sie im nächsten Moment platzen würden, entschädigt für den kurzen Augenblick des Schmerzes mehr als genug.

Durch solch ein hochintensives Training setzt der Körper eigene Schmerzdämpfer, die sogenannten Endorphine, frei. Die Endorphine sind von ihrer Struktur dem Morphium ähnlich und stellen gewissermaßen ein körpereigenes Opiat dar. Zusammen mit dem «Pump-Effekt» geben Sie ein Gefühl von Stärke. Man fühlt sich top und denkt, nichts kann einen aufhalten. Doch Vorsicht! So wunderbar erregend das intensive Training ist, kann zuviel von einer guten Sache auch negative Auswirkungen haben.

Das heißt, bei zu langem oder zu häufigem hochintensivem Training kann es infolge von Ermüdung zu unsauberen Bewegungen kommen, welche oft in einer Verletzung resultieren.

Die alte Bodybuilding-Weisheit «No pain – no gain», was soviel heißt wie «Kein Schmerz – kein Fortschritt», gilt nach wie vor. Wichtig ist hierbei, zu unterscheiden, ob die Schmerzen durch eine Verletzung, wie z. B. eine Zerrung oder Gelenkprobleme, hervorgerufen werden oder die ganz natürliche Reaktion auf die Anhäufung von Laktat sind. Im ersten Fall muß das Training sofort eingestellt werden. Wird bei einer Verletzung weitertrainiert, können irreparable Schäden auftreten.

Wird ständig auf äußerst hohem Intensitätsniveau trainiert, so ist die Gefahr einer Überlastung des Körpers durchaus gegeben. Es ist äußerst wichtig, nach Phasen hochintensiven Trainings solche mit verringerter Intensität folgen zu lassen, um dem Körper Gelegenheit zur Regeneration zu geben. Sie werden im Training nur dann optimale Fortschritte erzielen, wenn Sie Ihrem Körper nach der Belastung genügend Ruhe geben.

Erfolgsbaustein Superkompensation

Trainingszeit und Muskelwachstum

Jedes Training bedeutet eine Störung des Gleichgewichtszustandes des Organismus.

Während des Trainings kommt es zum Abbau von Energiereserven. Je härter trainiert wird, um so größer die Störung im Gleichgewichtszustand. Der Körper verliert Wasser, Vitamine, Mineralstoffe, Kohlenhydrate und Muskelprotein.

Durch diesen Verlust innerhalb des Energie- und Vitalstoffwechsels sowie durch die Anhäufung von Stoffwechselzwischen- und Stoffwechselendprodukten kommt es zu Leistungseinbußen und zur Ermüdung des Organismus.

Nur durch die regelmäßige Stimulierung des Organismus durch überschwellige Trainingsreize wird ein Anpassungseffekt, zum Beispiel Muskelwachstum, erzielt. Ist der überschwellige Reiz einmaliger Natur, pendelt sich der Organismus wieder auf das Ausgangsniveau ein.

In der Ruhephase nach dem Training kommt es zunächst zu einem Erreichen des Ausgangsenergielevels. Entscheidend für den Trainingserfolg im Bodybuilding ist jedoch die Überschreitung des Ausgangsniveaus. Diese Überschreitung des Ausgangsniveaus wird als Superkompensation (überschießende Wiederherstellung) bezeichnet. Der Körper wappnet sich gegen einen erneuten starken Reiz, das heißt z. B. ein schweres Training, durch den Aufbau von Muskulatur. Trainieren Sie mit überschwelligen Reizen, so führt dies zu einer Muskelquerschnittsvergrößerung, hervorgerufen durch das Dickenwachstum der Muskelfaser. Der Fachausdruck für diesen Vorgang ist Hypertrophie.

Die Vermehrung von Muskelzellen, sprich Hyperplasie, wurde in Tierversuchen festgestellt. Beim Menschen scheint diese Art des Anpassungseffekts an Trainingsbelastung eher unwahrscheinlich.

Idealerweise sollte auf dem Höhepunkt der Superkompensation der erneute Trainingsreiz erfolgen, der von der Intensität her mindestens so stark sein sollte wie der vorangegangene. Zu kurze oder zu lange Pausen zwischen den Trainingseinheiten wirken sich negativ auf die Fortschritte aus.

Die Zeiten für die vollständige Umsetzung des Trainingsreizes in eine Anpassungsreaktion betragen im Bodybuilding für einzelne Muskelgruppen zwischen 2 und 7 (10) Tage. Kleinere Muskelgruppen, wie z. B. Bizeps oder Wadenmuskula-

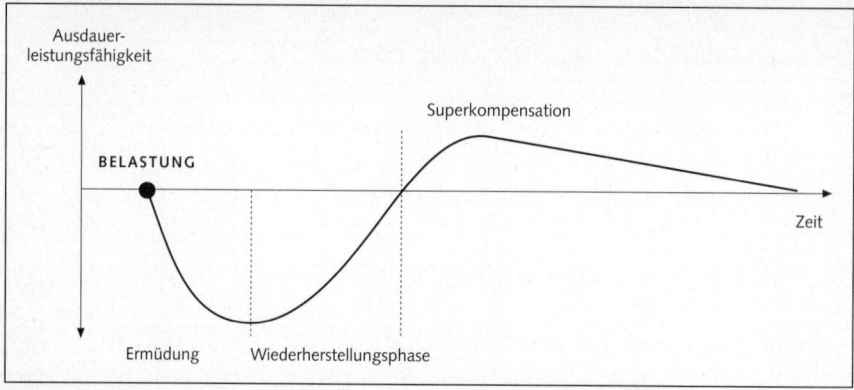

Quelle: Hottentrott, K. – *Ausdauertraining: intelligent, effektiv, erfolgreich*
Lüneburg, Wehdemeier & Pusch, 1994

tur, benötigen nicht soviel Zeit zur Regeneration wie die großen Muskelgruppen des Körpers, also z. B. Rücken- oder Beinmuskulatur. Arnold Schwarzenegger stellt fest, daß die Rückenstreckermuskulatur nach einem Training die längste Zeit benötigt, um sich der erfolgten Belastung anzupassen (1987, S. 109). Wenn Sie schon einmal probiert haben, nach einem harten Kniebeugentraining am nächsten Tag den Rücken zu trainieren, können Sie diese Aussage bestimmt bestätigen. Die stark beanspruchten Muskeln des unteren Rückens sind nach einem Tag Pause einfach noch nicht so weit, daß sie eine erneute Trainingseinheit vertragen könnten.

Überhaupt benötigen die unterschiedlichen Organsysteme des Körpers nach intensiver sportlicher Belastung verschieden lange Zeiträume zur vollständigen Erholung bzw. zur Superkompensation (siehe Abbildung).

Wie schnell Sie sich erholen und bereit zu einem erneuten erfolgreichen Training sind, hängt zum einen von der Intensität und Dauer der Trainingsbelastung sowie zum anderen von Ihrem Trainingszustand ab. Hier gibt es große individuelle Unterschiede zwischen Bodybuildern.

Versuchen Sie, in Ihren Körper hineinzuhorchen und die Signale richtig zu deuten. Wenn zum Beispiel an einem Tag Brusttraining auf dem Programm steht, Sie aber noch Schmerzen in den Schultermuskeln von der vorigen Trainingseinheit, in der Sie hart Nackendrücken gemacht haben, verspüren, dann trainieren Sie statt der Brustmuskeln zum Beispiel die Beine. So haben Sie einen zusätzlichen Ruhetag für Ihren Oberkörper und können beim nächsten Training voll erholt wieder Ihr Bestes geben.

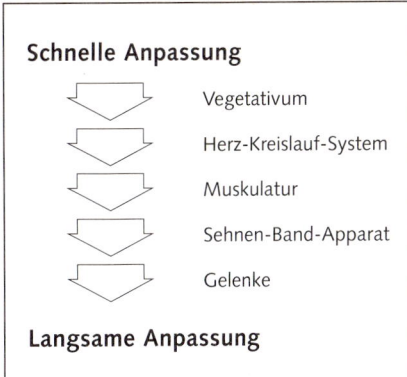

Schnelle Anpassung

Vegetativum

Herz-Kreislauf-System

Muskulatur

Sehnen-Band-Apparat

Gelenke

Langsame Anpassung

Anpassung unterschiedlicher Organsysteme an sportliche Belastung.

(aus: Erhöhte Belastbarkeit und Verletzungsvorbeugung. Dr. Loges Sports Care, Winsen 1995)

Der Aufbau findet erst nach dem Training statt

Wie heißt es so schön in der Werbung: «Verbrauchte Energie muß zurückgeführt werden.» Damit sind die Anforderungen an die Ernährung nach dem Training aber keineswegs ausreichend beschrieben.

Sicherlich geht es auch darum, Wasser, Mineralstoffe und Kohlenhydrate zu ersetzen. Betrachtet man diese drei Nährstoffgruppen, wird deutlich, daß ein Getränk wie Fruchtsaft in idealer Weise geeignet ist, die Regenerationsvorgänge einzuleiten.

Für den Bodybuilder ist es zusätzlich wichtig, darauf zu achten, daß in der Regenerationsphase, der eigentlichen Aufbauphase, genügend Proteine bzw. Aminosäuren für diese Aufgabe bereitstehen. Eiweiß sollte man bekanntlich nicht auf Vorrat essen. Deshalb sind nach dem Training und auch bei den Folgemahlzeiten kleine Proteinimbisse das richtige – allerdings wiederum kombiniert mit Kohlenhydraten, um die Energie für den Aufbau nicht aus dem Baumaterial für die Muskeln bestreiten zu müssen. Solche Protein-Kohlenhydrat-Kombis können, je nach persönlichem Geschmack, Quark mit Obst, Haferflocken mit Milch, Brot mit Geflügelfleisch oder in Wasser eingelegter Thunfisch oder Proteinshakes sein. Insgesamt empfehlen wir wegen des optimalen Aufbaueffekts eine über den Tag verteilte Proteinzufuhr, wobei die Mahlzeiten, die in zeitlicher Nähe zur Trainingseinheit stehen, d. h. zirka 2 Stunden vor und nach dem Training, wohl am effektivsten für diesen Zweck sind.

Völlig unbrauchbar für Bodybuilder ist in diesem Zusammenhang das Trennkost-Prinzip, das eine zeitliche Trennung von Kohlenhydraten und Proteinen vorschreibt und so zwangsläufig auf die Ergänzungswirkung von pflanzlichen und tierischen Proteinträgern verzichtet. Im Klartext heißt das: Sie dürfen innerhalb einer Mahlzeit Brot nicht mit Käse, Nudeln oder Kartoffeln nicht zusammen mit Fleisch oder Fisch verzehren. Abgesehen von den falschen physiologischen Annahmen, die dieser Kost zugrunde liegen, hat das Trennkost-Prinzip auch wenig Alltagstauglichkeit für sportlich Aktive.

Schlaf und Muskelwachstum

Die Bedeutung des Schlafs für erfolgreiches Bodybuilding darf auf keinen Fall unterschätzt werden. Schlaf ist für das Muskelwachstum von entscheidender Bedeutung. Während Sie schlafen, können sich Körper und Geist am besten erholen.

Im Schlaf entspannt und regeneriert sich die Muskulatur, die Proteinsynthese ist gesteigert, d. h., es findet Muskelwachstum statt. Als Richtlinie für die Schlafdauer können 7–8 Stunden pro Nacht angesehen werden. Für den Bodybuilder empfiehlt es sich, pro Stunde intensiven Trainings 1 Stunde zusätzlich zu schlafen. Auch ein Mittagsschlaf von 30 bis 60 Minuten Dauer trägt zu optimalen Trainingsfortschritten bei und erfrischt Geist und Körper für den Rest des Tages. Nach Dr. Colgan 1993 empfiehlt es sich, nach dem Training ein Schläfchen von ca. 30 Minuten zu machen (S. 74). Diese Maßnahme trägt zur Beruhigung bzw. Erholung des während des Trainings beanspruchten Organismus (Muskulatur, Nerven- und Hormonsystem etc.) bei. Die Wirbelsäule wird bei manchen Übungen, wie z. B. Kniebeugen oder Rudern, vorgebeugt, stark belastet und ist für eine Entlastung nach dem Training dankbar. Daß sowohl der Mittagsschlaf als auch die Siesta nach dem Training für die meisten von uns aufgrund der Erfordernisse des Alltags nicht einzuhalten ist, liegt auf der Hand. Aber immer, wenn sich die Gelegenheit dazu bietet, sollte man diese Maßnahme umsetzen. (Rahmenbedingungen für erfolgreiches Bodybuilding s. S. 218.)

Die intensive Anstrengung zu später Stunde kann das Einschlafen erschweren, aber gegen ein leichtes Training nach einem anstrengenden Arbeitstag ist natürlich nichts einzuwenden. Hier ist es oftmals so, daß man sich durch die Zeit im Studio entspannter als vorher fühlt und guten, erholsamen Schlaf findet.

Übertraining – der Alptraum des Bodybuilders

Im Bodybuilding wird leider immer noch von zu vielen Sportlern nach der Devise gehandelt, wenn etwas Training gut ist, dann ist mehr Training besser. Das heißt, wenn zwei Sätze einer Übung gut sind und Resultate bringen, dann müßten vier Sätze von der gleichen Übung doppelt so effektiv sein. Und warum nicht gleich sechs verschiedene Übungen pro Muskelgruppe machen statt zwei oder drei?

Die Antwort auf diese Fragen finden wir, wenn wir uns noch einmal vergegenwärtigen, wodurch der Muskel wächst.

Wird der Muskel während des Trainings durch überschwellige Reize stimuliert, so gleicht er die während der Belastung auftretende Ermüdung zunächst aus und beginnt dann, sich durch Dickenwachstum der Muskelfasern auf die erwartete erneute Belastung einzustellen. So weit, so gut.

Erfolgt der erneute Trainingsreiz aber bereits in der Regenerationsphase, so bleibt dem Körper nicht ausreichend Zeit zum Auffüllen seiner Energiereserven bzw. für das Muskelwachstum. Statt Fortschritte zu erzielen, baut der Bodybuilder ab und beginnt Form zu verlieren.

Kommt es nämlich durch zu häufiges Training auf ständig zu hoher Intensitätsstufe zu einem Mißverhältnis von Belastung und Regenerationsfähigkeit, so reagiert der Körper mit verminderter Leistungsfähigkeit, sprich, man ist übertrainiert.

Für die Entstehung des Übertrainingszustandes ist nicht allein die Trainingsbeanspruchung von Bedeutung. Vielmehr ist es oft ein unangemessener Lebensstil des Bodybuilders, welcher Übertrainingseffekte auslöst. Nicht genügend Schlaf, ständige Unter- oder Überforderung im Beruf, finanzielle Probleme sowie Schwierigkeiten im Privatleben kosten viel Energie und zehren an den Kräften, die zur dringend notwendigen Regeneration benötigt werden. Hier lauern die Gefahren. Bekommen derartige Probleme die Oberhand, so führt dies auf Dauer zum Übertraining.

Die Symptome des Übertrainings sind vielfältig: Sie haben nicht mehr so richtig Lust, ins Studio zu gehen, und während des Trainings fühlen sich die üblichen Gewichte schwerer an als sonst. Das tolle Gefühl der Muskeldurchblutung stellt sich nicht ein, die Muskeln scheinen nur unzureichend durchblutet zu werden. Es fällt Ihnen schwer, sich auf das Training zu konzentrieren, eine Tatsache, welche das Verletzungsrisiko erhöht. Muskelkater ist Ihnen ein fast ständiger Begleiter.

Häufig treten Schlafstörungen auf, das heißt, Sie können nicht mehr gut einschlafen oder haben Durchschlafstörungen. Am Tage sind dann Stimmungsschwankungen zu erkennen, es macht sich innere Unruhe bemerkbar.

Bei manchen Sportlern kommt es zu Gleichgültigkeit gegenüber den Anforderungen des Alltags, zu Einbußen im Selbstwertgefühl oder gar zu Depressionen. Durch die ständige Überforderung des Organismus wird das Immunsystem geschwächt, und es treten häufiger Erkältungen auf.

Übertraining betrifft Beginner wie auch fortgeschrittene Sportler. Anfänger im Bodybuilding sind meist ungeduldig und wollen zu viel zu schnell. Das heißt, sie haben irgendwo gehört oder gelesen, daß ein Top-Bodybuilder angeblich mehrere Stunden pro Tag trainiert, und denken nun, nur durch ein solches Training sei es möglich, Muskeln aufzubauen.

So sind dann viele Anfänger und mäßig fortgeschrittene Bodybuilder täglich im Studio zu finden und absolvieren eine Vielzahl an Übungen pro Muskelgruppe mit einem hohen Pensum an Sätzen pro Übung. Ich habe schon oft beobachtet, daß Beginner die ersten Wochen fast täglich einige Stunden im Studio waren und dann plötzlich nicht mehr gesehen wurden.

Die anfängliche Begeisterung war wegen zu geringer Erfolge gewichen. Der völlig überforderte Körper brauchte endlich Ruhe. Im schlimmsten Fall kann es durch diese Überforderung des Organismus zu einer Verletzung kommen. Es kann gar nicht oft genug betont werden, daß für erfolgreiches Bodybuilding neben einer genauen Planung des Trainings und der Ernährung eine große Portion Geduld und Beharrlichkeit benötigt wird.

Aber auch Fortgeschrittene und erfahrene Sportler sind vor Übertraining nicht geschützt. Da diese aufgrund größerer Muskelmasse und erhöhter Aktivierungsfähigkeit der Muskelfasern mit einer höheren Intensität als der Beginner trainieren können, müssen auch sie darauf achten, ihrem Körper nicht zuviel zuzumuten. Die Euphorie, welche sich beim Training in der Schmerzzone einstellt, läßt viele Bodybuilder zu häufig mit zu hoher Trainingsintensität arbeiten.

Am besten ist es natürlich, Übertraining gar nicht erst entstehen zu lassen. Durch genaues Beobachten der körperlichen Reaktionen und seiner geistigen Verfassung kann der erfahrene Sportler meist ganz gut erkennen, wann er sich der «kritischen» Zone nähert. Sollte es aber zum Übertraining gekommen sein, so müssen Gegenmaßnahmen zur Überwindung dieses Zustandes getroffen werden.

Der Organismus braucht nun verstärkt Ruhe. Körper und Geist müssen ausreichend Zeit bekommen, sich wieder «aufzuladen». Das heißt sofortige Reduzierung der Trainingsintensität oder eventuell 7–10 Tage Trainingspause an den Gewichten.

Während dieser Zeit empfiehlt es sich, leichte Dehnübungen und aerobes Training von insgesamt ca. 30 Minuten pro Tag durchzuführen. Die Schlafdauer sollte ca. 9 Stunden pro Nacht betragen. Begleitende Maßnahmen wie Sauna, warme Bäder und ausgedehnte Spaziergänge tragen ebenfalls zur Regeneration des Organismus bei.

Zusammengefaßt läßt sich also feststellen, daß das Ziel im Bodybuilding sein muß, mit minimalem Trainingsaufwand ein Maximum an Erfolg zu erzielen. Darum heißt es Maßhalten im Training bzw. in der Trainingsfrequenz sowie in der Ausführung der Anzahl von Übungen pro Muskelgruppe und Sätzen pro Übung. Ferner sollte der Lebensstil des Bodybuilders ermöglichen, daß für genügend Regeneration zwischen den Trainingseinheiten gesorgt wird.

Trainings- und Ernährungsplanung im Bodybuilding

Bei der Erstellung von Trainings- und Ernährungsplänen muß die Tatsache berücksichtigt werden, daß die unterschiedlichen Körpertypen individuelle Anforderungen an den Trainings- und Ernährungsaufbau in den einzelnen Phasen stellen.

Da kein Mensch ausschließlich einem der drei Körpertypen angehörig ist, sondern es immer zu einer mehr oder weniger starken Verbindung von Charakteristika des ekto-, meso- und endomorphen Typs beim einzelnen Individuum kommt, wird es auch in der Trainings- und Ernährungsgestaltung zu Überschneidungen kommen.

Für den Beginner im Bodybuilding ist es ratsam, vor Eintritt in die einzelnen Trainingsphasen mit den jeweils entsprechenden Ernährungsanforderungen zuerst festzustellen, welchem der drei Körpertypen er am ehesten zuzurechnen ist. Das Erkennen des eigenen Typs wird im Falle des Beginners durch ein Grundlagenprogramm in Kombination mit vollwertiger Basisernährung ermöglicht.

Sowohl in der Aufbau- als auch in der Definitionsphase werden dann für optimale Ergebnisse unterschiedliche Maßnahmen in Training und Ernährung für die einzelnen Körpertypen ergriffen. Die Regenerationsphase dient zum Aufbau von neuen Kraftreserven nach einigen Wochen erhöhter Trainingsintensität.

Im Kapitel «Bodybuilding für Frauen» wird kurz auf die durch primär physiologische Faktoren bedingte teilweise unterschiedliche Trainingsplanung gegenüber den Männern hingewiesen. Ansonsten gelten die folgenden Ausführungen gleichermaßen für Männer und Frauen.

Abgerundet wird die Trainings- und Ernährungsplanung durch ein Programm zum Ausgleich, welches wir das «Manager-Fitness-Programm» nennen und das auch bei minimalem Zeitaufwand zu guten Ergebnissen, sprich Figurverbesserung, Wohlbefinden und erhöhter Leistungsfähigkeit, führt.

Die Ernährungsplanung ist auf die spezifischen Bedürfnisse des Bodybuilders zugeschnitten und berücksichtigt die aktuellen und neuesten Erkenntnisse der Ernährungswissenschaft sowie individuelle Stoffwechselvoraussetzungen.

Durch die Komplexität des Körperaufbaus bzw. der physiologischen Funktionen kann es keinen Trainings- und Ernährungsplan geben, der bei allen Bodybuildern zu gleichen Resultaten führt. Jeder erfolgreiche Bodybuilder hat durch Experimentieren mit unterschiedlichen Trainings- und Ernährungsformen die für ihn jeweils günstigste Lösung herauszufinden.

Aus diesem Grund sind die folgenden Trainings- und Ernährungspläne als Leitfaden für erfolgreiches Bodybuilding anzusehen, der von jedem Leser auf die individuelle Zielsetzung hin überprüft werden und gegebenenfalls an die jeweiligen Bedürfnisse angepaßt werden soll.

Das Grundlagenprogramm – der Einstieg

Als Einstieg in das Bodybuilding über einen Zeitraum von bis zu sechs Monaten bietet das Grundlagentraining dem Beginner die Möglichkeit, sich mit dem Gewichtstraining vertraut zu machen und seinen Körper langsam an die neuartige Belastungsform des Bodybuilding-Trainings heranzuführen.

Ein durchdachter und sorgfältig geplanter Einstieg in das Training mit Gewichtsbelastung ist wichtig, um Verletzungen und Übertraining keine Chance zu geben.

Zwei wöchentliche Trainingseinheiten sind zu Beginn völlig ausreichend. Dadurch geben Sie dem Körper genügend Ruhephasen, um die im Training gesetzten Reize zu verarbeiten.

Jede Trainingseinheit bearbeitet den ganzen Körper. Um das Gefühl für die einzelnen Muskelgruppen zu entwickeln, empfiehlt es sich für den Beginner, in der Orientierungsstufe vorwiegend an Maschinen zu trainieren. Der Bewegungsablauf innerhalb einer Übung ist vorgegeben, so daß in dieser Phase geringe Anforderungen an die Koordination gestellt werden.

Wichtig für den Beginner ist die Entwicklung von Körpergefühl, das Empfinden der Belastung in der jeweils trainierten Muskelgruppe. Die Gewichtsbelastung innerhalb der Sätze soll 40–60 Prozent der Maximalkraft betragen.

Zur Ermittlung der Maximalkraft wird in jeder Übung festgestellt, wieviel Gewicht jeweils für eine Wiederholung korrekt bewältigt werden kann. Dieser Maximalkrafttest wird selbstverständlich nur nach sehr gründlichem Aufwärmen durchgeführt.

Pro Übung sollten zwei Sätze zu jeweils 12–20 Wiederholungen ausgeführt werden. Zwischen den Sätzen empfiehlt es sich, zwei bis drei Minuten zu pausieren. Die Anwendung von Methoden zur Intensitätssteigerung, wie z. B. Intensivwiederholungen oder abnehmende Sätze, ist für den Beginner aufgrund der hohen Intensität nicht zu empfehlen.

Durch Beobachten der Veränderung seiner körperlichen Entwicklung innerhalb des Grundlagentrainings kann der Beginner sehen, zu welchem Körpertyp er am stärksten tendiert (S. 28). Um eine objektive Vergleichsmöglichkeit zur Beurteilung der Trainingsfortschritte, sprich Figurveränderung, zu haben, empfiehlt es sich, jeweils vor und nach der Orientierungsstufe Körperfotos anzufertigen.

Grundlagenprogramm			
Trainingshäufigkeit pro Woche 2–3 Tage			
Reizintensität 40–60 %			
Reizdichte 2–3 Minuten			
Muskelgruppe	*Übung*	*Satzzahl*	*Wiederholungen*
Beine	Beinstrecken	2	12–15
	Beincurl	2	12–20
Brust	Bankdrücken, Maschine	2	12–15
Rücken	Nackenziehen	2	15–20
Schulter	Nackendrücken, Maschine	2	12–15
Bizeps	Langhantelcurl	2	12–15
Trizeps	Cable-Pushdown	2	12–15
Bauch	Crunch	2	15–20

Die Aufbauphase

Training und Ernährung für Masse und Kraft

Das Trainingsziel der Aufbauphase ist die Bildung von Muskulatur und die Steigerung der Körperkraft.

Die Bodybuilding-Stars der 50er und 60er Jahre trainierten meist nach dem Ganzkörpersystem, dreimal pro Woche, bei einer Übung pro Muskelgruppe und ca. fünf schweren Sätzen pro Übung. Durch ein derartiges Training, in Kombination mit einer Ernährungsform, die durch den Verzehr von Milch, Käse, Eiern und Steaks sehr viel Protein und tierisches Fett enthielt, bauten die damaligen Bodybuilder große Masse auf. Allerdings führte ein derartiges Trainings- und Ernährungsverhalten nicht zu einer guten Muskelteilung, sprich Definition.

Die feine Ausprägung der Muskulatur und die klare Abgrenzung der Muskelgruppen untereinander stellt zwar das Haupttrainingsziel der sich an die Aufbauphase anschließenden Definitionsphase dar, die Aufbauphase sollte aber nicht als Freibrief für übermäßige Gewichtszunahme gelten.

Auch in der Aufbauphase sollen die einzelnen Muskelgruppen gut zu erkennen sein und nicht durch eine Fettschicht verdeckt werden. Zu viele Bodybuilder lassen sich in der Aufbauphase regelrecht gehen und versuchen ihr undiszipliniertes Ernährungsverhalten damit zu rechtfertigen, daß sie sich ja schließlich im Aufbautraining befinden. Sicher benötigt der Körper zum Aufbau von Muskulatur eine positive Energiebilanz, d. h., es müssen genügend Kalorien in Form von Kohlenhydraten und Eiweiß aufgenommen werden, so daß der Organismus die nötige Energie zum Training und zum Muskelwachstum erhält. Leider übertreiben aber viele Bodybuilder bezüglich der Nahrungszufuhr in der Aufbauphase. Sie stopfen alles Eßbare wahllos in sich hinein. In erster Linie die endomorphen, aber auch die mesomorphen Typen stellen in der Aufbauphase nicht selten Gewichtszunahmen von zehn bis fünfzehn Kilogramm fest.

Die Zunahme von 2–3 Kilogramm *reinem* Muskelgewebe pro Jahr ist für den Natural-Bodybuilder ein ausgezeichnetes Ergebnis. Sie können sich daher leicht ausrechnen, woraus die restlichen Kilogramm Gewichtszunahme bestehen – größtenteils aus Fettgewebe und Wasser! Achten Sie also darauf, daß Ihr Körpergewicht in der Aufbauphase nicht mehr als ca. 5 Kilogramm über dem Gewicht liegt, mit dem Sie am besten aussehen.

Schweres Training und Muskelqualität

Bodybuilder, die ihre Hausaufgaben gemacht haben und regelmäßig Trainingseinheiten mit schweren Gewichten absolvieren, sehen anders aus als diejenigen, die überwiegend mit mittelschweren oder leichten Gewichten arbeiten.

Nur durch die Verwendung von schweren Gewichten kann der Aufbau von Muskulatur mit hoher Dichte erreicht werden. Mit leichten Gewichten ist es durchaus möglich, die Muskeln zu trainieren und die Figur zu verbessern. Für die optimale Entwicklung des Bodybuilders sind schwere Gewichte aber von herausragender Bedeutung.

Zur Verdeutlichung dieser Aussage ist es notwendig, daß wir uns den Prozeß des Muskelwachstums und des Nerv-Muskel-Zusammenspiels näher anschauen.

Nehmen wir als Beispiel einen Trainingstag, an dem der Armbeuger, der Bizeps, trainiert wird.

Die Übung ist der Langhantelcurl. Sie nehmen die Hantel in beide Hände und befinden sich nun in der Ausgangsposition mit gestreckten Armen. Um die erste Wiederholung zu beginnen, müssen Sie den Entschluß zum Anbeugen der Arme fassen.

Dieser Befehl zur Kontraktion kommt aus der Großhirnrinde, der Befehlszentrale aller willkürlichen Muskelkontraktionen der Skelettmuskulatur. Über die Nervenbahnen im Rückenmark wird dieser Befehl der Bizepsmuskulatur weitergeleitet. Die Nervenfasern, welche die Muskelfasern des Bizeps aktivieren, sind die sogenannten Vorderhornzellen des Rückenmarks. Durch Verzweigungen der Nervenzelle, die sogenannten Dendriten, versorgt eine Nervenzelle immer eine Vielzahl von Muskelfasern. Die Nervenzelle und alle von ihr versorgten Muskelfasern bezeichnet man hierbei als motorische Einheit (ME).

Die motorischen Einheiten weisen eine unterschiedlich hohe Erregungsschwelle auf. Das heißt, einige werden bereits durch niedrige Intensitäten aktiviert, die Muskelfasern dieser Einheit kontrahieren schon bei geringem Widerstand, z. B. beim Anbeugen lediglich der Langhantelstange. Je mehr Gewicht auf die Hantel gelegt wird, also je höher der zu überwindende Widerstand für den Bizeps ist, um so mehr Einheiten müssen aktiviert werden. Demzufolge kontrahiert eine größere Anzahl an Muskelfasern. Je mehr Muskelfasern kontrahieren, um so mehr Fasern können auf den Trainingsreiz durch Verdickung reagieren.

Es ist daher wichtig, ein genügend schweres Trainingsgewicht zu wählen. Das Gewicht sollte so schwer sein, daß zwischen sechs und acht Wiederholungen pro Satz möglich sind. So wird eine große Anzahl von Muskelfasern aktiviert, nämlich auch die motorischen Einheiten mit hoher Erregungsschwelle. Ist die kritische Reizschwelle erreicht, kontrahieren stets alle Muskelfasern (Alles-oder-Nichts-Gesetz).

Diejenigen unter Ihnen, die die Hoffnung haben, durch eine Erhöhung der Wiederholungszahl pro Satz bei gleichbleibendem Gewicht eine größere Anzahl von ME einzusetzen, muß ich enttäuschen. Auch wenn mehr Wiederholungen pro Satz mit leichterem Gewicht trainiert werden, reagieren immer nur die Einheiten, deren Reizschwelle durch das verwendete Gewicht überschritten wird.

Wenn wir uns noch einmal ins Gedächtnis zurückrufen, daß die weißen Muskelfasern eher zur Hypertrophie neigen und eine höhere Erregungsschwelle als die roten Muskelfasern haben, wird klar, daß dem Training mit schweren Gewichten für den Aufbau von qualitativ hochwertiger Muskulatur, sprich der Bildung von Muskeldichte, absolute Priorität zukommt.

Mehr Leistung, geringere Ermüdung und schnellere Erholung durch Kreatin?

Kreatin ist ein normaler Bestandteil der Nahrung, der in Fleisch und Fisch enthalten ist. Personen, die sich mit Fleisch und Fleischwaren ernähren, nehmen zirka 1 Gramm pro Tag mit der Nahrung auf (1 kg rohes Fleisch enthält zirka 5 Gramm Kreatin).

Vegetarier erhalten praktisch kein Kreatin mit der Nahrung und müssen das gesamte benötigte Kreatin durch Eigensynthese decken. Die Kreatindepots von Vegetariern sind niedriger als die von Fleischessern.

Kreatin wird in der Leber aus den Aminosäuren Glycin, Arginin und Methionin gebildet und kommt im Körper zu 98 Prozent in der Skelettmuskulatur vor. Dort legt sich das Kreatinmolekül ein Phosphat zu und dient neben ATP (Adenosintriphosphat) als Sofort-Energiequelle für intensive körperliche Leistungen. Das ATP-Kreatinphosphat-System ist perfekt abgestimmt: Bei Abspaltung einer Phosphatgruppe aus dem ATP wird Energie frei. Kreatinphosphat wirkt dann als Phosphatspender und regeneriert das ATP, so daß der energieproduzierende Vorgang erneut vonstatten gehen kann. In den ersten Augenblicken einer Belastung verbraucht der Muskel vor allem ATP, bis rund 10 Sekunden Arbeitsdauer Kreatinphosphat und danach erst die Kohlenhydrate. Im Gegensatz zur (anaeroben) Energiegewinnung aus Kohlenhydraten wird der Muskel beim Kreatinabbau nicht sauer. Bei vollen Kreatinreserven setzt die Laktatproduktion später ein.

Wer profitiert von Kreatinsupplementen?

Kreatin-Ergänzungsprodukte sind im Handel in Pulver- und Tablettenform erhältlich, und ihr Absatz ist in den letzten Jahren rasch angestiegen. Wissenschaftliche Untersuchungen deuten darauf hin, daß zusätzliche Kreatingaben die Kreatindepots des Muskels nachweislich vergrößern. Kreatin-Nahrungsergänzungen haben wahrscheinlich dann den größten Nutzen, wenn wiederholt Durchgänge mit maximaler Belastung und nur kurzen Erholungspausen durchgeführt werden. Es kann mit höherer Intensität trainiert werden. Schließlich erlaubt die rasche Erholungsfähigkeit auch ein intensiveres Training, ohne ins Übertraining zu geraten.

Dr. Greenhalf beschreibt auf dem International Nutritional Ergogenic Aids Congress in Chicago (1994) die positiven Wirkungen der Kreatinaufnahme auf hochintensive Muskelarbeit, die in Intervallen von 30 Sekunden durchgeführt wird, also eine Trainingsform, welche im Bodybuilding überwiegend praktiziert wird. Er begründet die positiven Ergebnisse seiner und anderer Studien mit der beschleunigten Resynthese von ATP in der Muskelzelle. Als weitere positive Auswirkung der Kreatinsupplementation führt er eine verminderte Ammoniakkonzentration an, was auf eine effizientere Energieproduktion hinweist. Ausdauerleistungen, die über 30 Minuten andauern, scheinen von einer Kreatinergänzung allerdings nicht beeinflußt zu werden, und es existieren auch keine theoretischen Grundlagen für eine Leistungsverbesserung in diesem Bereich. Als weitere Wirkung einer zusätzlichen Kreatingabe wurde eine Zunahme des Körpergewichts beobachtet, die in der Woche der Ergänzung 1–2 kg betragen kann und wohl zum größten Teil auf Wasser zurückzuführen ist. Anderen Aussagen zufolge soll es sich bei der Gewichtszunahme aber auch um Muskulatur und nicht nur um Wasser- oder gar Fetteinlagerungen handeln, da die untersuchten Sportler gleichzeitig ihre Maximalkraft um 5–10 Prozent verbesserten. Man vermutet einen stimulierenden Effekt auf die Proteinbiosynthese.

Die meisten der durchgeführten wissenschaftlichen Untersuchungen haben bei einer Ergänzung mit einer Kreatindosis von 5 g viermal täglich, d. h. insgesamt 20 g, eine vorteilhafte Wirkung gezeigt. Wird dieses Dosierungsschema eingehalten, ist die Kreatinaufnahme durch den Muskel in den ersten zwei Tagen am höchsten. Am fünften Tag der Ergänzung werden nicht mehr als 20 Prozent der Kreatindosis im Körper zurückbehalten, was darauf hinweist, daß die Aufnahme durch den Muskel gesättigt ist und die körpereigenen Depots maximal aufgefüllt sind. Überschüssiges Kreatin im Blut wird von den Nieren rasch ausgeschieden. Aus diesem Grund scheint auch keine Gefahr von Überdosierung und Nebenwirkungen aufgrund einer zu hohen Kreatinaufnahme zu bestehen. Es bringt aber auch keine Vorteile, über einen längeren Zeitraum hohe Kreatinmengen einzunehmen, wenn die Konzentration in den Muskeln ihren Höchstwert erreicht hat.

Nach einer nahrungsergänzenden Kreatindosierung von 20 g täglich über 5 Tage scheinen die gesteigerten Kreatindepots im Muskel über einen Zeitraum von 6–8 Wochen nur langsam abzusinken. Es gibt Hinweise dafür, daß die erhöhten Kreatindepots im Muskel auf einem hohen Wert gehalten werden können, wenn auf die anfängliche Ergänzung mit 20 g eine tägliche Substitution mit einer niedrigen Dosis von 2 g folgt, also die Menge, die täglich über die Nieren ausgeschieden wird. Ohne die Anfangsphase mit hoher Dosierung scheint allerdings eine niedrig dosierte Ergänzung von 3 g täglich wenig wirksam zu sein (Sports Science Update 1 [1995] 6–7).

Keine nachteilige Wirkung
Angesichts des geringen Risikopotentials von Kreatin als körpereigene und in der Nahrung vorkommende Substanz steht dieser Leistungsstoff nicht auf der Liste der unerlaubten Mittel. Er ist keine harte Droge, und sein Einsatz verstößt nicht gegen die Doping-Bestimmungen. Für ein Verbot liegen ebensowenig Gründe vor,

wie eine verstärkte Aufnahme von Kohlenhydraten oder den Einsatz von Sportlergetränken zu untersagen. Mit seiner vorteilhaften Wirkung kann Kreatin vielmehr dazu beitragen, im Sinne von «Natural Bodybuilding» weitaus gefährlichere Substanzen aus dem Sportalltag zu verbannen. Vegetarier könnten den größten Nutzen aus der Kreatinergänzung ziehen, da bei Menschen, die weder Fleisch noch Fisch essen, der Kreatingehalt in den Muskeln in der Regel niedrig ist.

Training mit einer Maximalkraft-Wiederholung

Das Szenario in Bodybuilding-Studios ist bekannt. Sportler, die besonders beim Bankdrücken, der Kniebeuge und dem Kreuzheben so viel Gewicht auf die Langhantel legen, daß mit größter Anstrengung gerade eine Wiederholung ausgeführt werden kann. Oder eben nicht.

Das Gewicht, welches für diese eine maximale Wiederholung bewältigt werden kann, stellt für viele Sportler das Maß aller Dinge dar. Klar, derjenige, der beim Bankdrücken 160 kg bewältigt oder aus der Kniebeuge mit 200 kg einmal wieder aus der Hocke korrekt nach oben kommt, kann sich der Anerkennung bzw. Bewunderung der anwesenden Bodybuilder sicher sein. Aber bringen diese Maximalversuche mit 100 % Gewichtsbelastung außer der Schmeichelei fürs Ego auch etwas für den erfolgreichen Muskelaufbau? Hier muß mit einem klaren Nein geantwortet werden. Der Trainingsreiz ist bei der Durchführung von einer Wiederholung zu kurz, um die Muskelfasern zur Hypertrophie anzuregen.

Anders als im Gewichtheben oder Powerlifting, wo es darauf ankommt, möglichst viel Gewicht auf einmal zu bewältigen, ist der Bodybuilder primär am Muskelaufbau interessiert. Stellen Sie Ihr Ego lieber etwas zurück, und versuchen Sie, die Kraftleistung in den schweren Sätzen von je 6–8 Wiederholungen zu verbessern. Dann können Sie sicher sein, daß die Muskeln mit Wachstum reagieren! Gegen die Anwendung von Maximal-Wiederholungen spricht auch die Tatsache, daß die Verletzungsgefahr gegenüber Sätzen mit höherer Wiederholungszahl größer ist. Und Sie können sich vorstellen, welche schwerwiegenden Folgen beispielsweise ein gerissener Brustmuskel oder ein Bandscheibenvorfall für Ihr Training hat. Bodybuilding soll schließlich der Gesundheitsförderung dienen, deswegen Finger weg von diesen Maximal-Wiederholungen!

Wie häufig im Leben, bestimmt die Ausnahme die Regel. So auch in diesem Zusammenhang. Wenn Sie Ihre Gewichtsbelastung errechnen möchten, das heißt, mit welchen Trainingsgewichten Sie innerhalb eines Zyklus arbeiten werden, dann kommen Sie eben doch nicht um die Durchführung von einer Maximalwiederholung pro Übung herum.

Das Gewicht, welches einmal korrekt bewegt werden kann, stellt den Ausgangswert (100 %) dar, mit dessen Hilfe dann das Trainingsgewicht für die entsprechende Übung prozentual berechnet werden kann (z. B. Bankdrücken 100 kg = 1 x Maximal, 85 kg = 85 % – ca. 5 bis acht Wiederholungen pro Satz möglich).

Zur optimalen Entwicklung von Muskeldichte empfiehlt Hatfield als Ergänzung zum schweren Training mit fünf bis acht Wiederholungen pro Satz folgende Trainingsmethodik einmal im Monat (nur für fortgeschrittene Bodybuilder):

Angenommen, Ihre Bestleistung für eine Wiederholung im Bankdrücken liegt bei 100 kg. Dann sollte in folgenden Schritten vorgegangen werden:
- Aufwärmen wie üblich
- Durchführung von 4 oder 5 Sätzen zu je 5 Wiederholungen mit ca. 85–88 kg
- 1 Satz zu 3 WH mit ca. 92 kg
- 1 WH mit ca. 97 kg, ca. 2,5 bis 5 kg reduzieren, 30 Sek. Pause
- Mit dem leichteren Gewicht wieder 1 WH, dann erneut, 2,5 bis 5 kg Gewicht abnehmen und dieses Vorgehen ca. 5–7mal wiederholen
- Es werden also 1 WH mit ca. 97 %, ca. 94 %, ca. 91 %, ca. 88 % und ca. 85 % gemacht. Alles in allem ergibt diese Methode einen Satz von 5–7 «Maximalwiederholungen»
  (Hatfield 1984, S. 25).

Einen Versuch ist dieses Prinzip auf jeden Fall wert!

Tips zur Verletzungsvorbeugung

Viele Bodybuilder scheuen das Training mit schweren Gewichten. Die Angst vor einer Verletzung hindert sie daran, durch schweres Training optimale Fortschritte zu erzielen.

Diese Angst, sich zu verletzten oder zu überfordern, ist unbegründet, wenn folgende Punkte sorgfältig beachtet werden:
- Vor Durchführung der schweren Sätze immer gründlich aufwärmen
  a) 5–10 Minuten leichtes aerobes Training, z. B. Fahrrad
  b) 3–5 Minuten Dehnung der betroffenen Muskulatur
  c) 1–2 leichte Sätze zu 12–15 Wiederholungen der nachfolgend trainierten Übung
- Wiederholungszahl generell zwischen 6 und 8 pro Satz
- Immer auf korrekten, sauberen Bewegungsablauf bei der Übungsausführung achten
- Volle Konzentration während des Satzes
- Sicherheitshalber mit Trainingspartner arbeiten, der Hilfestellung leisten kann

- Zyklisch trainieren, d.h., nicht zu lange Zeit ohne Unterbrechung mit schweren Gewichten arbeiten.
- Den Körper nicht durch zu viele schwere Sätze belasten. Hierdurch steigt die Gefahr einer Überforderung des Organismus. Merke: Schweres, intensives Training bedeutet kurze Trainingseinheiten (Max. 60–75 Minuten)
- Anwendung von Intensivwiederholungen auf jede zweite bis dritte Trainingseinheit, von Negativwiederholungen auf einmal im Monat beschränken
- Vermeidung von Maximalkraft-Wiederholungen

Kohlenhydrate – Best energy für die Aufbauphase

Die Überbetonung von Protein als Aufbaustoff in der Vergangenheit hat den Blick dafür getrübt, daß Kohlenhydrate nach wie vor der vom Körper bevorzugte Brennstoff sind. Trotz individueller Unterschiede im Stoffwechsel führt kein Weg daran vorbei: Kohlenhydrate sind heute sein wichtigster Trainingspartner. Eine genügend hohe Kohlenhydrataufnahme sorgt dafür, daß Protein seine eigentliche Aufgabe erfüllen kann, dem Körper als Aufbaustoff zu dienen. Die muskelbildende Wirkung von Nahrungseiweiß würde deutlich geschmälert, wenn ein Teil zweckentfremdet mangels genügend Kohlenhydratenergie verheizt werden müßte. Nahrungskohlenhydrate haben bekanntlich eine eiweißsparende Wirkung. Und wer auf die schier unerschöpfliche Brennstoffquelle Fett setzt, muß wissen, daß Fette nur im Feuer der Kohlenhydrate verbrennen können. Im Kohlenhydratmangel zieht der Körper deshalb bestimmte Eiweißbausteine (vgl. S. 92 zur Glukoseneubildung = Glukoneogenese) heran, macht also quasi aus Protein Kohlenhydrate. Diese proteinkatabole Stoffwechsellage ist allerdings unökonomisch und sollte im Kraftaufbautraining unbedingt vermieden werden.

Sind die muskeleigenen Kohlenhydratvorräte bei Trainingsende entleert, führt dies zu einer deutlich verzögerten Muskelerholung und schließlich zu geringerem Muskelaufbau. Wenn die Kohlenhydratreserve nicht vor dem nächsten Training aufgefüllt wird, muß die Trainingsintensität gesenkt werden, was zu einer entsprechenden Verringerung der Trainingsreaktion führt. Dies kann jeder Bodybuilder, der täglich hart trainiert, an sich selbst feststellen. Wenn er nach dem Training eine kohlenhydratarme Diät zu sich nimmt, die hauptsächlich aus Protein und Fett besteht, kann er dieselbe Trainingsintensität am nächsten Tag nur schwer erreichen.

Der wichtigste Zeitpunkt für die Aufnahme von Kohlenhydraten ist nach dem Training. Nach einem intensiven Training sollten möglichst bald 50–100 Gramm Kohlenhydrate in leicht verdaulicher und schnell verwertbarer Form aufgenommen werden.

Kohlenhydratreiche Getränke leiten die Regeneration besonders gut ein. Weitere kohlenhydratbetonte Mahlzeiten und Snacks, am besten über den Tag verteilt, müssen folgen. Während in den ersten Stunden nach dem Training Lebensmittel mit einem hohen glykämischen Index (GI) zu bevorzugen sind, können später solche mit mittlerem bis niedrigem Index folgen. Was ist damit gemeint?

Obwohl ursprünglich zur Ernährungsplanung für Diabetiker entwickelt, gewinnt der GI in der Sporternährung zunehmend an Bedeutung. Stark vereinfacht dargestellt, ist der GI ein Maß dafür, wie rasch und wie hoch die verschiedenen Kohlenhydrate den Blutzucker ansteigen lassen. Die schnell resorbierbare Glukose (Traubenzucker) ruft einen frühzeitig einsetzenden steilen Blutzuckeranstieg hervor. Ihr glykämischer Index ist 100. Die komplexen Kohlenhydrate (in stärke- und ballaststoffhaltigen Lebensmitteln) und die Lebensmittel, die neben den Kohlenhydraten auch Fett und Eiweiß enthalten, haben einen deutlich langsameren und niedrigeren Blutzuckeranstieg zur Folge. Der GI beträgt dann nur ca. 30–60 (Geiß et al. 1994).

Welche praktischen Konsequenzen hat das? Mit einem schnell ansteigenden Blutzuckerspiegel ist ein entsprechender Insulinausstoß verbunden. Dadurch wird der Blutzucker rasch wieder abgesenkt, die Leistungsfähigkeit sinkt, und man wird hungrig. In der Definitionsphase wirkt sich eine Stimulierung der Insulinausschüttung zusätzlich negativ aus, indem der Fettabbau, die Lipolyse, gehemmt wird. Wer also für das Abnehmen günstige Voraussetzungen schaffen möchte, sollte sich fettarm ernähren und Kohlenhydrate mit niedrigem glykämischem Index (s. S. 215) bevorzugen. Diese können auch noch 60–90 Minuten vor dem Training verzehrt werden, wobei selbstverständlich die individuelle Verträglichkeit beachtet werden muß. Als (schneller verfügbare) Energiespender vor, während und nach dem Training dienen kohlenhydrathaltige Getränke mit 20–80 Gramm Kohlenhydrate (z. B. Saccharose oder Maltodextrin). Höher sollte die Kohlenhydratkonzentration pro Liter allerdings nicht sein, um für die Leistung nachteilige Wirkungen zu vermeiden.

Komplexe Kohlenhydrate – davon brauchen Sie unbedingt genug!
Während früher Kohlenhydrate oft pauschal als Dickmacher verteufelt wurden, wird heute häufig behauptet, daß man bei einer kohlenhydratreichen Ernährung soviel essen kann, wie man will, ohne (an Fett) zuzunehmen. Was ist eigentlich richtig?

Zunächst einmal gilt, wenn Ihre Energieaufnahme Ihren Energiebedarf überschreitet, nehmen Sie zu – bei mangelndem Training meist an Fett. Bei kohlenhydratreicher Ernährung nehmen Sie jedoch aus zahreichen Gründen weniger zu als bei fettreicher Ernährung. Durch eine verstärkte Kohlenhydrataufnahme wird die Kohlenhydratverbrennung angeregt. Daher werden beim Essen von kohlenhydratreichen Speisen erstens mehr Kohlenhydrate verbrannt, und zweitens werden die Glykogendepots gefüllt. Am wenigsten dick machen Kohlenhydrate nach dem Training, wenn ein Nachholbedarf zur Wiederauffüllung der entleerten Glykogenspeicher besteht. Erst danach können (theoretisch) Kohlenhydrate als Fett gespeichert werden. Man weiß aber heute, daß der menschliche Organismus Kohlenhydrate nur dann in nennenswertem Umfang direkt in die Fettdepots umwandelt, wenn sehr große Mengen (über 500 Gramm pro Tag) zugeführt werden. Mit diesen 2000 Kilokalorien deckt der Körper seinen «laufenden» Energiebedarf, da im Stoffwechsel bei gemischter Kost zunächst und bevorzugt die Kohlenhydratkalorien «verbrannt» werden. Wird der Energiebedarf allerdings durch Kohlenhydrate gedeckt, so endet das gleichzeitig mitgegessene Fett automatisch und ohne Verluste in der Sackgasse Fettspeicherung. Die Bezeichnung Sackgasse ist vor allem deshalb zutreffend, weil bei dieser Ernährungssituation auch keine Notwendigkeit zum Fettabbau zwecks Energiegewinnung besteht. Ein weiteres Argument für die niedrige Umwandlungsrate von Kohlenhydraten in Fett besteht darin, daß die Umwandlung von Kohlenhydraten in Fett für den Körper sehr aufwendig ist, d. h., es wird relativ viel Energie verbraucht.

Verschiedene wissenschaftliche Untersuchungen legen also den Schluß nahe, daß bei Aufnahme gleicher Mengen an Nahrungsenergie in Form von Kohlenhydraten oder Fett bei der fettreichen Ernährung mehr Fett gespeichert wird. Wer also aus energetischen Gründen mehr essen muß, sollte kohlenhydratreiche Lebensmittel wählen, um das Körperfett gering zu halten. Beim Abnehmen gelten im Prinzip die gleichen Verhältnisse, wobei allerdings Kohlenhydratträger mit hohem glykämischem Index aus Gründen der verstärkten Insulinstimulierung, die dem Fettabbau entgegenwirkt, eingeschränkt werden sollten. Übrigens: Viele Süßigkeiten wie Schokoladenriegel, Pralinen und Gebäck sind eigentlich «Fettigkeiten» und machen deshalb dick. Generell gilt: Wenn Sie kohlenhydratreich essen, genießen Sie am besten Vollkornprodukte, Gemüse, Salate, Hülsenfrüchte und Obst. Diese Lebensmittel sind Fitmacher und keine Dickmacher!

Bevor Sie jetzt Nährwerttabellen detektivisch nach dem Fettgehalt der verschiedenen Lebensmittel untersuchen, gilt die einfache Botschaft: Vergrößern Sie in der Aufbauphase die Portion kohlenhydratreicher Lebensmittel, d. h., schneiden Sie das Brot dicker, und machen Sie Kartoffeln, Reis und Nudeln neben Gemüse zur Hauptsache einer Mahlzeit. Dann sparen Sie automatisch Fett und werden gut satt. In der Küche läßt sich effizient Fett bei der Zubereitung sparen, wenn Sie in Spezialpfannen, Tontöpfen, im Wok oder auf dem Backofengrill garen. Und eine gute Nachricht zum Schluß: Fleisch und Wurst sind heute deutlich fettärmer, als es noch in vielen Nährwerttabellen steht. Grundsätzlich erleichtern fettarme Lebensmittel die Anforderung an eine moderne leichte Ernährung.

Auch die Psyche braucht Kohlenhydrate

Das Verlangen nach Süßem kann entstehen, wenn der Serotoninspiegel im Gehirn abnimmt. Dieser Botenstoff im Nervensystem und Gehirn hat auch Einfluß auf unsere Stimmungslage. Kohlenhydratreiche Lebensmittel steigern den Serotonin-spiegel im Gehirn und das Wohlbefinden. In Wahrheit handelt es sich um einen sehr komplizierten biochemischen Vorgang, denn Grundstoff der Serotoninsyn-these im Gehirn ist ein Eiweißbaustein, die Aminosäure Tryptophan.

So mag es zunächst verwundern, daß Menschen reine Eiweißdiäten aufs Gemüt schlagen und einen «Katzenjammer» erzeugen. Bodybuilder kennen diese depressive Stimmungslage ebenfalls, wenn sie vorübergehend, z. B. in der Defini-tionsphase, (zu) kohlenhydratarm und relativ eiweißreich essen. Der Grund für dieses Stimmungstief: Damit der Eiweißbaustein Tryptophan ins Gehirn gelangen kann, müssen erst die biochemischen Voraussetzungen dafür geschaffen werden. Daran ist u. a. das Hormon Insulin beteiligt, das ausgeschüttet wird, wenn Koh-lenhydrate gegessen werden. Um eine gute Serotoninproduktion zu ermöglichen, empfiehlt es sich also, kohlenhydratbetont zu essen und von einer reinen Eiweiß-mast Abstand zu nehmen.

Aber nicht nur Schokolade und Süßigkeiten, sondern auch Nudeln machen bekanntlich glücklich. Die Bezeichnung «Makkaroni» soll übrigens vom griechi-schen Wort «makarios» – der Glückliche – stammen. Wer dagegen allein auf Süßes zur Stimmungsaufhellung setzt, läuft leicht Gefahr, daß der süße Geschmack den Appetit erhöht. Schließlich kann man sich mit Süßigkeiten hung-rig essen. Für die Grundversorgung mit stimmungsaufhellenden Nahrungskohlen-hydraten sind die Fitmacher Brot, Müsli, Reis, Nudeln da. Und wenn Sie dann wirklich Gelüste auf Süßes verspüren, geben Sie diesem Verlangen auch möglichst sofort nach, am besten mit kleinen Portionen. Ein Verzicht verstärkt die Lust nur, bringt die Stimmung auf den Nullpunkt und führt manchmal sogar zu regelrechten Freßexzessen, wenn man sich nicht mehr kontrollieren kann.

Protein – wichtigster Muskelbaustein für optimale Form

Nur wer täglich ausreichend Protein aufnimmt, kann – ein entsprechendes Training vorausgesetzt – hoffen, daß sein Körper Muskeln und Kraft aufbaut. Es gibt fast nichts im menschlichen Organismus, was nicht in irgendeiner Weise mit Proteinen zu tun hat; als Beispiele seien die Muskeln, Haut, Enzyme, bestimmte Hormone, der Blutfarbstoff und Sauerstofftransporteur Hämoglobin und die Abwehrkörper unseres Immunsystems genannt. Bei optimaler Eiweißzufuhr sind Muskel- und Bindegewebe weniger verletzungsanfällig und heilen im Falle eines Sportunfalls schneller.

Kurzum: Proteine sind Grundbausteine sämtlicher Lebewesen. Aus dieser Tatsache leitet sich auch die wissenschaftliche Bezeichnung Protein für Eiweiß ab, was soviel wie «das Erste», «das Wichtigste» bedeutet. Es verwundert also nicht, daß kein Nährstoff in der Geschichte der Sportlerernährung soviel Beachtung gefunden hat wie das Protein. Wir sprechen sogar von einem Proteinmythos, der in der Praxis zu einer Überschätzung der tatsächlich benötigten Eiweißmengen in der Sportlerernährung führte und in Form des legendären Sportlersteaks mitunter den Blick für die Notwendigkeit einer kohlenhydratbetonten Ernährung verstellte. Bekanntlich benötigt der Sportler alle Hauptnährstoffe im richtigen Verhältnis zueinander: Kohlenhydrate (und Fette) für die Energie und Proteine für die Kraft! Zum Aufbau von Muskeleiweiß läßt sich Protein weder durch Kohlenhydrate noch durch Fette ersetzen. Allerdings kann es unter bestimmten Umständen auch als Energiequelle herangezogen werden.

Protein zweifach wirksam – anabol und antikatabol
Der Eiweißbestand des Körpers unterliegt einem ständigen Auf-, Ab- und Umbau, die Prozesse halten sich bei einem gesunden Erwachsenen im Gleichgewicht. Aufgabe der Ernährung ist es, dem Körper zum Erhalt dieses Gleichgewichts genügend Eiweißstoffe zur Verfügung zu stellen. Die Nahrungsproteine werden im Magen-Darm-Trakt verdaut und ihre Bausteine, die Aminosäuren, anschließend zum Aufbau körpereigener Proteine verwendet.

Exkurs zum Proteinstoffwechsel
Neben der Synthese körpereigener Proteine durch die aus dem Nahrungseiweiß aufgenommenen Aminosäuren kommen dem Aminosäurenangebot aus der Nahrung über hormonelle und enzymatische Mechanismen vielfältige Regelfunktionen im Stoffwechsel zu. Auch ist bekannt, daß die Oxidationsrate («Verbrennung») vieler Aminosäuren unter körperlicher Belastung stark ansteigt. Für lange Jahre stand fest, daß der Eiweißstoffwechsel nur eine unwesentliche Bedeutung für den Energiehaushalt hat. Neuere Untersuchungen zeigen jedoch, daß der Beitrag der Proteine an der Energiebereitstellung während länger andauernder Bela-

stungen unterschätzt wurde. Dieser Anteil kann 5–15 % des Energieverbrauchs ausmachen. Die unter lang andauernder körperlicher Aktivität einhergehenden hormonellen Veränderungen (Abfall der Plasmainsulin- und Anstieg der Glukagon- sowie Glucokortikoid-Konzentration) leiten einen verstärkten Proteinkatabolismus (= Abbau) ein und steuern die Verwertung der freigesetzten Aminosäuren. Die verzweigtkettigen Aminosäuren Valin, Isoleucin und Leucin und die Aminosäure Alanin spielen in diesem Zusammenhang eine besondere Rolle. Valin, Isoleucin und Leucin werden in erster Linie in der Skelettmuskulatur verstoffwechselt. Sie dienen der Neubildung von Alanin, das dann im Alanin-Glukose-Zyklus als Ersatz für Pyruvat in der Leber dient und damit den Anschluß an gluconeogenetische Prozesse (= Glukoseneubildung aus Aminosäuren) ermöglicht. Gerade das Muskelgewebe stellt einen großen Speicher für freie Aminosäuren im Organismus dar. Die freien Aminosäuren dienen als Energiequellen, wenn die schnell verfügbaren Kohlenhydratenergiequellen erschöpft sind. Dies scheint vor allem für reine Kraftsportler wichtig zu sein. Der Pool an freien Aminosäuren ist durch das Nahrungsproteinangebot beeinflußbar (vgl. auch Gabe von BCAA auf Seite 21) und kann dann als «Energiereserve» herangezogen werden. Damit kann auch erreicht werden, daß die Aminosäuren nicht aus der Muskelmasse gewonnen werden müssen. Dies wäre gerade beim Krafttraining unerwünscht. Ausdauersportler sind ja in höherem Maße an eine Fettsäureoxidation adaptiert und haben im Körperfett ein ausreichendes Energiereservoir (Geiß 1992, S. 106 f).

Insgesamt ergeben sich nach Erbersdobler (1989, S. 2) verschiedene Gründe für den erhöhten Proteinbedarf des Sportlers:
1. Mehrbedarf für die Muskelneubildung (Aufbau-Training) = anaboler Effekt.
2. Erhöhter Erhaltungsbedarf für die größere Muskelmasse (Abnutzungsquote).
3. Erhöhter «Verschleiß» an Funktionsproteinen und anderen N-Verbindungen (N = Stickstoff).
4. Möglicher «Stimulierungseffekt» auf die Proteinsynthese.
5. Der Pool an freien Aminosäuren im Gewebe ist ein zusätzlicher Energiespeicher und ein Schutz vor Abbau an Körperprotein (= Katabolieschutz).

Die Frage aller Fragen:
Wieviel Protein braucht der Muskel wirklich?
Die Proteinzufuhrempfehlung schwankt zwischen 0,8 g Protein pro Kilogramm Körpergewicht an einem Tag ohne sportliche Betätigung und 2 g Protein pro Kilogramm Körpergewicht in der Phase, in der Muskelmasse aufgebaut werden soll.

Diese Empfehlung entspricht in etwa 10–15, maximal 20 Prozent der Energieaufnahme. Eine Eiweißzufuhr über 2 g Protein pro Kilogramm Körpergewicht ist möglich – besonders der endomorphe Körpertyp spricht positiv, sowohl in der Aufbau- als auch in der Definitionsphase, auf eine Erhöhung der Eiweißzufuhr an. Immerhin ist ein höherer Proteinanteil in der Ernährung günstiger als ein zu hoher Fettanteil. Dennoch gelten Eiweißzufuhrempfehlungen über 2 g als physiologisch nicht sinnvoll, und es ist auch fraglich, ob ein derart hohes Proteinangebot überhaupt für den Aufbau der Muskulatur genutzt werden kann. Vermutlich entstanden die teilweise noch in der Literatur zitierten hohen Eiweißmengen von 2–3 g, in Einzelfällen sogar von 3–4 g Protein pro Kilogramm Körpergewicht aufgrund der Tatsache, daß Kraftsportler während des Krafttrainings zuwenig Kohlenhydrate aufnahmen und deshalb das Eiweiß als Energiequelle brauchten. Damit wurde der Aufbaustoff Protein allerdings zweckentfremdet.

Es handelt sich dabei um eine unökonomische Ernährung, die allenfalls in der Phase der Körperfettreduktion einen gewissen Sinn macht, weil bei der Verstoffwechselung von Protein im Vergleich zu den anderen Nährstoffen mehr Extrawärme entsteht, die der Körper dann energieverschwenderisch abgibt.

Die folgenden Richtlinien bzw. Orientierungswerte können als ernährungs- und sportmedizinisch gesichert angesehen werden:
– An einem Tag ohne wesentliche sportliche Belastung reichen dem Körper zum Erhalt seiner Proteinstrukturen, wie Muskulatur und Enzymsysteme, zwischen 0,8 und 1 g Eiweiß pro Kilogramm Körpergewicht.
– Steht beim Training die Verbesserung der Schnell- bzw. Maximalkraft im Vordergrund, sollten es etwa 1,5 g Eiweiß pro Kilogramm Körpergewicht sein.
– Soll Muskulatur aufgebaut werden, kann der Eiweißbedarf durch bis zu 2 g pro Kilogramm Körpergewicht sicher gedeckt werden. Diese Beschränkung auf ein «vernünftiges Maß» bei der Eiweißzufuhr auch für Kraftsportler setzt voraus, daß die benötigte Energie durch eine genügend hohe Kohlenhydratzufuhr zur Verfügung gestellt wird. Die Planung der Kohlenhydrataufnahme steht also bei der Ernährung in der Trainingsphase im Kraftsport an erster Stelle.

Schadet zuviel Eiweiß?
«Unerwünschte» Begleiter eiweißreicher Lebensmittel, mit Ausnahme von Eiweißkonzentraten, sind Fett, Cholesterin und Purine (= Harnsäurebildner), die im Übermaß aufgenommen und bei entsprechender Veranlagung Stoffwechselerkrankungen auslösen können. Ansonsten wird ein Überschuß an Nahrungseiweiß als nicht schädlich beurteilt, denn die Stoffwechselendprodukte von Eiweiß können problemlos über die Niere ausgeschieden werden. Es sei denn, es liegen Nie-

renerkrankungen vor. Wichtig ist allerdings, daß Leistungssportler, die vermehrt Eiweiß aufnehmen, auch genügend trinken, denn die vermehrte Bildung und Ausscheidung harnpflichtiger Substanzen und deren Ausscheidung über die Nieren bei erhöhter Eiweißzufuhr erfordern eine hohe Flüssigkeitsaufnahme, mindestens 2 bis 3 l pro Tag.

Wir essen Eiweiß, benötigen aber Aminosäuren

Eigentlich haben wir gar keinen Eiweißbedarf, sondern nur einen Bedarf an Eiweißbausteinen. Aminosäuren sind die Bausteine von Nahrungseiweißstoffen und Körperproteinen. Jedes Nahrungseiweiß wird im Laufe der Verdauungsvorgänge zu Aminosäuren abgebaut und dann im Organismus wieder gemäß seinem spezifischen Bauplan zu körpereigenem Eiweiß aufgebaut. So entsteht aus Milcheiweiß Muskeleiweiß.

Die biochemische Zwischenstufe des Eiweißstoffwechsels sind die Aminosäuren. Einige Aminosäuren müssen unbedingt mit der Nahrung aufgenommen werden. Sie werden deshalb als essentiell = lebensnotwendig bezeichnet. Andere Aminosäuren können im Körper aus anderen Nahrungsbestandteilen gebildet werden. Sie sind nicht essentiell.

Mit einer gemischten Kost läßt sich der Bedarf an den essentiellen Aminosäuren am besten decken. Bei der Betrachtung der Aminosäurenzusammensetzung einzelner Lebensmittel läßt sich zwar ein Vorteil tierischer Proteinträger (Fleisch, Milch, Ei) gegenüber den pflanzlichen Eiweißquellen (Getreide, Hülsenfrüchte) erkennen; in der Praxis verzehrt aber ein Sportler normalerweise weder nur Fleisch noch nur Getreideprodukte. In der gemischten Ernährung stammen die Eiweißbausteine aus pflanzlichen und tierischen Lebensmitteln, so daß stets eine komplette Mischung vorliegt, wie sie für den Aufbau von Körpereiweiß benötigt wird. Je ähnlicher ein Nahrungseiweiß oder die Kombination von Nahrungseiweißen in der Aminosäurenzusammensetzung dem Körperprotein ist, desto besser ist die Mischung als «Aufbaunahrung» geeignet.

Biologische Wertigkeit und Ergänzungswirkung

Nach der klassischen Definition versteht man unter Biologischer Wertigkeit (BW) die Menge Körpereiweiß, die durch 100 g eines Nahrungsproteins ersetzt werden kann. Als Bezugswert für die Biologische Wertigkeit (BW = 100) dient Vollei-Protein. Andere tierische Lebensmittel, wie z. B. Fleisch, Fisch und Milch, liegen im Bereich von 80–90. Bei den pflanzlichen Eiweißen wird die Biologische Wertigkeit mit 60–80 angegeben. Als relativ hochwertige Proteinquellen sind hier Soja, Reis, Hafer, Sesam, Roggen und Kartoffeln zu nennen. Die Betrachtung der Biologischen Wertigkeit einzelner Proteinträger darf aber nicht zu einer einseitigen Bevorzugung bestimmter Lebensmittelgruppen und damit letztlich zu einseitiger Ernährung führen. In der gemischten Kost ergänzen sich die pflanzlichen und tierischen Energielieferanten in der Aminosäurenzusammensetzung so, daß es zu keinen Versorgungslücken kommt. Bei der Trennkost und dem Fit-for-life-Prinzip findet diese erwünschte Ergänzungswirkung nicht statt.

Schmackhafte und biologisch hochwertige Proteinkombinationen sind:
– Getreide mit Milchprodukten oder Ei, zum Beispiel Brot mit Käse, Haferflocken mit Milch oder Eierteigwaren
– Kartoffeln mit Ei, Fleisch, Fisch oder Milch
– Hülsenfrüchte und Getreide, zum Beispiel Bohnen und Mais, also eine rein pflanzliche Proteinmischung

Die große Begabung der pflanzlichen Proteine
Wichtig ist es, dem Sportler den «Wert» pflanzlicher Eiweißquellen in seiner Ernährung schmackhaft zu machen. Brot, Haferflocken, Müslimischungen, Nudeln, Reis und Kartoffeln liefern Eiweiß, das
– von wenig Fett begleitet ist
– gleichzeitig Kohlenhydrate und Ballaststoffe sowie
– Vitamine (Vitamin-B-Gruppe, C und E) und Mineralstoffe (Magnesium und Kalium) liefert und
– mit geringen Zulagen tierischer Proteine biologisch hochwertige Eiweißmischungen mit allen benötigten essentiellen Aminosäuren ergibt.

Der Vorteil der tierischen Proteine – fettarme Produkte sind zu bevorzugen – ergibt sich aus dem begleitenden Gehalt von Calcium (Milch- und Milchprodukte), Eisen, Zink und Selen (Fleisch) sowie Jod (Seefisch). Tierische Proteinträger enthalten zudem praktisch alle Vertreter der Vitamin-B-Gruppe.

Proteinkonzentrate
Bei vernünftig reduzierter Proteinzufuhr sind sie eigentlich nicht mehr notwendig, bieten aber praktische Vorteile in der Ernährung des Bodybuilders (bequeme Zubereitung, größtmögliche Abwesenheit von Cholesterin, Fett und Purinen). Sie sollten jedoch nicht zusätzlich zu proteinhaltigen Mahlzeiten, sondern nur als Ersatz einzelner fetthaltiger Lebensmittel und Speisen verwendet werden.

Das richtige Timing der Proteinzufuhr

Ob Steak, Fisch, Quark oder Proteinkonzentrat – für den Aufbaueffekt der Proteine ist die richtige Verteilung über den Trainingstag entscheidend. Der Körper kann nämlich immer nur eine bestimmte Menge Protein (etwa 40 Gramm) auf einmal verwerten. Fünf Mahlzeiten à 40 g Protein dürften selbst für einen schweren und intensiv trainierenden Bodybuilder sowohl genug Aufbaustoff ergeben als auch für den Aufbau effizienter sein als ein zwei- bis dreimaliges Überangebot an Protein in Form hoher Einzeldosen. Der richtige Abstand zwischen proteinhaltiger Kost (Konzentrat oder fettarme Mahlzeit) und dem Training sollte etwa 1 $\frac{1}{2}$ bis 2 Stunden betragen. Jeder sollte ausprobieren, was ihm persönlich am besten bekommt.

Hydrolysate

Da die Freisetzung von Aminosäuren durch Aufspaltung aus dem Nahrungseiweiß (= Hydrolyse) Zeit braucht, werden von den Proteinherstellern auch bereits «vorverdaute» = hydrolysierte Proteine angeboten, deren Vorteil darin liegen soll, den Körper zum Beispiel nach dem Training schnellstmöglich mit Aminosäuren zu versorgen. Die Phase der stärksten Eiweißsynthese soll nämlich etwa bis zu 2 Stunden nach dem Training anhalten. Bekanntlich findet der Aufbau erst nach dem Training statt. Der Leistungsbodybuilder muß persönlich ausprobieren, ob ihm neben einem über den Tag verteilten Proteinangebot in Form mehrerer kleinerer Proteingaben (bis zu 40 Gramm als Konzentrat in Flüssigkeit gelöst oder in Form von Quark, fettarmem Fleisch etc.) die Aufnahme von Proteinhydrolysaten mit Peptiden und Aminosäuren zusätzlich einen Vorteil bringt.

Es ist richtig, daß die Aufnahmezeit von Aminosäuren aus Proteinhydrolysaten im Vergleich zum Nahrungseiweiß deutlich verkürzt wird – auf zirka 30–60 Minuten.

In jedem Fall ist aber das richtige Timing der Protein-Aminosäuren-Gaben wichtig, das dem sogenannten Nibbling-Prinzip, also dem verteilten Angebot kleinerer Proteinsnacks bzw. -gaben, entsprechen sollte.

Spezielle Aminosäurekombinationen und -präparate

Freie und höher dosierte Aminosäuren werden nicht wie Proteinkonzentrate als Aufbaunahrung eingesetzt, sondern man schreibt ihnen pharmakologische Effekte zu, wie Steigerung der Wachstumshormonsynthese (Arginin und Ornithin), Beeinflussung psychischer Vorgänge (Tryptophan für die Serotoninsynthese vgl. Seite 90) und einen antikatabolen Effekt (die verzweigtkettigen Aminosäuren Valin, Leucin und Isoleucin, kurz BCAA genannt).

Inwieweit aus einer Steigerung der Wachstumshormonsynthese durch Aminosäurenpräparate (in einer gut kontrollierten Studie waren dazu immerhin 20–30 Gramm Arginin in intravenöser Verabreichung notwendig) tatsächlich ein verstärkter Muskel- und Kraftzuwachs oder ein beschleunigter Fettabbau resultiert, ist bis heute keineswegs überzeugend bewiesen. Ob sich also aus dieser Aminosäurenanwendung überhaupt leistungssteigernde Effekte ergeben, muß der Athlet durch einen Eigenversuch selbst beurteilen. Wie heißt es (leider) so oft: Probieren geht über Studieren, wobei auch der Einnahmemodus am besten abends vor dem Schlafengehen im Abstand von 2 Stunden zu einer Mahlzeit zu berücksichtigen ist. Leider verschweigt die Werbung für entsprechende Präparate die extrem hohe Einnahmemenge und die intravenöse Verabreichung. Bei oraler Anwendung wären dann theoretisch 40–60 Gramm notwendig, eine Menge, die bei vielen Magen-Darm-Beschwerden hervorrufen wird. Weder Ornithin noch Arginin-Ornithin-Kombinationen sind das Wundermittel für den sportlichen Erfolg (vgl. dazu Gärtner und Pohl, 1994, S. 8 ff).

Und wie sieht es mit den BCAA aus? Auch hier sollte man eine diskutierte Gabe von Leucin, Valin und Isoleucin kurz vor und nach dem Training sorgfältig überlegen. Es gilt als erwiesen, daß die verzweigtkettigen Aminosäuren (sog. branched-chain-amino-acids, BCAA) Leucin, Isoleucin und Valin während köprerlicher Belastungen zur Energiegewinnung verwendet werden können. Dieser Stoffwechselschritt vollzieht sich immer dann, wenn ein Mangel an Kohlenhydraten (entleerte Glykogenspeicher bei lang anhaltenden Belastungen oder unzureichend gefüllte Glykogendepots infolge einer falschen Ernährungsweise vor der Belastung) vorliegt. Hieraus läßt sich nun die Hypothese ableiten, daß die Zufuhr von BCAA während der Belastung den Abbruchzeitpunkt infolge der kohlenhydratmangelbedingten Erschöpfung hinauszögern kann. Bei unserem derzeitigen Wissensstand erscheint es jedoch sinnvoller, frühzeitig Kohlenhydrate zu substituieren und so die Leistungsfähigkeit zu erhalten bzw. zu steigern. Der Nachweis, daß dies auch mit der vermehrten Zufuhr der BCAA gelingt, steht aus (Geiß et al. 1994, S. 69).

Vitamine – Zündstoffe für die Leistung – Schutzstoffe für die Gesundheit

Vitamine sind für viele der Inbegriff einer gesunden Ernährung. Die Vitamine der B-Gruppe greifen als biologische «Katalysatoren» (Coenzyme) in den Kohlenhydrat-, Fett- und Proteinstoffwechsel, d. h. den Energie- und Baustoffwechsel ein. Die Vitamine C, E und Beta-Carotin (Provitamin A) schützen dagegen die Zellen als sogenannte Antioxidantien. Ihre Wirkung besteht darin, die empfindliche Zellmembran vor ihrer Zerstörung durch aggressive Sauerstoffverbindungen (sogenannte freie Radikale) zu schützen, die bei hohen körperlichen Anstrengungen vermehrt im Körper entstehen können. 13 Vitamine machen die vollwertige Sportlerernährung komplett, doch welche Bedeutung haben sie im einzelnen?

Die im folgenden genannten Zufuhrempfehlungen entsprechen den Angaben der Deutschen Gesellschaft für Ernährung. Sie sollten auf keinen Fall unterschritten werden.

Vitamin B_1: für hohe Konzentrationsfähigkeit – «Das Nervenvitamin»

Ist wichtig für den Kohlenhydrat-Energiestoffwechsel – vor allem während einer kohlenhydratbetonten Kraftaufbauernährung – und für das Nervensystem, also für die körperliche und mentale Fitneß. Die besten Nahrungsquellen sind Vollkornprodukte, Schweinefleisch, Hülsenfrüchte, Kartoffeln, Leber und Bierhefe. Zufuhrempfehlung für Erwachsene: 1,3 mg/Tag.

Vitamin B_2: Vitamin mit vielfältigen Stoffwechselfunktionen

Ist am Fett-, Kohlenhydrat- und Eiweißstoffwechsel beteiligt. Es spielt eine Rolle beim Sehvorgang und ist wichtig für die gesunde Haut und das Wachstum. Milch und Milchprodukte sind reich an Vitamin B_2. Zur Versorgung tragen ferner Fisch, Fleisch, Vollkornprodukte und Gemüse bei. Zufuhrempfehlung für Erwachsene: 1,6 mg/Tag.

Vitamin B_6: Partner im Eiweißstoffwechsel

Ist das «Schlüsselvitamin» für den Eiweißstoffwechsel. Es ist praktisch an allen Vorgängen des Protein-Aminosäuren-Stoffwechsels beteiligt, also neben Protein ein wichtiger Trainingsbegleiter für den Bodybuilder. Es kommt reichlich in Fleisch, Fisch, Milch, Käse, Vollkornprodukten und Innereien vor. Zufuhrempfehlung für Erwachsene: 1,7 mg/Tag. Für Kraftsportler gilt: Pro Gramm Protein sollten mindestens 0,02 mg Vitamin B_6 aufgenommen werden.

Vitamin B_{12}: für die Blutbildung

Ist wichtig für die Blutbildung. Es kommt praktisch nur in tierischen Lebensmitteln vor. Gute Nahrungsquellen sind Fleisch, Leber, Ei, Milch und Milchprodukte. Zufuhrempfehlung für Erwachsene: 3 mg/Tag.

Die folgenden Vitamine gehören auch zur Vitamin-B-Gruppe, werden aber nicht mit dem Buchstaben B bezeichnet.

Niacin, Pantothensäure, Folsäure, Biotin: wenig populär – und doch von großer Bedeutung für einen reibungslosen Stoffwechsel

Niacin: ist ein zentrales Stoffwechselvitamin und greift in den Stoffwechsel der Kohlenhydrate, Fette und Proteine ein. Es ist wichtig für die normale Funktion des Nervensystems und der Haut. Es kommt in vielen tierischen und pflanzlichen Lebensmitteln wie Fleisch, Fisch, Ei, Milch, Käse, Vollkornerzeugnissen, Hülsenfrüchten und Gemüse vor. Zufuhrempfehlung für Erwachsene: 17 mg / Tag.

Pantothensäure: hat als sogenanntes Coenzym A eine zentrale Bedeutung im Stoffwechsel aller Hauptnährstoffe. Der Name dieses B-Vitamins leitet sich von «überall vorkommend» ab. Es kommt also praktisch in allen Lebensmittelgruppen vor. Zufuhrempfehlung für Erwachsene: 6 mg / Tag.

Folsäure: hat eine wichtige Aufgabe bei der Blutbildung und Zellneubildung. Sie kommt in Gemüse (vor allem Rohkost), Leber, Fleisch, Vollkornprodukten und Sojabohnen vor. Zufuhrempfehlung für Erwachsene 300 mg / Tag.

Biotin: Früher wurde dieser B-Vitamin-Faktor auch Vitamin H (= Hautvitamin) genannt. Es greift in den Aufbau von Kohlenhydraten und Fetten ein. Leber, Eigelb, Sojabohnen, Nüsse, Haferflocken und Milch sind gute Nahrungsquellen. Zufuhrempfehlung für Erwachsene: 30 – 100 mg / Tag.

Vitamin C: das Schutzvitamin für die Grundgesundheit des Bodybuilders
Ist das bekannteste Vitamin. Es gehört wie die Gruppe der B-Vitamine zu den wasserlöslichen Vitaminen. Es erfüllt vielfältige Aufgaben im Gesundheitsschutz, im Bindegewebsstoffwechsel (Haut, Knochen und Zähne), im Immunsystem, bei Entgiftungsreaktionen und bei der Eisenverwertung. Vitamin C kommt in Obst und Gemüse vor, wobei Zitrusfrüchte, Beerenfrüchte und Paprika besonders reiche Quellen sind. Vitamin-C-haltig sind auch Fruchtsäfte. Zufuhrempfehlung für Erwachsene: 75 mg / Tag. Zum Gesundheitsschutz werden aber höhere Dosierungen im Bereich von 100 – 150 mg täglich empfohlen, die wir in jedem Fall auch dem Bodybuilder nahelegen möchten.

Vitamin A: für gesunde Haut – das optische Vitamin des Bodybuilders
Ist das erste Vitamin aus der Gruppe der fettlöslichen Vitamine. Es ist wichtig für das Wachstum, die gesunde Haut- und Schleimhautfunktion und für den Sehvorgang. In tierischen Lebensmitteln wie Butter, Eigelb, Milch und Leber kommt

Vitamin A vor, in pflanzlichen Lebensmitteln die Vitamin-A-Vorstufe, das Provitamin A = Beta-Carotin, z. B. in Paprika, Möhren, Tomaten, Brokkoli, Feldsalat, Spinat und Grünkohl. Zufuhrempfehlung für Erwachsene: 0,9 mg Vitamin A / Tag und 2 mg Beta-Carotin / Tag.

Vitamin D: für starke Knochen,
die schweren Trainingseinheiten gewachsen sind
Ist unerläßlich für den Calcium- und Phosphatstoffwechsel und damit für die Knochenbildung. Es kommt in Salzwasserfischen, in Lebertran, Eigelb, Käse, Butter und Margarine vor. Unter dem Einfluß von Sonnenlicht wird auch in der Haut ein Teil des benötigten Vitamin D gebildet. Zufuhrempfehlung für Erwachsene: 5 mg / Tag.

Vitamin E: Schutz-, Vitalitäts- und Regenerationsvitamin
Gehört zu der Gruppe der Antioxidantien, d. h. Schutznährstoffe für die Zellen und das Blutgefäßsystem. Es ist reichlich in Keimölen, Pflanzenmargarine, Weizenkeimen und Nüssen enthalten. Zufuhrempfehlung für Erwachsene: 12 mg / Tag.
Als Schutzvitamin werden höhere Mengen empfohlen, die bei mindestens 1 – 2 mg / kg Körpergewicht Vitamin E liegen sollten.

Vitamin K: zur Wundheilung bei Verletzungen
Ist verantwortlich für die Blutgerinnung und kommt in vielen Gemüsen und in der Leber vor. Zufuhrempfehlung für Erwachsene: 65 mg / Tag.
Eine Erhöhung der Zufuhr um mehr als das Zwei- bis Dreifache ist auch bei Leistungsbodybuildern nicht notwendig. Lediglich bei drei Schutzvitaminen werden heute allgemein höhere = optimale Dosierungen empfohlen, die auch Sportlern angeraten werden können:

Vitamin C   100 – 150 mg
Vitamin E   50 – 100 mg
Beta-Carotin   2 – 5 mg.

Diese Mengen liegen im gesundheitlich sicheren Bereich, während sehr hohe Dosen Vitamin D und Vitamin A über längere Zeit eingenommen gefährliche Überdosierungen (Hypervitaminose) verursachen können.

Probleme mit der Vitaminversorgung?
Wer mehr Energie umsetzt, braucht auch mehr Nährstoffe wie Kohlenhydrate, Eiweiß, Vitamine und Mineralstoffe. Wer mehr verbraucht, muß auch mehr essen.

Damit steigt aber gleichzeitig die Chance, alle benötigten Nährstoffe in ausreichender Menge aufzunehmen. Der Bedarf an Eiweiß, Vitaminen und Mineralstoffen nimmt dabei nicht überproportional zum Energiebedarf zu. Es ist ein einfaches Rechenbeispiel. In einem 3000-Kilokalorien-Speiseplan stecken mehr lebensnotwendige Nährstoffe im Vergleich zu knappen 1500 Kilokalorien, vorausgesetzt, die Kost ist nicht völlig einseitig zusammengestellt.

Im Fall eines nachgewiesenen Mangels können Präparate für einen sicheren und schnellen Ausgleich sorgen. Zur Vorbeugung eines Mangels empfehlen wir einen ausgewogenen Speiseplan. Übrigens: Sportler, die Leistungen erbringen müssen, reagieren auf einen Vitamin- und Mineralstoffmangel im Vergleich zu körperlich nicht Aktiven viel empfindlicher.

Mineralstoffe – Bausteine, Hochleistungselemente und mehr

Durch eine ausgewogene und abwechslungsreiche Kost wird der menschliche Körper in ausreichendem Umfang mit Mineralstoffen versorgt. Die Mineralstoffe gehören zur Gruppe der anorganischen Mikronährstoffe und werden in Mengen- und Spurenelemente unterteilt. Wir unterscheiden nach dem (mengenmäßigen) Körpervorkommen und Bedarf:

Mengenelemente

Mengenelemente sind:
- die Knochen- und Zahnbausteine Calcium und Phosphat, wobei Phosphat zusätzlich am Aufbau der energiereichen Phosphate (ATP-Kreatinphosphat) beteiligt ist
- die Regler des Wasserhaushaltes Natrium, Chlorid und Kalium sowie
- das Hochleistungselement Magnesium, das Enzyme des Kohlenhydrat-, Fett- und Eiweißstoffwechsels aktiviert und für das richtige Zusammenspiel von Nerven und Muskeln (neuromuskuläre Koordinationsfähigkeit) zuständig ist.

Gute Nahrungsquellen für Calcium und Phosphat sind Milch und Milchprodukte. Natrium und Chlorid kommen als Kochsalz in vielen Lebensmitteln und Speisen vor, während Kalium vor allem in Obst, Gemüse, Reis und Kartoffeln vorhanden ist. Magnesium ist in Gemüse, Hülsenfrüchten und Vollkornprodukten und neben Natrium und Calcium auch im Mineralwasser enthalten. Da Mineralstoffe wasserlöslich sind, können sie bei der Nahrungszubereitung ausgelaugt werden.

Was sollen Bodybuilder besonders beachten?
Bei hohen physischen Belastungen muß einem vermehrten Verlust an Mineral-stoffen mit dem Schweiß Rechnung getragen werden. Da der Körper die Mengen-elemente auf vielfältige Weise in zahlreichen Stoffwechselvorgängen (z. B. Skelett-wachstum, Muskelfunktion, Enzyme) benötigt, zeigt sich ein Mangel (ähnlich wie bei den Vitaminen) in einer Minderung der Leistungsfähigkeit. Einseitige Ernährung fördert einen solchen Mangelzustand ebenso wie eine unterkalorische Ernährung zur Gewichtsabnahme.

Welche Bedeutung haben die einzelnen Mengenelemente?
Natrium: Vorsicht – zuviel davon schwemmt auf!
Der wesentliche Teil des Natriumbestandes unseres Organismus (zirka 100 g) ent-fällt auf den Extrazellulärraum, also den Flüssigkeitsraum zwischen den Zellen, und auf das Blut. Natrium fördert die Wasseraufnahme im Dünndarm und begün-stigt die Wasserbindung in den Geweben. Natrium liegt am häufigsten in der Ver-bindung mit Chlorid als das bekannte Kochsalz vor. Die Zufuhrempfehlung für Kochsalz liegt unter den üblichen Lebens- und Arbeitsbedingungen bei 5–7 Gramm täglich.

Kalium: entwässert auf physiologische Art
Im Gegensatz zum Natrium findet sich Kalium hauptsächlich in den Zellen. Als Gegenspieler von Natrium wirkt Kalium entwässernd und ist an der Blutdruckre-gulation sowie am Erregungsablauf der Nerven beteiligt. Ein Mangel äußert sich in Muskelschwäche. Ebenfalls spielt Kalium bei der Glykogenspeicherung in der Muskulatur eine Rolle. Die täglich empfohlene Kaliummenge beträgt mindestens 2 Gramm.

Calcium: für starke Knochen und optimale Muskelkontraktion
Calcium ist am Kontraktionsvorgang der Muskulatur wesentlich beteiligt. Die Cal-ciumversorgung kann insbesondere bei Sportlerinnen, die ein niedriges Gewicht anstreben, unzureichend sein. Gerade junge Frauen müssen aber auf eine ausrei-chende Calciumzufuhr achten, um eine optimale Knochendichte auszubilden, die sie später vor der gefürchteten Osteoporose (= Knochenentkalkung) im Alter schützt.

Magnesium: der Stoffwechselaktivator – schützt vor Muskelkrämpfen
Magnesium ist allen Sporttreibenden bekannt, weil ein Mangel bei diesem Mine-ralstoff zu Muskelkrämpfen führen kann. Eine optimale Magnesiumversorgung

sollte rechtzeitig, vor allem in der Wettkampfvorbereitung, erfolgen, um entsprechende Speicher anzulegen. Während der Trainingsphase ist ebenfalls auf eine magnesiumreiche Ernährung zu achten. Die tierischen Eiweißträger sind verhältnismäßig magnesiumarm, deshalb dürfen Gemüse, Obst und Vollkornprodukte nicht zu kurz kommen.

Früher war die typische, oft eiweißreiche Ernährung der Kraftsportler gleichzeitig eine Magnesiummangelkost.

Über die Höhe der optimalen Mineralstoffzufuhr bzw. über den Mehrbedarf an Mineralstoffen im Leistungssport lassen sich keine genauen Angaben machen. Fest steht aber, daß bei einem erhöhten Nahrungsenergiebedarf und einer entsprechend erhöhten Nahrungszufuhr auch mehr Mineralstoffe aufgenommen werden. Bei einer knappen Kalorienzufuhr unter 2000 kcal ist eine sichere Mineralstoffversorgung – insbesondere mit Calcium, Magnesium und Eisen fraglich. Auf keinen Fall dürfen folgende Werte unterschritten werden:

Calcium   1000 mg (optimal 1200 mg)
Magnesium   350 mg (optimal 400–500 mg)
Kalium   2000 mg (optimal 3000–4000 mg)

Diese Werte gelten für den Leistungsbodybuilder.

Spurenelemente – in kleinsten Mengen hochwirksam

Das bekannteste Spurenelement ist das Eisen, das wir im Größenordnungsbereich von 15 mg für Frauen und 10 mg für Männer benötigen. Nur vom Spurenelement Zink sind ähnlich hohe Zufuhrempfehlungen, die im Bereich von 10–15 mg pro Tag liegen, bekannt. Die geringste Zufuhrempfehlung wird für Kobalt angegeben. Sie beträgt 0,003 mg, wobei Kobalt in dem Vitamin B$_{12}$ als Baubestandteil aufgenommen wird.

Eisen: für den «langen Atem» des Bodybuilders
Ist wichtig für den Sauerstofftransport im Blut und die Sauerstoffübertragung in der Zelle. Der Körper kann Eisen am besten aus Fleisch verwerten. Fleisch verbessert sogar die Eisenausnutzung aus pflanzlichen Lebensmitteln, wenn wir dieses zusammen mit Gemüse essen. Vitamin C fördert ebenfalls die Eisenausnutzung aus pflanzlicher Nahrung, so bei Haferflocken mit Obst oder Orangensaft zum Pausenbrot. Kaffee und schwarzer Tee hemmen dagegen die Eisenaufnahme. Eisenhaltige Lebensmittel neben Fleisch sind Gemüse, Vollkornprodukte, Sesam, Nüsse, Sonnenblumenkerne, Eigelb, Leber, Küchenkräuter und roter Traubensaft sowie Trockenfrüchte.

Zink: wichtig für die Hautbeschaffenheit und die Drüsenfunktion
   (u. e. Testosteronproduktion)

Ist ein wichtiges Spurenelement für den Eiweißstoffwechsel (und für Bodybuilder deshalb besonders wichtig), die Haut und unsere Abwehrkräfte. Nach Verletzungen und Operationen besteht ein erhöhter Bedarf. Muskelfleisch, Meeresfrüchte, aber auch Milch und Milchprodukte sowie Haferflocken, Nüsse, Weizenkeime und Erbsen sind gute Zinkquellen.

Jod: kurbelt den Stoffwechsel an

Dieses Spurenelement sorgt für eine gesunde Schilddrüsenfunktion. Die Schilddrüsenhormone, die die Stoffwechselaktivität (Höhe des Grundumsatzes) steuern, benötigen Jod zu ihrem Aufbau. Jodreich sind Seefisch und Meeresfrüchte. Wir sollten deshalb wöchentlich zirka zweimal Seefisch essen, der leicht verdauliches Eiweiß enthält. Zur Jodversorgung können auch Milch und Milchprodukte beisteuern. Jodsalz ist eine sichere Jodquelle in der Küche. Viele Lebensmittelhersteller verwenden es auch für die Produkte, die normalerweise mt Kochsalz hergestellt werden (z. B. Brot, Suppen, Wurst etc.). Zufuhrempfehlung: 200 mg täglich. In der kohlenhydratbetonten Trainings-Aufbaukost ist Brot, das mit Jodsalz hergestellt wird, eine gute Quelle für dieses wichtige Spurenelement.

Selen: das «Zellschutz»-Element

Ist ein Spurenelement, das als wasserlösliches Antioxidans gilt und wichtig für den Gesundheitsschutz des Körpers ist. Pflanzliche Lebensmittel sind in ihrem Selengehalt von der Beschaffenheit des Bodens (natürlicher Selengehalt) abhängig. Es gibt in Bäckereien selenhaltiges Brot, das aus speziellem Getreide hergestellt wird. Schweinefleisch ist auch eine sichere Selenquelle, weil Selen dem Tierfutter zugesetzt wird. Es gibt auch selenhaltige Hefepräparate zur Nahrungsergänzung. Die Zufuhrempfehlung liegt im Bereich von 0,05–0,1 mg täglich.

Chrom: für optimale Kohlenhydratverwertung

Ist das Spurenelement des Kohlenhydratstoffwechsels und unterstützt die Insulinwirkung. Neuerdings wird auch eine unterstützende Wirkung bei der Gewichtsreduktion diskutiert. Es kommt in nennenswerter Menge in Fleischprodukten, Bierhefe, Käse und Vollkornprodukten vor. Zufuhrempfehlung: 0,05–0,2 mg Chrom täglich.

Es gibt noch weitere Spurenelemente wie Kupfer, Mangan, Molybdän, Fluorid etc. Eine abwechslungsreiche Ernährung mit tierischen und pflanzlichen Lebensmitteln versorgt uns mit den verschiedenen Spurenelementen in ausreichendem Maße. Kritisch ist in unserer Ernährung die Versorgung der Spurenelemente Jod, Fluroid, Eisen, Zink und Selen. Besonders bei streng vegetarischer Ernährung und bei strengen Schlankheitsdiäten kann eine Unterversorgung auftreten. Bei einem nachgewiesenen Mangel sollte der Arzt über eine zusätzliche Gabe entscheiden (Geiß et al. 1994, S. 90 ff).

Spezielle Trainings- und Ernährungsplanung in der Aufbauphase

Grundschema Aufbauphase			
	Ektomorph	*Mesomorph*	*Endomorph*
Trainingstage/Woche	2–3	3–4	3–4
Reizintensität	70–90%	65–90%	60–85%
Dauer einer Trainingseinheit	30–45 Minuten	45–60 Minuten	60–75 Minuten
Muskelgruppen pro Trainingseinheit	1–2	2–3	2–3
Übungen pro Muskelgruppe	1–2	2–3	2–3
Satzzahl pro Übung	3–4	2–3	3–4
Reizdauer	6–12 WH Beine bis 15	6–12 Beine bis 20	6–15 Beine bis 20
Reizdichte	2–4 Minuten	1,5–2,5 Mi.	1–2 Minuten
Aerobes Training	Nein	2–3 x Woche 15–20 Minuten	3–4 x Woche 20–30 Minuten
Nährstoffrelation:			
Kohlenhydrate	55%	60%	50%
Eiweiß	20%	20%	30%
Fett	25%	20%	20%

Aufbauphase: Split-Programm – Ektomorph

Tag	Muskelgruppe	Übung	Sätze	Wiederholungen
Montag	Beine	Kniebeuge	3–4	6–8
		Beincurl	3–4	10–15
	Waden	Wadenheben, sitzend	3	15–20
	Bauch	Crunch	2	20–25
Dienstag	Pause			
Mittwoch	Brust	Schrägbankdrücken	3–4	6–8
		Fliegende Bewegung, Flachbank	3	8–10
	Trizeps	Engbankdrücken	3	8–10
		Cable pushdown	3	8–10
		Reverse pushdown	2–3	8–10
Donnerstag	Pause			
Freitag	Rücken	Klimmzüge (evtl. Zusatzgewicht)	3	8–10
		Rudern, vorgebeugt	3	8–10
	Bauch	Beinheben, hängend	2	20–25
Sonnabend	Pause			
Sonntag	Schulter	Nackendrücken	3	6–8
		Rudern, stehend	3	8–10
	Waden	Wadenheben, stehend	3	20–25
Montag	Pause			
Dienstag	Bizeps	Langhantelcurl	3	6–8
		Scott curl	3	8–10
	Trizeps	Engbankdrücken	4	6–8
Mittwoch	Pause oder Programm von neuem beginnen			

Training und Ernährung des Ektomorphen

Aufgrund seines schnellen Stoffwechsels hat es der ektomorphe Typ schwer, Muskeln aufzubauen. Wenn es zu einer Körpergewichtszunahme kommt, wird diese zum größten Teil aus magerem Körpergewebe, sprich Muskulatur bestehen.

Besonders der ektomorphe Bodybuilder muß mit schwerem Training der Grundübungen arbeiten, will er Masse aufbauen. Um seine Regenerationsfähigkeit nicht zu überfordern, soll die Zahl der Übungen pro Muskelgruppe begrenzt sein. Das Split-Programm ist derart gestaltet, daß jede Muskelgruppe einmal in sieben bis zehn Tagen trainiert wird.

Grundlage des Trainings ist das Überlastungsprinzip. Besonders die Methode der umgekehrten, abgestumpften Pyramide trägt für den Ektomorphen zum Erreichen der für das Muskelwachstum erforderlichen Trainingsintensität bei.

Um die Trainingsintensität darüber hinaus zu erhöhen, kann der ektomorphe Typ in jedem zweiten bis dritten Training mit Intensivwiederholungen arbeiten.

Aerobes Training, wie z. B. Laufen oder Fahrradfahren, ist in der Aufbauphase für Bodybuilder dieses Körpertyps nicht zu empfehlen, da derartige Aktivitäten den Stoffwechsel anregen und Energie kosten, die für das Training mit Gewichten und den Muskelaufbau benötigt wird.

Während sein Lebensstilprogramm Streßentspannungstechniken und Ruhe außerhalb des Trainings verlangt, sollte die Ernährung ausgewogen sein und von folgender Nährstoffrelation ausgehen: etwa 20 Prozent Proteine, 25 Prozent Fett und mindestens 50 Prozent Kohlenhydrate. Ebenfalls sinnvoll ist die Verteilung der Mahlzeiten auf 5–7 kleinere Portionen.

Training und Ernährung des Mesomorphen

Der mesomorphe Typ ist von Natur aus muskulös und bringt die besten genetischen Voraussetzungen zum Muskelaufbau mit.

Um die tiefen Muskelfasern mit hoher Erregungsschwelle zu erreichen, ist schweres Training der Grundübungen wichtig. Im Split-Programm werden sowohl Grundübungen als auch Ergänzungsübungen trainiert. Die Ergänzungsübungen belasten den Muskel aus unterschiedlichen Winkeln und sollen mit einer etwas höheren Wiederholungszahl pro Satz absolviert werden.

Für den athletischen Mesomorphen ist das Prinzip der umgekehrten, abgestumpften Pyramide unter Berücksichtigung des Überlastungsprinzips im Trainingsaufbau in den Vordergrund zu stellen. Zur Erhöhung der Trainingsintensität empfehlen sich bei jedem zweiten bis dritten Training für eine Muskelgruppe Intensivwiederholungen und auch die Durchführung von abnehmenden Sätzen.

Das 4-Tage-Split-Programm läßt dem mesomorphen Bodybuilder genügend

Aufbauphase: Split-Programm – Mesomorph

Tag	Muskelgruppe	Übung	Sätze	Wiederholungen
Montag +	Beine	Kniebeuge	2–3	6–10
Donnerstag		Beinpresse	3	15–20
		Kreuzheben, Beine leicht angewinkelt	2–3	10–12
	Brust	Bankdrücken	2–3	6–10
		Fliege, Flachbank	3	8–10
		Schrägbankdrücken	3	6–10
	Trizeps	Engbankdrücken	3	8–10
		Cable-Pushdown	2–3	10–12
	Waden	Wadenheben, sitzend	3	12–15
	Bauch	Crunch	2	20–25
Dienstag +	Rücken	Klimmzüge (evtl. mit Gewicht)	3	8–10
Freitag		Rudern, vorgebeugt	3	8–10
		Rudern, sitzend	3	10–12
	Schulter	Nackendrücken	2–3	6–8
		Rudern, stehend	3	10–12
		Kurzhanteldrücken	2–3	8–10
	Bizeps	Langhantelcurl	3	6–8
		Kurzhantelcurl, sitzend	2–3	8–10
	Waden	Wadenheben, stehend	3	20–25
	Bauch	Beinheben, hängend	2	20–25

Ruhephasen zwischen dem Training der einzelnen Muskelgruppen, damit der Körper auf die intensive Belastung des Trainings mit Muskelwachstum reagieren kann.

Aerobes Training, z. B. auf dem Fahrradergometer über eine Dauer von 10–20 Minuten bei 70–85 % des Maximalpulses (Puls max = 200 – Lebensalter) ist für den mesomorphen Typ zwei- bis dreimal wöchentlich zu empfehlen. Die Kombination von Gewichtstraining und gezielter Herz-Kreislauf-Belastung resultiert in einer ausgezeichneten Leistungsfähigkeit des Organismus. Das Training in der

Aufbauphase sollte durch eine Ernährung unterstützt werden, bei der kohlenhydratreich (60 Prozent), fettarm (maximal 20 Prozent) und eiweißhochwertig (etwa 20 Prozent der Kalorien) gegessen wird.

Training und Ernährung des Endomorphen

Der Endomorphe mit seinem langsamen Stoffwechsel und der Neigung zur Fettspeicherung muß ebenso wie der Ekto- und Mesomorphe sein Hauptaugenmerk auf das Training der Grundübungen zum Aufbau solider Muskelmasse richten.

Die besondere Stoffwechselsituation dieses Körpertyps begründet die Tendenz zu etwas höheren Wiederholungszahlen pro Satz, besonders bei der Durchführung der Ergänzungsübungen. Für den endomorphen Bodybuilder bildet sowohl die normale als auch die umgekehrte, abgestumpfte Pyramide die Grundlage im Trainingsaufbau. Ebenso wie der ekto- und mesomorphe Typ benötigt der endomorphe Bodybuilder eine hohe Trainingsintensität zum erfolgreichen Körperaufbau.

Deshalb ist auch für diesen Körpertyp die Anwendung des progressiven Gewichtstrainings wichtig.

Zur Erhöhung der Trainingsintensität kann der Endomorphe die Methodik der abnehmenden Sätze, bei jedem zweiten bis dritten Training Intensivwiederholungen und ca. einmal im Monat auch die Durchführung von Negativwiederholungen einsetzen.

Für den Endomorphen stellt auch in der Aufbauphase die Verkürzung der Pausen zwischen den Sätzen eine wichtige Methode zum Erzielen guter Muskeldichte dar.

Die Ergänzung des 4-Tage-Split-Programms durch drei- bis viermaliges aerobes Training pro Woche, z.B. auf dem Fahrradergometer bei 70–80 % des Maximalpulses, führt neben einer Kräftigung des Herz-Kreislauf-Systems zu einer Beschleunigung des Stoffwechsels. Dies ist für den endomorphen Bodybuilder ganz wesentlich für das Erreichen optimaler Trainingsfortschritte.

Der Muskelzuwachs wird aber leicht von der Fettspeicherung überdeckt. Konsequenterweise muß dieser Typus auf eine fettarme Kost (maximal 20 Prozent der Energieaufnahme) achten und Kohlenhydrate bis zu 50 Prozent konsequent nur in Form der langsamer verfügbaren komplexen Kohlenhydrate zuführen, die die Insulinausschüttung weniger stimulieren.

Der Anteil an Protein kann bis zu 30 Prozent der täglichen Kalorienaufnahme ausmachen.

Aufbauphase: Split-Programm – Endomorph

Tag	Muskelgruppe	Übung	Sätze	Wiederholungen
Montag +	Beine	Kniebeuge	3–4	6–10
Donnerstag		Beinpresse	3	12–15
		Beincurl	3	12–20
	Brust	Schrägbankdrücken	3–4	6–10
		Fliege, Flachbank	3	12–15
	Trizeps	Engbankdrücken	3	6–8
		Cable-Pushdown	3	12–15
	Waden	Wadenheben, sitzend	3	15–20
	Bauch	Crunch	3	20–25
Dienstag +	Rücken	Klimmzüge	3	8–10
Freitag		Rudern, vorgebeugt	3–4	10–12
		Rudern, sitzend	3	10–15
	Schulter	Nackendrücken	3–4	6–10
		Rudern, stehend	3	10–12
		Shrugs	2–3	10–12
	Bizeps	Kurzhantelcurl, sitzend	2–3	8–10
		Langhantelcurl	3	8–10
	Waden	Wadenheben, stehend	3	20–25
		Wadenheben, sitzend	3	12–15
	Bauch	Crunch	2	20–25

Die Definitionsphase

Training und Ernährung zur Körpergewichtsreduktion

Das Ziel der Definitionsphase, die in der Regel zwischen acht und 16 Wochen im Jahr beträgt, sind der Abbau von Körperfett und die Ausscheidung von überflüssigem Gewebswasser, so daß die einzelnen Muskelgruppen in ihrer Struktur klar zu erkennen sind.

Training und Ernährung in dieser Phase müssen so organisiert sein, daß es zu einem größtmöglichen Erhalt der während der Aufbauphase gebildeten Muskelmasse bei gleichzeitigem Abbau von Körperfett kommt.

Im Idealfall ist es durchaus möglich, während der Definitionsphase gleichzeitig Muskeln auf- und Fett abzubauen.

Um eine optimal verlaufende Definitionsphase zu erreichen, unterscheidet sich die Trainings- und Ernährungsplanung von der Aufbauphase in einigen Punkten. So wird z. B. die Trainingshäufigkeit in der Definitionsphase pro Woche erhöht, und es werden zusätzliche Trainingsmethoden und auch aerobes Training verstärkt eingesetzt.

Weiter mit schweren Gewichten

Viele Bodybuilder trainieren im Vergleich zur Aufbauphase in der Definitionsphase mit mehr Übungen pro Muskelgruppe, bei höherer Satzzahl pro Übung, mit leichteren Gewichten und gesteigerter Wiederholungszahl pro Satz.

Diese Sportler glauben, so würde am schnellsten Körperfett abgebaut. Erinnern wir uns aber noch einmal an die für den Muskelaufbau wichtigste Trainingsregel im Bodybuilding: Intensität vor Dauer. Das heißt, die Muskeln müssen auch in der Definitionsphase durch intensive Belastung zum Wachstum stimuliert werden und benötigen anschließend ausreichend lange Ruhepausen, um tatsächlich mit Hypertrophie auf den gesetzten Trainingsreiz zu reagieren.

Die Gefahr für besonders ehrgeizige und motivierte Bodybuilder liegt nicht darin, daß zu intensiv trainiert wird, sondern daß zuviel trainiert wird. Es muß darauf geachtet werden, daß es in der Definitionsphase nicht durch zu häufige und / oder zu lange Trainingseinheiten zum Übertrainingszustand kommt. Der Versuch, mit unzähligen verschiedenen Übungen pro Muskelgruppe bei einer endlosen Zahl von Sätzen pro Übung und hohen Wiederholungszahlen pro Satz zu guter Definition zu gelangen, ist oftmals der falsche Weg. Ein derartiges Training resultiert mit großer Wahrscheinlichkeit im Verlust von hart erarbeiteter Muskelmasse. Die Muskeln brauchen ein Mindestmaß an schweren, intensiven Trainingsreizen, um ihre Dichte und Massivität zu erhalten. Deshalb soll auch in der Definitionsphase mindestens eine Grundübung pro Muskelgruppe mit schweren Gewichten trainiert werden.

Schweres Training ist die Voraussetzung zum Erhalt der Muskelmasse. Um zu einer wirklich hart austrainierten Muskulatur zu kommen, werden nun verschiedene Methoden zur Intensitätssteigerung verstärkt eingesetzt. Es gilt, die Trainingsintensität während der Definitionsphase zu erhöhen.

Jede Maßnahme, die dazu beiträgt, daß die Muskeln härter arbeiten, ist zur Erlangung von guter Definition geeignet. Besonders die Trainingsmethodik der abnehmenden Sätze und der Intensivwiederholungen soll in dieser Phase verstärkt Anwendung finden. Ganz wichtig ist die Verkürzung der Pausen zwischen den Sätzen. Hierfür eignet sich auch das Supersatztraining sehr gut.

Isolationsübungen – wichtige Ergänzung zu den Grundübungen

Während der Definitionsphase empfiehlt es sich, gegenüber der Aufbauphase verstärkt Isolationsübungen in das Training miteinzubeziehen. Als Isolationsübungen gelten solche Übungen, die gezielt eine Muskelgruppe unter weitgehender Ausschaltung unterstützender Muskelgruppen belasten.

Als Beispiel soll uns das Training der Brustmuskulatur dienen. Die Grundübung für die Brust ist das Bankdrücken mit der Langhantel. Bei dieser Übung werden zwar primär die Brustmuskeln belastet, um die Bewegung kraftvoll und gleichmäßig durchzuführen, müssen auch die Schulter-, Trizeps- und sogar die Rückenmuskulatur unterstützend eingesetzt werden.

Anders sieht es dagegen beim Kabelziehen über Kreuz oder beim Butterfly aus. Bei diesen Übungen können Sie, vorausgesetzt, Sie fälschen die Bewegung nicht ab, die Brustmuskeln stark isolieren. Das heißt, der Bewegungsablauf ist derart, daß nur minimale Unterstützung von «Hilfsmuskelgruppen» nötig ist.

Es ist nicht möglich, eine Muskelgruppe gänzlich zu isolieren. Aus Gründen der Stabilität und der Koordination des Bewegungsablaufs arbeiten immer mehrere Muskelgruppen zusammen. Isolationsübungen ermöglichen aber eine geringstmögliche Beteiligung unterstützender Muskelgruppen. Besonders genau und effektiv können Isolationsübungen am Kabelzug und an Maschinen trainiert werden. Der Übungsablauf ist bei diesen Trainingsgeräten vorgegeben, Sie werden sozusagen von der Maschine geführt und können Ihre volle Konzentration optimal, gezielt auf die jeweils trainierte Muskelgruppe richten.

Um den größtmöglichen Effekt zu erzielen, sollen die Isolationsübungen mit einer höheren Wiederholungszahl bei ständiger Spannung, d. h. ohne Pausen im Bewegungsablauf, trainiert werden. Der Bewegungsablauf ist konstant und gleichmäßig, während der letzten Wiederholungen eines Satzes kann der Augenblick der höchsten Spannung für einige Sekunden gehalten werden.

Beim Kabelziehen über Kreuz wird beispielsweise die Position, bei der sich die Hände vor den Knien befinden, für zwei bis drei Sekunden gehalten und die Brustmuskulatur optimal angespannt. Durch diese isometrische Muskelkontraktion kommt es zur Ausbildung von optimaler Muskelhärte.

Die Pausen zwischen den Sätzen sollen zwischen dreißig und sechzig Sekunden betragen.

Die richtige Anwendung von Isolationsübungen trägt in Verbindung mit schwerem Training der Grundübungen zur Entwicklung von Muskeldichte und Härte bei. Besonders das Training der Isolationsübungen führt zu einem starken Brennen innerhalb der Muskulatur, was ziemlich unangenehm ist. Aber Sie wissen ja: kein Schmerz – kein Fortschritt. Diese Aussage gilt in besonderem Maße für die Definitionsphase. So hart das Training in der Definitionsphase auch ist – das Gefühl von scheinbar unbegrenzter Energie, von Optimismus und Zuversicht in die eigenen Fähigkeiten, welches durch schwindende Fettpolster und eine leistungsfähige Muskulatur Ihr ständiger Begleiter sein wird, entschädigt Sie für Ihre Disziplin und Beharrlichkeit im Training und der Ernährung mehr als genug. Dieses Gefühl kann man nur schwer beschreiben. Sie müssen es selbst erlebt haben, um zu wissen, was ich meine.

Posing – das Prinzip der ständigen Spannung

Das Anspannen der Muskulatur zwischen den Sätzen und nach dem Training ist eine enorm effektive Methode zur Erlangung gestochen scharfer Definition. Wenn Sie z. B. die Rückenmuskulatur trainieren, so machen Sie zwischen den Sätzen nicht einfach Pause. Spannen Sie statt dessen Ihre Rückenmuskeln stark an, z. B. indem Sie die Doppelbizepspose von hinten einnehmen.

Oder nutzen Sie während Ihres Brusttrainings die Zeit zwischen den Sätzen zur Durchführung z. B. der Most-Muscular-Pose oder seitlichen Brustpose. Halten Sie die jeweilige Pose für ca. zehn bis zwanzig Sekunden, und kontrahieren Sie die Muskeln während dieser Zeit so hart Sie können.

Konzentrieren Sie sich auf das Gefühl in Ihren Muskeln. Vergessen Sie das Atmen nicht. Die Gefahr der Preßatmung ist beim Posing erhöht, und dies kann zu Schwindelgefühlen führen. Lösen Sie die Pose langsam, d. h., verringern Sie die Spannung in der Muskulatur, atmen Sie einige Male tief durch, und gehen Sie dann an die Ausführung Ihres nächsten erfolgreichen Satzes.

Nach dem Training soll das Posing noch einmal praktiziert werden. Besonders die trainierten Muskelgruppen werden in verschiedenen Posen einige Male angespannt. Das Üben der Posen bzw. die dabei entstehende starke Spannung in der Muskulatur trägt zur Entstehung von Körpergefühl und der Entwicklung von ausgezeichneter Definition bei. Sie können durch Posing gut erkennen, wo Ihre Stärken in der körperlichen Entwicklung liegen und welche Muskelgruppen aufgrund «hinterherhinkender» Trainingsfortschritte besonderer Aufmerksamkeit bedürfen.

Jeder ambitionierte Bodybuilder sollte das Posing in sein Trainingsprogramm, besonders in der Definitionsphase, integrieren.

Ob Fitneß- oder Leistungstrainierender – Posing wirkt sich enorm förderlich auf den Trainingsfortschritt aus.

Und doch praktiziert nur ein verschwindend geringer Prozentsatz der Bodybuilder das Posing. Nur äußerst selten sieht man einen Sportler, der im Studio sein Posing übt. Als Begründung sehe ich hierfür Hemmungen oder ganz einfach Unkenntnis über die Ausführung der Posen an.

Um die richtige Körperhaltung während der Posen zu erlernen, können Sie sich die einschlägigen Muskelmagazine kaufen und die dort abgebildeten Bodybuilder studieren.

Wenn Sie zunächst Bedenken haben, das Posing im Studio zu üben, fangen Sie einfach zu Hause damit an. Was die Hemmungen betrifft, während des Trainings zu posen – Sie können auch Ihre Trainingskleidung anbehalten. Zwar sehen Sie dann, je nach Bekleidung, mehr oder weniger der angespannten Muskulatur, Sie kontrahieren die Muskeln aber immerhin zwischen den Sätzen und/oder nach dem Training.

Für den ambitionierten Bodybuilder ist es ein tolles Gefühl, die Muskulatur anzuspannen und im Spiegel gut entwickelte Muskeln zu sehen, stellt doch der Ausprägungsgrad der Muskulatur den Maßstab für erfolgreiches Bodybuilding dar.

Energiestoffwechsel

Sie arbeiten sich durch einen harten Satz tiefer Kniebeugen. Nach zehn tiefen, korrekt ausgeführten Wiederholungen ist Ihnen keine weitere Kniebeuge mehr möglich.

Der ganze Satz dauerte ca. 50 bis 60 Sekunden. Sie legen die Hantel in die Ablage, Schweiß rinnt über Ihr Gesicht, und die Muskeln reagieren aufgrund der hohen Belastungsintensität mit starkem Brennen. Sie sagen zu sich selbst. «Prima, das war ein guter Satz. Schon bald bin ich diese überflüssigen Fettpolster an meinen Beinen und am Po los.» Leider funktioniert es so nicht.

Selbst wenn Sie zehn Minuten lang nonstop Kniebeugen machen, werden Sie mittels einer derartigen Belastung durch Training allein so gut wie überhaupt kein Körperfett abbauen. Die Begründung hierfür ist im Energieversorgungssystem des Körpers zu suchen.

Ihr Körper holt sich die benötigte Energie zur Muskelkontraktion aus vier verschiedenen Quellen.

Ganz zu Beginn einer körperlichen Belastung, in unserem Beispiel die erste Kniebeuge, erhält die Muskulatur die benötigte Kontraktionsenergie aus einem Stoff namens Adenosintriphosphat (ATP).

ATP wird zu Adenosindiphosphat (ADP) und Phosphat (P) unter Freisetzung von Energie gespalten. ATP speichert der Körper in den Muskeln nur in äußerst geringen Mengen, der Vorrat ist schon in den ersten drei Sekunden intensivster Muskelarbeit aufgebraucht. Die Muskeln benötigen für die Fortführung der intensiven Arbeit aber weiterhin ATP.

Durch Kreatinphosphat (KP) wird das für die Muskelkontraktion gebrauchte ATP wieder zur Verfügung gestellt, indem die energiereichen Phosphatgruppen des KP auf das ADP übertragen werden, so daß erneut ATP gebildet wird.

Das Kreatinphosphat speichert der Körper in der Muskelzelle, und es liefert während intensiver Muskelarbeit für die ersten 10 Sekunden die benötigte Energie. Dieser Zeitraum entspricht etwa der Ausführung von 2 bis 4 schweren Wiederholungen. Diese Art der Energiegewinnung wird als anaerob bezeichnet, das heißt ohne die Zufuhr von Sauerstoff. Der Zeitraum ist für Ihr Herz-Kreislauf-System zu kurz bemessen, als daß es in der Lage wäre, Sauerstoff zu der Arbeitsmuskulatur zu liefern. Der Abbau des Kreatinphosphats geschieht ohne die Anhäufung von Milchsäure und heißt deshalb anaerob – alaktazide Energiegewinnung.

Ihr Satz Kniebeugen ist aber noch nicht beendet. Sie geben sich erst mit zehn Wiederholungen zufrieden.

Nachdem auch das KP aufgebraucht ist, beginnt der Körper mit der Verwertung der Kohlenhydrate zur Energiegewinnung. Kohlenhydrate werden in den Muskeln und in der Leber in Form von Glykogen gespeichert.

In den nächsten ca. 30 Sekunden Ihres Satzes Kniebeugen bekommen Ihre Muskeln die nötige Energie zur Kontraktion aus dem in der Muskulatur gespeicherten Glykogen. Der Abbau von Kohlenhydraten zur Energiegewinnung wird als Glykolyse bezeichnet.

Es fällt bei der Energiegewinnung durch die Verwertung des Muskelglykogens je nach Trainingsintensität eine mehr oder minder große Menge an Laktat an, man spricht von anaerober laktazider Energiegewinnung. Da die Milchsäure das «Brennen» in der Muskulatur verursacht, wird nun deutlich, daß es vor allem beim Training mit mittleren und höheren Wiederholungszahlen zum vorübergehenden Muskelschmerz kommt. «Die Laktatbildung erreicht bei maximalen dynamischen Beanspruchungen von 40 bis 45 Sekunden Dauer ihren Maximalwert» (Hollmann / Hettinger 1990, S. 62).

Während Ihres Satzes Kniebeugen wurde Ihnen die dafür benötigte Energie also zunächst aus dem Abbau der energiereichen Phosphate ATP und KP und später aus der Verwertung der Kohlenhydrate geliefert. Körperfett haben Sie nicht abgebaut!

Nach ca. 50 Sekunden Belastungsdauer erreicht der Sauerstoff über das Herz-Kreislauf-System die Muskelzellen. Es beginnt die aerobe Energiegewinnung, das heißt, nun wird Sauerstoff zur Energiebereitstellung verwertet. Zunächst dienen weiterhin primär die Kohlenhydrate als Treibstofflieferant. Das eingelagerte Glykogen innerhalb der Muskulatur und der Leber (das Leberglykogen wird über die Blutbahn den Muskeln zugeführt) wird unter dem Einfluß von Sauerstoff «verbrannt» (oxidiert). Dieser Vorgang findet im Plasma der Muskelzelle statt und wird auch als aerobe Glykolyse bezeichnet. Neben der freigesetzten Energie entstehen auch Wasser (H_2O) und Kohlendioxid (CO_2).

Die aerobe Glykolyse setzt also ca. nach 1 Minute, nach Verbrauch der energiereichen Phosphate ATP und KP, ein und liefert dem Körper bei Fortsetzung der Belastung für die nächsten 20–25 Minuten benötigte Energie. Nach diesem Zeitraum sind dann auch die Kohlenhydratspeicher weitgehend entleert.

Intensität und Dauer des aeroben Trainings

Um effektiv Körperfett abzubauen, sollte Ihr Pulsschlag während der aeroben Trainingseinheiten zwischen 60 und 70 % Ihrer maximalen Herzfrequenz liegen.

Die maximale Herzfrequenz berechnen Sie, indem Sie von 200 Ihr Lebensalter abziehen. Von diesem Wert nehmen Sie dann 60 bis 70 % und haben so die «Fettabbau-Trainingszone» errechnet.

Beispiel:

200–30 Jahre = 170 maximale Herzfrequenz
60–70 %   = 102–119 Herzschläge pro Minute

Wenn Sie zwischen 70 und 85 % Ihrer max. Herzfrequenz aerob trainieren, so profitiert in erster Linie Ihr Herz-Kreislauf-System. Eine derartige Belastungsintensität ist für die Mehrheit der Aktiven über einen Zeitraum von ca. 20–30 Minuten aufrechtzuerhalten. Da der Körper unter Normalbedingungen erst ab diesem Zeitraum seine Fettdepots zur Energiegewinnung heranzieht, lautet die Empfehlung für effektives Fettabbau-Training: Lieber eine längere Belastung (30–60 Minuten) bei mittlerer Intensität (60 %–70 % der max. Herzfrequenz) als eine kurze Belastung (20–30 Minuten) bei höherer Intensität (70 % bis 85 % der max. Herzfrequenz).

Für diejenigen unter Ihnen, die bereits seit einiger Zeit Ausdauertraining betreiben und somit über eine gewisse aerobe Leistungsfähigkeit verfügen, kann aufgrund neuerer Studien die Empfehlung ausgesprochen werden, durch den Einbau von

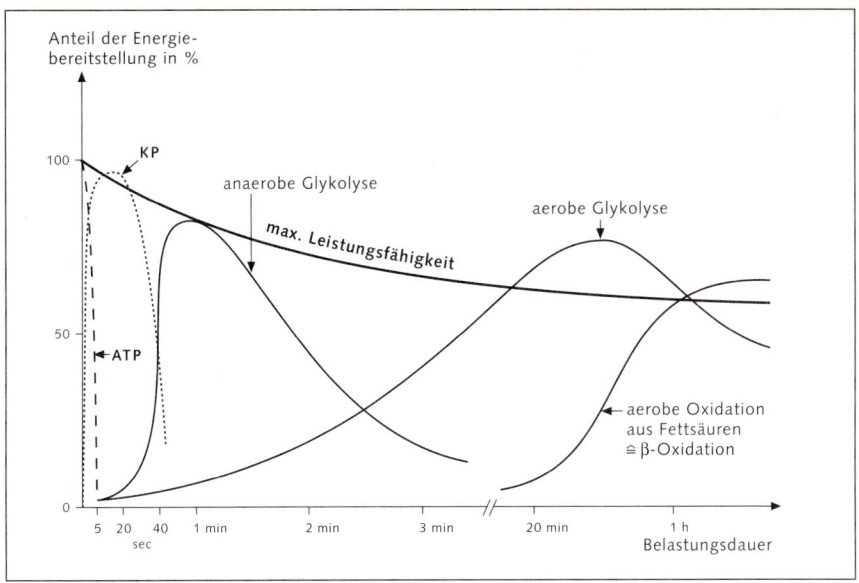

Anteil der Energie liefernden Substanzen bei körperlicher Belastung mit unterschiedlicher Dauer sowie die jeweils maximale Leistungsfähigkeit

Quelle: Handbuch Sportlererernährung, Rowohlt, Geiß, Hamm

hochintensiven Intervallen während der Belastung den Fettabbau zu beschleunigen (Sportrevue, Mai 1995, S. 51–53).

Dazu steigern Sie während Ihres Trainings z. B. auf dem Fahrradergometer für einen Zeitraum von 2–3 Minuten den Widerstandslevel oder erhöhen beim Lauftraining Ihre Geschwindigkeit und drosseln nach Beendigung eines Intervalls die Intensität wieder auf Ihr übliches Niveau. Nach ca. 8–10 Minuten könnten Sie dann ein weiteres hochintensives Intervall anschließen. Je nach Trainingszustand empfehle ich den Einbau von 3–6 solcher Intervalle.

Je regelmäßiger Sie aerobe Aktivitäten in Ihr Trainingsprogramm miteinbeziehen, um so schneller wird Ihr Körper seine Fettdepots zur Energiegewinnung nutzen.

Mit Ausnahme des ektomorphen Bodybuilders, der seinen Stoffwechsel nicht noch durch aerobes Training anregen sollte, empfiehlt es sich für die eher meso- und vor allem für die endomorphen Typen unter uns, aerobes Training auch in der Aufbauphase zu betreiben.

Während aerobes Training in der Aufbauphase primär zur Verbesserung der Leistungsfähigkeit des Herz-Kreislauf-Systems betrieben wird, bekommt Ihr Organismus auch die notwendige Stimulation, um in der Definitionsphase den größt-

Energiestoffwechsel

Länge der Belastung	Bezeichnung	Energielieferant
0–10 Sekunden	anaerob – alaktazid	Adenosintriphosphat (ATP) Kreatinphosphat (KP)
10–50 Sekunden	anaerob – laktazid	Glykogenabbau zu Milchsäure (Laktat) anaerobe Glykolyse
50–120 Sekunden	Beginn aerobe Energiegewinnung	Glykogenabbau aerobe Glykolyse
2–20/25 Minuten	aerob	Kohlenhydratentleerung aerobe Glykolyse
ab 20/25 Minuten	aerob	zunehmende Fettverbrennung ß-Oxidation

möglichen Nutzen aus den aeroben Trainingseinheiten zu ziehen. Ihr Stoffwechsel ist bei regelmäßigem aerobem Training sozusagen auf die Verwertung von Körperfett als Energielieferant eingestellt.

Durch aerobes Training wird demzufolge die Fähigkeit Ihres Körpers, Fettgewebe zur Energiegewinnung zu mobilisieren, verbessert.

Welche Form des aeroben Trainings?

Das Angebot an Trainingsgeräten, mit denen aerob gearbeitet werden kann, ist vielfältig. In gut ausgestatteten Studios bieten sich Fahrrad-Ergometer (möglichst mit eingebauter Pulsfrequenzmeßvorrichtung), Treppensteiggeräte (Stepper), Laufbänder und Rudergeräte an. Die Entscheidung, mit welchem Gerät trainiert wird, sollte gut überlegt sein. Denn bei der richtigen individuellen Auswahl der aeroben Trainingsgeräte wird das Risiko einer Überlastung oder Verletzung nahezu ausgeschlossen. Der 100 kg schwere Bodybuilder sollte seine aerobe Trainingseinheit lieber auf dem Fahrrad-Ergometer absolvieren als auf dem Laufband, da die Belastung durch das hohe Körpergewicht besonders für die Hüft- und Kniegelenke während des Laufens sehr hoch ist. Gleiches gilt für die übergewichtigen Menschen.

Für den Fall, daß Sie schon lange nicht mehr sportlich aktiv gewesen sind oder gar in Ihrem Leben noch nie regelmäßig Sport getrieben haben, ist das Fahrrad-Ergometer z. B. dem Stepper vorzuziehen, da beim Radfahren nicht die Anforderungen an Ihre Koordinationsfähigkeit gestellt werden wie auf dem Stepper. Als Abrundung des aeroben Trainingsangebotes dienen, vor allem für Frauen, die Aerobic-Kurse im Studio. Diese Kurse sind in guten Studios nach Schwierigkeiten abgestuft, z. B. Beginner-, Fortgeschrittenen- und Leistungskurse.

Als ideale Trainingsgeräte zum aeroben Training haben sich die Lifecyle-Ergometer erwiesen. Diese bieten neben der Möglichkeit eines individuell wählbaren Belastungsprogramms auch die Überprüfung Ihrer Herzfrequenz während des Trainings mittels eingebauter Meßvorrichtungen. So können Sie stets erkennen, ob Sie sich in Ihrer Fettabbau-Trainingszone befinden und gegebenenfalls dem Schwierigkeitslevel anpassen.

Natürlich können Sie auch während einer Fahrradtour im Freien oder durch einen Waldlauf aerob trainieren. Diese Form der aeroben Belastung macht viel Spaß und ist bei guten Witterungsbedingungen dem Training im Studio im Erlebniseffekt klar überlegen. Wenn Sie die Möglichkeit haben, im Wald zu laufen oder in einer Umgebung mit wenig Autos, Ampeln etc. Rad zu fahren oder im Freien zu schwimmen, so bekommen Sie viel Sauerstoff in Ihre Lungen, haben einen ausgezeichneten aeroben Trainingseffekt und können gleichzeitig die Natur genießen.

Nicht übertreiben – Häufigkeit des aeroben Trainings

Bodybuilder neigen zu Extremen. Entweder es wird überhaupt nicht aerob trainiert, oder die Einstellung nicht weniger Bodybuilder «Viel hilft viel» findet sich neben der Anzahl der wöchentlichen Gewichtstrainingseinheiten, der Übungsanzahl pro Muskelgruppe, Satzzahl pro Übung, Wiederholungszahl pro Satz usw. und der Überdosierung von Nährstoffen und / oder Nährstoffkonzentraten auch in der aeroben Trainingsplanung wieder.

Doch es ist auch bei der Dosierung der aeroben Belastung, d. h. Häufigkeit und Dauer der Trainingseinheiten, darauf zu achten, daß die Regenerationsfähigkeit des Organismus nicht überfordert wird. Besonders in der Definitionsphase geht es vielen Bodybuildern mit dem Fettabbau nicht schnell genug.

Dann werden zusätzlich zum Gewichtstraining aerobe Einheiten von bis zu zwei Stunden Dauer absolviert. Da in der Definitionsphase die Kalorienzufuhr eingeschränkt ist und im Vergleich zur Aufbauphase sowieso häufigere Trainingseinheiten absolviert werden, kann es durch ein zu hohes Pensum an aeroben Aktivitäten zu Übertrainingserscheinungen kommen.

Der Organismus kommt dann in eine sog. katabole Stoffwechsellage, d. h., Sie verlieren Muskelsubstanz.

Besonders bei längeren aeroben Trainingseinheiten, die länger als 1 Stunde sind, werden nämlich verstärkt auch Proteine, d. h. Ihr mageres Muskelgewebe als Energielieferant genutzt.

Was das für Ihr Äußeres bedeutet, ist wohl klar. Der Körper beginnt, seine eigenen Proteinvorräte, sprich, die Muskulatur zur Energiegewinnung aufzuzehren. Die Folge hiervon ist, daß Sie trotz Ihres harten Trainings Muskeln abstatt aufbauen. Wenn Sie sich z. B. Marathonläufer anschauen, dann werden Sie diese Aussage in der Praxis bestätigt finden. Diese Sportler verfügen über hervorragende Ausdauer, von Muskelmasse, wie Sie der Bodybuilder versteht, ist jedoch nichts zu sehen.

Mike Ashley, Sieger der Arnold's Classic 1990, schildert seine Erfahrungen mit übermäßigem aerobem Training folgendermaßen:

«1990 habe ich von meinem aeroben Training am meisten profitiert. Zwanzig Wochen vor der Arnold Schwarzenegger Classic habe ich angefangen, frühmorgens mit leerem Magen 45 Minuten aerobes Training zu machen. Zwölf Wochen vorher habe ich das auf täglich zweimal 45 Minuten gesteigert, und in der letzten Woche vorher bin ich wieder auf einmal aerobes Training pro Tag heruntergegangen. In diesem Jahr hat einfach alles – Training, Diät, Nährstoffzufuhr und Erholung – perfekt zusammengepaßt, und ich habe bei meinen Wettkämpfen gut abgeschnitten. Im Jahr darauf bin ich allerdings mit dem aeroben Training ins Extrem gegangen.

1991 habe ich meine Kalorien erhöht und mein aerobes Training gesteigert, weil ich Schwierigkeiten hatte, so hart wie im Jahr zuvor zu werden. Ich weiß noch gut, daß ich volle 2 $\frac{1}{2}$ bis 3 Stunden aerobes Training pro Tag gemacht habe, weil ich dachte, ich könnte damit mehr Körperfett loswerden und wegen der zusätzlichen Kalorien meine Masse behalten. Statt dessen habe ich übertrainiert und war bei der Night of Champions faserig, schmaler und schlechter definiert als im Vorjahr.

Zweimal täglich Bodybuildingtraining plus das übermäßige aerobe Training hatte nur zu unzulänglicher Regeneration geführt. Daraus, muß ich sagen, habe ich gelernt.»

(Sportrevue, Juni 1994, S. 122–123)

Dieses Zitat schildert in eindrucksvoller Weise zum einen die Effektivität, durch richtig dosiertes aerobes Training zu einer sehr guten Definition zu gelangen, zum anderen wird aber auch die Gefahr von übermäßigem aerobem Training deutlich.

Wenn Sie regelmäßig aerobes Training betreiben, d. h. auch in der Aufbauphase je nach Körpertyp 2–4mal pro Woche, dann können Sie in der Definitionsphase unter Berücksichtigung Ihrer Stoffwechselaktivität und Ihres derzeitigen Körperfettanteils Ihr aerobes Trainingspensum auf bis zu zweimal täglich für eine Dauer von jeweils 30 bis 45 Minuten bei 4–5 Trainingstagen erhöhen. Für diejenigen unter Ihnen, die das aerobe Training in den letzten Monaten vernachlässigt haben, empfiehlt sich, in der Definitionsphase eine aerobe Einheit an 4 bis 5 Tagen pro Woche von 30 bis 45 Minuten Dauer zu trainieren.

Aerobes Training ist für den Bodybuilder immer nur eine – willkommene – Ergänzung zum Gewichtstraining. Da es im Bodybuilding in erster Linie um Muskelaufbau geht, kommen Sie um das Training mit Gewichten nicht herum. Und wenn Sie schwer und hart trainieren, sich bedarfsangepaßt ernähren, auf ausreichende Regeneration achten sowie eine positive mentale Einstellung auch in Zeiten behalten, wo Sie anscheinend keine Fortschritte mehr machen, dann entwickeln Sie die massive und dichte Muskulatur, die einen wirklich guten Bodybuilder auszeichnet. Wenn Sie von Natur aus über einen eher langsamen Stoffwechsel verfügen, dann hilft Ihnen aerobes Training ausgezeichnet, besonders in der Definitionsphase, Ihre hart erarbeitete Muskulatur durch Anregung des Stoffwechsels, sprich beschleunigten Fettabbau, klar sichtbar werden zu lassen.

Der Wasserhaushalt – gut definiert ist nicht dehydriert

Der situationsgerechte Ausgleich von Wasser- und Elektrolytverlusten bei länger dauernden Trainings- und Wettkampfbelastungen ist sicherlich eine der vordringlichsten Ernährungsaufgaben. Wasser ist nicht nur mengenmäßig unser wichtigster Nährstoff – immerhin müssen wir auch ohne Sport täglich mindestens 1,5 Liter trinken –, sondern auch Hauptbestandteil des Körpers. Der mengenmäßig größte Bestand liegt in der Muskulatur vor. Je aktiver eine Körperzelle (Muskelzelle) ist, desto größer ist ihr Wasserbedarf. Kein anderer Nährstoff wirkt sich im akuten Mangel so schnell leistungsmindernd und gesundheitsgefährdend aus wie ein Wasserdefizit. Bereits ab 1 Prozent Wasserverlust vom Körpergewicht kann sich ein Flüssigkeitsmangel leistungsmindernd auswirken.

Wasser ist lebensnotwendig, um die durch Schwitzen verursachten Wasserverluste in der Blutflüssigkeit zu ersetzen und damit einer Bluteindickung (= Hypovolämie) vorzubeugen. Der Wasserersatz sorgt für die normale Fließfähigkeit und damit Transportleistung (Sauerstoff, Nährstoffe, Wärme, Laktat, CO_2) des Blutes sowie eine gute Durchblutung der peripheren Gewebe. Damit verbunden ist wiederum eine einwandfrei funktionierende Kühlung des Organismus. Die ausreichende Wasserzufuhr vor, während und nach dem Training ist für den Bodybuilder deshalb Gesundheitsschutzmaßnahme Nr. 1 und für die Leistung genauso wichtig wie das richtige Essen. Eng verbunden mit dem Wasserhaushalt ist der Mineralstoffhaushalt des Körpers (Natrium, Kalium, Magnesium, Calcium) und die damit verbundene Aufrechterhaltung der körperlich-muskulären sowie neuromuskulären und mentalen Leistungsfähigkeit.

Wann, was trinken? Die Frage nach dem richtigen Durstlöscher muß situationsgerecht und individuell beantwortet werden. Es versteht sich von selbst, daß alkoholische Getränke, zuckersüße Limonaden und Milch (mehr als ein Getränk!) keine Sportgetränke sind.

In der *Trainingsphase* und nach dem Training sind kohlenhydrathaltige Fruchtsäfte (natürlich hoher Kaliumgehalt) mit Mineralwasser (Magnesium zirka 100 mg und mehr/Liter, etwa im Verhältnis 1:1) gemischt, das richtige.

Während der *Definitionsphase* und in der Wettkampfvorbereitung greift der Bodybuilder am besten zu magnesiumreichen und natriumchloridarmen (weniger als 300 mg Chlorid pro Liter!) Mineralwasser. Ebenfalls gute Durstlöscher sind Fruchtsäfte, stark mit Mineralwasser verdünnt (Verhältnis 1:4). Kaffee und schwarzer Tee ohne Zucker werden gerne wegen der Lipolysewirkung getrunken. Dabei muß die individuelle Reaktion und Verträglichkeit beachtet werden, ebenso wie die Tatsache, daß Coffein wassertreibend ist, also die Wasserverluste des Körpers vergrößern kann!

Unsinnige Ernährungspraktiken gefährden den Trainingserfolg:
Elektrolytverluste durch «Gewichtmachen und Abkochen»
Das Definitionsziel einer geringen Wasserspeicherung unter der Haut versuchte man in der Vergangenheit häufig durch einen strikten Wasserentzug zu erreichen.

Aber nicht nur unter gesundheitlichen Gesichtspunkten, sondern auch aus Ihrer sportlichen Zielsetzung heraus sollten Sie auf den Entzug von Körperflüssigkeit verzichten. Bedenken Sie, daß bereits ein Wasserentzug von 12% zum Tode führen kann, zirka 60% des menschlichen Körpers aus Wasser bestehen, der mit Abstand größte Teil sich jedoch innerhalb des Muskels befindet.

Das heißt: Sie treffen mit einem Wasserentzug immer auch den Wasserbestand ihrer Muskulatur. Das pralle Aussehen des Muskels und seine Leistungsfähigkeit wird durch eine starke Flüssigkeitseinschränkung gleichermaßen beeinträchtigt. Eine volle Muskulatur mit geringer Wassereinspeicherung unter der Haut gelingt also nicht durch Verzicht bzw. Entzug des lebens- und leistungswichtigen Wassers, sondern durch Beachtung der Regler des Wasserhaushaltes.

Damit sind die beiden Mineralstoffe Natrium und Kalium gemeint, die Gegenspieler bei der Regulation des Wasserhaushaltes. Sie sind für die Verteilung der Flüssigkeit im Körper verantwortlich.

Kalium dominiert in der Zelle, während Natrium hauptsächlich außerhalb vorkommt und für die Wasserspeicherung im Extrazellulärraum (= Zwischengewebe und Körperflüssigkeiten) verantwortlich ist. Wir essen zur Zeit weitaus mehr Natrium als Kalium. Früher war dies umgekehrt.

Akzeptabel ist ein annähernd ausgeglichenes Kalium-Natrium-Verhältnis, vielleicht sogar mit einem geringen Kaliumüberschuß. Anstelle der Einschränkung der Flüssigkeitszufuhr hat sich deshalb nach Bredenkamp / Hamm (1990) in der Definitionsphase die Schaffung eines natürlichen Kalium-Natrium-Gefälles besser bewährt. Ohne den Einsatz von Diuretika (= wassertreibenden Medikamenten) sind damit die besten Erfolge zu erzielen. Notwendig ist dafür jedoch, daß ausschließlich Nahrungsmittel gegessen werden, die sich durch einen Kaliumüberhang (z.B. Obst, Trockenfrüchte, Haferflocken, ungesalzene Reisgerichte, Gemüse ohne Kochsalz) auszeichnen. Unter diesem Aspekt fällt beim Vergleich von verarbeiteten und nicht verarbeiteten Nahrungsmitteln auf, daß gerade die «naturbelassenen» Nahrungsmittel (z.B. frisches Gemüse statt Dose) in der Regel mehr Kalium als Natrium enthalten, während die verarbeiteten dieses Verhältnis auf den Kopf stellen. Daran sollten auch Personen denken, die Probleme mit Wasseransammlungen (Ödeme) haben. Unterstützt werden sollte die natriumarme Kost durch die Zufuhr von reichlich kochsalzarmen Getränken, da bei der Ausscheidung weiteres überschüssiges Natrium ausgeschwemmt wird. Auf diese Weise wird der Körper noch salzärmer und damit auch wasserärmer. Wer an Wasseransammlungen in den Beinen leidet, der sollte dementsprechend genügend trinken und nicht etwa weniger (im Zweifelsfall den Arzt befragen). Insgesamt ist bei sportlichen Aktivitäten auf den Ersatz von Kalium und Magnesium zu achten, da die Konzentrationen von Magnesium und Kalium im Schweiß der des Blutes entsprechen, während Natrium im Schweiß geringer konzentriert ist.

Dem Körper droht eher ein Kalium- und Magnesium-Mangel. In diesem Zusammenhang muß auch das besonders gefährliche Gewichtmachen bzw. «Abkochen» durch gleichzeitige Einschränkung der Trinkflüssigkeit, exzessive Saunaanwendungen und Einnahme von Entwässerungsmitteln (Diuretika) angesprochen werden. Sportmediziner warnen davor, daß durch diese tiefgreifende Manipulation am Wasser- und Mineralstoffhaushalt insbesondere die Herz-Kreislauf- und Muskelfunktionen gefährdet werden. Durch den Einsatz von wassertreibenden Medikamenten kann ein bedrohlicher Abfall des Serum-Kaliums und -Magnesiums eintreten. Damit sind entsprechende Verluste auch in den Zellen, besonders in den Herzmuskelzellen, verbunden, was Extraschläge des Herzens und andere Rhythmusstörungen auslösen kann. Ebenso erhöht sich die Störanfälligkeit des Muskels mit vermehrter Neigung zu Verkrampfungen. Besonders problematisch ist auch die Kombination eines entwässernden mit einem abführenden Mittel (Konopka 1988, S. 161). Diese tiefgreifenden Störungen im Stoffwechsel kann man auch nicht innerhalb weniger Stunden vor dem Wettkampf wieder ausgleichen. Deshalb ist in jedem Fall einer bewußten Ernährungsumstellung in der Vorbereitungsphase der Vorzug zu geben. Vor allem sollte die Gewichtsabnahme langsam erfolgen. Genauso wichtig wie der Trainingsplan ist deshalb ein rechtzeitig erstellter Ernährungsplan. Gespart werden sollte an Fett, Zucker, Alkohol und Kochsalz. Nicht zu kurz kommen dürfen dagegen komplexe Kohlenhydrate, Proteine, Kalium, Calcium, Magnesium, alle Vitamine und Spurenelemente sowie natürlich Wasser.

Spezielle Trainings- und Ernährungsplanung in der Definitionsphase

Grundschema Definitionsphase			
	Ektomorph	*Mesomorph*	*Endomorph*
Trainingstage / Woche	4–5	4–6	4–6
Trainingsintensität	70–90%	65–85%	60–80%
Dauer der Trainingseinheit			
4-Tage-Split	60–70 Minuten	70–90 Minuten	70–90 Minuten
5-Tage-Split	60–70 Minuten		
6-Tage-Split		70–90 Minuten	70–90 Minuten
Muskelgruppen pro Trainingseinheit			
4-Tage-Split	2–3	2–3	2–3
5-Tage-Split	2–3		
6-Tage-Split		2	2
Übungen pro Muskelgruppe			
4-Tage-Split	2–3	2–3	2–3
5-Tage-Split	2–4		
6-Tage-Split		3–4	3–4
Satzzahl pro Übung			
4-Tage-Split	2–3	2–3	2–4
5-Tage-Split	2–3		
6-Tage-Split		3–4	3–4
Wiederholungen pro Satz (je nach Zyklus)	6–12 Beine bis 15	8–15 Beine bis 20	8–20
Pausen zwischen Sätzen (je nach Zyklus)	60–90 Sekunden	45–70 Sekunden	30–60 Sekunden
Aerobes Training	2–3x Woche 20–30 Minuten	4–5x Woche 30–45 Minuten	5–6 x Woche 30–60 Minuten
Nährstoffrelation:			
Kohlenhydrate	60%	50%	40%
Eiweiß	25%	30%	40%
Fett	15%	20%	20%

Training und Ernährung des Ektomorphen

Von den drei Körpertypen ist es für den ektomorphen Bodybuilder am einfachsten, eine gut definierte Muskulatur zu entwickeln. Fällt es diesem Typ relativ schwer, Muskelmasse aufzubauen, so hat er im Vergleich zum Meso- und besonders zum Endomorphen aufgrund seines von Natur aus niedrigen Körperfettanteils eindeutig Vorteile in bezug auf das Erlangen von klar sichtbarer Muskulatur.

Der Ektomorphe muß aufgrund seiner hohen Stoffwechselgeschwindigkeit vorsichtig sein, nicht zuviel des Guten zu tun und durch zu häufige und / oder zu lange Trainingseinheiten in den Übertrainingszustand zu kommen. Deshalb sind wöchentlich vier bis fünf Gewichtstrainingseinheiten zu empfehlen, die je nach Bedarf, sprich eventuellem Körperfettgehalt, durch zwei- bis dreimalige wöchentliche aerobe Trainingseinheiten ergänzt werden.

Die Bodybuilding-Einheiten sollten in der Definitionsphase besonders intensiv sein und nicht länger als 70 Minuten dauern. Für das aerobe Training empfiehlt sich ein Zeitraum von 20 bis 30 Minuten.

Das Fundament des Trainings bilden weiterhin die Grundübungen, die nach dem Überlastungsprinzip, d. h. mit schweren Gewichten und Wiederholungszahlen zwischen sechs und acht pro Satz absolviert werden. Als Ergänzung zu den Grundübungen werden verstärkt Isolationsübungen eingesetzt, die mit Wiederholungszahlen bis 15 pro Satz (Waden- und Bauchmuskulatur bis 30 Wiederholungen) trainiert werden. Um die nötige Trainingsintensität zum Erhalt bzw. zum Aufbau weiterer Muskelsubstanz zu erzielen, finden in der Trainingsplanung des Ektomorphen während der Definitionsphase besonders die Trainingsmethoden der umgekehrten, abgestumpften Pyramide, der Intensivwiederholungen und der Verkürzung der Pausen als Ergänzung zum progressiven Gewichtstraining Anwendung. Die Nährstoffrelation sollte derart gewichtet sein, daß ca. 25 Prozent Protein, 15 Prozent Fett und bis zu 60 Prozent Kohlenhydrate aufgenommen werden.

Definitionsphase: 4-Tage-Split-Programm – Ektomorph

Tag	Muskelgruppe	Übung	Sätze	Wiederholungen
Montag + Donnerstag	Beine	Kniebeuge	3	6 – 10
		Beincurl	3	10 – 12
		Frontkniebeuge	2 – 3	12 – 15
	Schulter	Nackendrücken	2 – 3	6 – 10
		Seitheben	3	10 – 12
		Seitheben, vorgebeugt	3	8 – 10
	Bizeps	Kurzhantelcurl, sitzend	3	8 – 10
		Langhantelcurl	2 – 3	8 – 10
	Waden	Wadenheben, stehend	3	12 – 15
	Bauch	Beinheben, hängend	2	20 – 25
Dienstag + Freitag	Brust	Schrägbankdrücken	3	6 – 10
		Fliege, Flachbank	3	10 – 12
		Bankdrücken	3	10 – 12
	Rücken	Klimmzüge (evtl. mit Gewicht)	3	10 – 12
		Rudern, vorgebeugt	3	8 – 10
		Frontziehen	3	10 – 12
	Trizeps	Cable pushdown	3	10 – 12
		Reverse pushdown, einarmig	3	10 – 12
	Waden	Wadenheben, stehend	3	20 – 25
		Wadenheben, sitzend	2	15 – 20
	Bauch	Beinheben, hängend	2	20 – 30

Definitonsphase: 5-Tage-Split-Programm – Ektomorph

Tag	Muskelgruppe	Übung	Sätze	Wiederholungen
Montag	Beine	Kniebeuge	2–3	6–8
		Beinpresse	3	10–12
		Beincurl	3	12–15
		Beinstrecken	2–3	12–15
	Bizeps	Kurzhantelcurl	3	8–10
		Langhantelcurl	3	8–10
		Cable curl	2	10–12
	Waden	Wadenheben, sitzend	3	15–20
	Bauch	Crunch	2	20–25
Dienstag	Pause			
Mittwoch	Brust	Bankdrücken	2–3	6–8
		Fliegende Bewegung Schrägbank	2–3	10–12
		Schrägbankdrücken	3	8–10
	Trizeps	Engbankdrücken	2–3	8–10
		Cable pushdown	3	10–12
		Reverse pushdown	2–3	8–10
Donnerstag	Pause			
Freitag	Rücken	Rudern, vorgebeugt	3	8–10
		Rudern, sitzend	3	10–12
		Klimmzüge	3	maximal
		Rudern, einarmig	2	8–10
	Schulter	Nackendrücken	3	6–8
		Seitheben	3	10–12
		Shrugs	2	8–10
	Bauch	Beinheben, hängend	2	20–25
		Crunch	2	25–50
	Waden	Wadenheben, stehend	3	20–25
Sonnabend	Pause			
Sonntag	Pause oder Beginn wie Montag			

Training und Ernährung des Mesomorphen

Der mesomorphe Bodybuilder ist zwar von Natur aus kräftig und muskulös, er sollte sich aber nicht alleine auf seine hervorragende Veranlagung zum Muskelaufbau verlassen.

Für die optimale Nutzung seines Potentials muß er mindestens genauso hart arbeiten wie der ekto- oder der endomorphe Typ. Vier bis sechs wöchentliche Trainingseinheiten nach dem Split-System sind empfehlenswert.

Auch für den Mesomorphen sind die Grundübungen mit schweren Gewichten die Grundlage des Trainings in der Definitionsphase. Übungen an Maschinen und am Kabelzug isolieren die jeweils trainierte Muskulatur sehr gut. Die Isolationsübungen werden mit höherer Wiederholungszahl pro Satz trainiert (bis 15, Beinübungen bis 20 WH) und liefern so einen wichtigen Beitrag zur Erlangung von Muskelhärte.

Besonders die Trainingsmethodiken der abnehmenden Sätze, der Intensivwiederholungen und gelegentlich Supersätze kommen nun zum Einsatz.

Für den mesomorphen Typ ist darüber hinaus regelmäßiges, vier- bis fünfmal wöchentliches aerobes Training zum Erreichen eines möglichst niedrigen Körperfettanteils wichtig. Die aeroben Trainingseinheiten sollen über 30 bis 45 Minuten, bei einer Pulsfrequenz von 60 bis 70 % der maximalen Herzleistung trainiert werden.

Und last, but not least ist das Anspannen der Muskulatur zwischen den Sätzen und das Posing eine weitere wichtige Maßnahme für eine optimal verlaufende Definitionsphase.

Um das harte Training durch die Ernährung sinnvoll zu unterstützen, empfehlen wir eine Nährstoffrelation von bis zu 30 % Eiweiß, ca. 20 % Fett und bis zu 50 % Kohlenhydraten.

Definitionsphase: 4-Tage-Split-Programm – Mesomorph

Tag	Muskelgruppe	Übung	Sätze	Wiederholungen
Montag + Donnerstag	Beine	Kniebeuge	3	8–10
		Beincurl	3	15–20
		Beinpresse	2–3	12–15
	Schulter	Nackendrücken	3	6–10
		Seitheben	3	10–12
		Seitheben Kabelzug	3	12–15
	Bizeps	Langhantelcurl	3	8–10
		Scott curls	3	12–15
	Waden	Wadenheben, stehend	3	12–15
		Wadenheben, sitzend	3	15–20
	Bauch	Beinheben, hängend	2	20–25
		Crunch	2	25–50
Dienstag + Freitag	Brust	Schrägbankdrücken	2–3	6–10
		Fliege, Flachbank	3	10–12
		Bankdrücken	3	10–12
	Rücken	Klimmzüge	3	maximal
		Rudern, vorgebeugt	3	10–12
		Rudern, sitzend	3	12–15
	Trizeps	Reverse pushdown	3	8–12
		Engbankdrücken	3	12–15
	Waden	Wadenheben, stehend	3	20–25
		Wadenheben, sitzend	3	15–25
	Bauch	Beinheben, hängend	2	20–30
		Crunch	2	25–50

Definitionsphase: 6-Tage-Split-Programm – Mesomorph

Tag	Muskelgruppe	Übung	Sätze	Wiederholungen
Montag + Donnerstag	Beine	Beinstrecker	4	8–10
		Beinpresse	4	12–20
		Kniebeuge	3	8–10
		Beincurl	3	15–20
	Bizeps	Kurzhantelcurl, sitzend	3	8–10
		Langhantelcurl	3	10–12
		Cable curls	3	12–15
	Waden	Wadenheben, stehend	3	12–15
		Wadenheben, sitzend	3	12–20
	Bauch	Crunch	2	maximal
		Beinheben, hängend	2	20–25
Dienstag + Freitag	Brust	Schrägbankdrücken	4	8–10
		Fliege, Flachbank	3	10–12
		Bankdrücken	3	8
		Cable crossovers	3	15–20
	Trizeps	Engbankdrücken	3	10–15
		Cable pushdown	3	12–15
		Reverse pushdown	3	12–15
Mittwoch + Sonnabend	Rücken	Klimmzüge	3	8–15
		Rudern, vorgebeugt	3–4	8–10
		Rudern, sitzend	3	12–15
		Frontziehen	3–4	12–15
	Schulter	Seitheben, vorgebeugt	3	12–15
		Nackendrücken	3–4	8–10
		Seitheben, Kabelzug	3	12–15
		Rudern, stehend	3	10–12
	Wade/Bauch	siehe Montag + Donnerstag		

Training und Ernährung des Endomorphen

Der endomorphe Bodybuilder mit seiner Neigung zum Fettansatz muß besonders diszipliniert trainieren, um gute Definition zu erzielen. Bringt er die nötige Willenskraft auf, so ist es auch für diesen Körpertyp möglich, hart und definiert – mit klar sichtbaren Muskelkonturen – zu werden.

Und erinnern wir uns noch einmal: Nicht selten wird der Bodybuilder mit der größeren Disziplin im Training, in der Ernährung sowie in der Art seines Lebensstils denjenigen übertreffen, der zwar die besseren genetischen Voraussetzungen zum Muskelaufbau mitbringt, aber nicht das entsprechende Durchhaltevermögen und die Geduld wie ein von Natur aus nicht so bevorteilter Bodybuilder.

Der endomorphe Bodybuilder sollte vier- bis sechsmal in der Woche bei vollem Einsatz mit den Gewichten arbeiten. Als besonders wichtige Maßnahme zum Körperfettabbau muß dieser Typ fünf bis sechs wöchentliche aerobe Trainingseinheiten über 30 bis 60 Minuten Dauer bei einem Puls von 60 bis 70 % der maximalen Herzleistung absolvieren. Gerade für den zur Speicherung von Körperfett neigenden Endomorphen ist das aerobe Training als Stoffwechselaktivator von größter Bedeutung. Wie auch für den ekto- und mesomorphen Typ stellt das Überlastungsprinzip die Grundlage des Trainings für den Endomorphen dar. Das Training der Grundübungen mit schweren Gewichten dient dem Erhalt der während der Aufbauphase gebildeten Muskelsubstanz. Die Isolationsübungen am Seilzug und an den Maschinen sorgen bei höherer Wiederholungszahl pro Satz (bis 20) für eine optimale Ausprägung der Muskulatur. Die Verkürzung der Pausen zwischen den Sätzen durch Methoden wie abnehmende Sätze, Intensivwiederholungen und Supersätze ist wichtig, um die nötige Intensität für optimale Fortschritte zu erzielen.

Als letzte, sozusagen vervollständigende Maßnahme zum Erzielen guter Definition dienen das Anspannen der Muskeln während des Trainings, z. B. zwischen den Sätzen, und auch ausschließliche Posing-Einheiten von 20- bis ca. 40minütiger Dauer (Iso-Tension).

Ein besonders hoher Eiweißanteil (bis 40 Prozent), Kohlenhydrate nur in komplexer Form und mit niedrigem glykämischen Index (bis 40 %) und zirka 20–30 % Fett, verhelfen dem endomorphen Körpertyp in dieser zeitlich begrenzten Phase zu bestmöglicher Definition.

Definitionsphase: 4-Tage-Split-Programm – Endomorph

Tag	Muskelgruppe	Übung	Sätze	Wiederholungen
Montag + Donnerstag	Beine	Beinstrecken	2–4	15–20
		Beinpresse	3–4	12–20
		Kniebeuge	3	8–10
	Schulter	Nackendrücken	3	6–10
		Rudern, stehend	3	12–15
		Seitheben	3	12
	Bizeps	Langhantelcurl	3	8–10
		Kurzhantelcurl, sitzend	2–3	12–15
		Reverse curls	2–3	15
	Waden	Wadenheben, sitzend	3	12–15
		Wadenheben, stehend	3	15–20
	Bauch	Beinheben, hängend	2	20–25
		Crunch	2	30–50
Dienstag + Freitag	Brust	Schrägbankdrücken	4	8–10
		Fliege, Flachbank	3	10–12
		Bankdrücken	3	10–12
	Rücken	Klimmzüge	3	maximal
		Rudern, vorgebeugt	3	10–12
		Rudern, sitzend	3	15–20
	Trizeps	Cable pushdown	3	12–15
		Reverse pushdown einarmig	3	12–15
	Waden	Wadenheben, stehend	3	20–25
		Wadenheben, sitzend	3	12–15
	Bauch	Crunch	2	maximal

Definitionsphase: 6-Tage-Split-Programm – Endomorph

Tag	Muskelgruppe	Übung	Sätze	Wiederholungen
Montag + Donnerstag	Beine	Beincurl	4	12–20
		Beinstrecken	4	12–15
		Kniebeuge	3	8–10
		Beinpresse	3	15–20
	Bizeps	Kurzhantelcurl, sitzend	3	6–8
		Cable curls	3	12–15
		Konzentrationscurl	3	12–15
	Waden	Wadenheben, stehend	3	12–15
		Wadenheben, sitzend	3	12–20
	Bauch	Beinheben, hängend	2	20–25
Dienstag + Freitag	Brust	Schrägbankdrücken	4	8–10
		Schrägbankdrücken Kurzhantel	3–4	10–12
		Fliegende Bewegung Flachbank	3	12–15
		Cable crossovers	3	15–20
	Trizeps	Engbankdrücken	3	10–12
		Cable pushdown	3	12–15
		Reverse pushdown einarmig	3	12–15
Mittwoch + Sonnabend	Rücken	Rudern, sitzend	3–4	12–15
		Rudern, vorgebeugt	3–4	8–10
		Rudern, einarmig	3	12–15
		Frontziehen, eng	3–4	12–15
	Schulter	Nackendrücken	3–4	8–10
		Seitheben, sitzend	3	12–15
		Seitheben, Kabelzug	3	12–15
		Rudern, stehend	3	10–12
	Wade/Bauch	siehe Montag + Donnerstag		

Die Regenerationsphase

Training und Ernährung für neue Kraftreserven

Sie haben Ihr Ziel erreicht. Durch den geringen Körperfettanteil ist die Struktur Ihrer Muskulatur gut zu erkennen. Die Muskeln zeichnen sich klar und deutlich sichtbar unter der Haut ab. Sie fühlen sich kraftvoll und gesund. Sie spüren die große Energie in Ihrem Körper. Kurz gesagt, der Höhepunkt Ihrer Leistungsfähigkeit ist erreicht.

Einige Bodybuilder fühlen sich in der Definitonsphase aufgrund von Trainings- und Ernährungsfehlern aber alles andere als wohl. Ein zu hohes Trainingspensum, in Verbindung mit einer radikalen Einschränkung der Kalorienzufuhr, besonders der Kohlenhydrate, führt bei einigen Sportlern zu Leistungsrückgang und teilweise extremen Stimmungsschwankungen. Diese Symptome sind für Sie kein Thema. Ihr klug aufgebauter Trainings- und Ernährungsplan und die konsequente Einhaltung Ihres Programms, auch in schwierigen Zeiten, hat sich gelohnt. Die harte Arbeit der letzten Wochen zahlt sich aus. Ihre Disziplin und der Glaube an die eigenen Fähigkeiten ermöglichen Ihren Erfolg.

So wunderbar erregend dieses Gefühl hoher Leistungsfähigkeit und scheinbar unbegrenzter Energie ist – gönnen sie sich jetzt eine Pause! Körper und Geist benötigen nach wochenlangem erhöhtem Trainingspensum und strikter Lebensmittelauswahl eine Zeit der Erholung. Treten Sie für zwei bis vier Wochen im Training etwas kürzer. Um Ihrem Körper Gelegenheit zur Regeneration zu geben, sollten Sie im Training mit verringerter Reizintensität und erhöhter Reizdauer arbeiten. Das heißt, reduzieren Sie die Gewichtsbelastung bei den einzelnen Übungen, so daß Ihnen 15–25 Wiederholungen pro Satz möglich sind.

Reduzieren Sie ebenfalls die Anzahl der Sätze pro Muskelgruppe. Wenn Sie weiterhin im Split-System arbeiten, genügen für die kleineren Muskelpartien wie Bizeps, Trizeps und Wade zwei bis vier Sätze, die größeren Muskelgruppen, wie Oberschenkel, Brust, Rücken und Schulter, werden mit insgesamt vier bis sechs Sätzen bestens «versorgt».

Für den Fall, daß Sie in dieser Phase nur zwei- bis dreimal pro Woche ins Studio gehen möchten, können Sie auch nach dem Ganzkörpersystem trainieren. Absolvieren Sie dann pro Muskelgruppe zwischen einem und drei Sätzen.

Verlängern Sie die Pausen zwischen den Sätzen auf ca. 3–5 Minuten, und verzichten Sie auf die Anwendung von Intensivtrainingsmethoden. Es ist in dieser Phase auch nicht nötig, daß Sie bei der Ausführung Ihrer Sätze bis zur letztmöglichen Wiederholung gehen. Leichtes Training und das Gefühl für die arbeitende Muskulatur sind das Gebot der Stunde!

Die Regenerationsphase eignet sich auch in besonderem Maße für ein gezieltes Training der Sehnen und Bänder. Bodybuilding ist ein sehr sicherer Sport. Wenn es doch einmal zu Verletzungen kommen sollte, dann meistens nicht am Muskel selbst, sondern oftmals an dem Punkt, an dem Sehne und Knochen miteinander verbunden sind.

Wenn Sie speziell Ihre Sehnen und Bänder kräftigen möchten, erhöhen Sie die Wiederholungszahl auf 40 bis 60 pro Satz, und führen Sie pro Übung ein bis zwei Sätze aus. Diese hohe Wiederholungszahl ist empfehlenswert, da Sehnen und Bänder nur schlecht durchblutet sind.

Außerhalb des Studios bieten sich Aktivitäten an, die Körper und Geist erfrischen. Radtouren, ausgedehnte Spaziergänge bzw. leichte Waldläufe oder ein paar Runden im Freibad (am besten frühmorgens, wenn Sie relativ ungestört schwimmen können) sind Beispiele für aktive Erholungsmaßnahmen.

Für den Fall, daß Sie während der Definitionsphase so auf die Einhaltung Ihres Trainingsrhythmus und Ihrer Diät fixiert waren, daß kaum Zeit für Freunde, Bekannte und sogar Ihren Lebenspartner blieb, so holen Sie dies jetzt nach.

Gönnen Sie sich in der Regenerationsphase auch die Lebensmittel, die Sie so lange entbehrt haben. Wer von Ihnen bereits über längere Zeit auf Süßspeisen verzichtet hat, weiß, wie hervorragend das erste Eis oder das erste Stück Kuchen schmeckt. Vielleicht zieht es Sie stärker zu kräftigeren Speisen wie Pizza, Hamburger, Nudeln in Sahnesauce etc. Geben Sie Ihren Gelüsten nach, und genießen Sie jeden Bissen. Sie haben es sich verdient!

Sicherlich wird es durch die verringerte Trainingsintensität und die lockere Ernährungsform zu einem Leistungsrückgang bzw. Formverlust kommen. Das ist nicht nur völlig normal, sondern sogar beabsichtigt. Dieser Formverlust ist nur vorübergehend und eine wichtige Voraussetzung für die nächste erfolgreiche Aufbauphase. Vor dem Neuaufbau kommt der Abbau. Sobald Sie zu den schweren Gewichten zurückkehren, werden Ihre Muskeln mit neuem Wachstum reagieren und die intensive Belastung «wie ein Schwamm aufsaugen».

Und wenn Sie in der Regenerationsphase nicht allzusehr über die Strenge schlagen und nicht gerade täglich riesige Portionen Eis, Kuchen, Pizza und ähnliches verzehren, dann haben Sie es um so leichter, sehr schnell wieder in ausgezeichnete Form zu kommen.

Ganz wichtig ist, daß Sie die Belastung während der anschließenden Aufbauphase schrittweise erhöhen. Empfehlenswert zu Beginn der Aufbauphase ist ein vier- bis sechswöchiger Trainingszyklus mit mittlerer Reizintensität, das heißt zwischen 10 und 15 Wiederholungen pro Satz. Steigern Sie dann stufenweise die Trainingsintensität. Durch diesen «Einstiegszyklus» geben Sie Ihrem Körper die notwendige Vorbereitungszeit für die folgenden Trainingszyklen mit höherer Intensität.

Für viele Bodybuilder ist es nicht leicht, die notwendige Geduld und Beharrlichkeit aufzubringen, während der Regenerationsphase im Training kürzerzutreten.

Diese Phase ist jedoch in der längerfristigen Trainingsplanung ein wichtiger Erfolgsbaustein. Üblicherweise beträgt der Zeitraum der Regenerationsphase zwischen zwei und vier Wochen. Die tatsächliche Dauer dieses Trainingszyklus unterliegt individuellen Schwankungen. Vielleicht genügen Ihnen 10 Tage zur Regeneration. Es kann aber durchaus möglich sein, daß Sie bis zu einem vollen Monat sehr leicht trainieren, bis Sie sich körperlich und geistig bereit für eine erneute Aufbauphase fühlen.

Trainingsphasen – spezifische Ernährung

Zur Veranschaulichung, inwieweit individuelle Ernährungsmaßnahmen zum Erfolg im Bodybuilding beitragen können, dient der folgende Exkurs zur persönlichen Ernährungsplanung. Die nachfolgend beschriebenen Ernährungsmaßnahmen sind auf meinen Körpertyp, sprich Meso-Endomorph zugeschnitten. Durch jahrelanges Experimentieren mit unterschiedlichen Nährstoffrelationen sowie der Lebensmittelauswahl habe ich den für mich persönlich zu optimalen Resultaten führenden Ernähungsaufbau herausgefunden.

Die Aufbauphase

Während der Aufbauphase ist es besonders wichtig, eine positive Energiebilanz zu erreichen. Das heißt, es müssen so viele Kalorien aufgenommen werden, daß der Körper seinen Grundumsatz sowie den Freizeit- und Arbeitsumsatz decken kann und darüber hinaus die für das Muskelwachstum benötigten Kalorien erhält.

Der Anteil der verzehrten Kohlenhydrate an der täglichen Kalorienmenge beträgt ca. 55–60 %. Hauptlieferanten für Kohlenhydrate sind Haferflocken, Obst, Gemüse, Reis und Kartoffeln. Ab und an steht auch Vollkornbrot auf dem Speiseplan. Der Verzehr von sogenannten komplexen Kohlenhydraten ist außerordentlich wichtig, um für die intensive Belastung des Bodybuilding-Trainings gerüstet zu sein. Bei vollgefüllten Glykogenspeichern innerhalb der Muskulatur und der Leber können die Muskeln kraftvoll kontrahieren, und Sie werden einen großartigen Pump-Effekt erzielen!

Auch gegen ein gelegentliches Eis, ein süßes Dessert aus Joghurt oder ein Stück Kuchen ist in der Aufbauphase nichts einzuwenden. Der Verzehr von derartigem «Junk food» ist für mich allerdings auf ca. einmal pro Woche begrenzt.

Der Anteil an Eiweiß der Gesamtkalorien beträgt ca. 25–30%. Die Säulen der Eiweißversorgung sind für mich Fleisch, Eier, Fisch, Quark und Milch.

Sicher werden jetzt einige von Ihnen fragen, wie es denn bei einer derartigen Ernähung um den Cholesterinspiegel bestellt ist? Mein Cholesterinspiegel liegt stets im sicheren Bereich, der Anteil des «guten» HDl-Cholesterins ist dabei immer hoch. Für den Bodybuilder ist es wichtig zu wissen, daß Cholesterin die Ausgangssubstanz für die Steroidhormone ist, die ja eine entscheidende Rolle beim Muskelwachstum spielen.

Besonders gerne esse ich mageres Rindfleisch. Meine Muskeln wachsen einfach besser, wenn ich regelmäßig rotes Fleisch esse (selbstverständlich achte ich darauf, aus welchem Land das Fleisch kommt, und bevorzuge deutsches oder argentinisches Rindfleisch). Auch Eier stehen regelmäßig auf meinem Speiseplan.

Die Fettzufuhr versuche ich möglichst gering zu halten. Wenn ich dann doch einmal Lust auf Butter verspüre, dann gönne ich mir diese auch. Butter ist ein sehr wertvoller Fettlieferant und zudem noch leicht verdaulich. Durch die verzehrten Lebensmittel in der Aufbauphase ist der Fettbedarf ausreichend gedeckt, so daß ich auf Streichfett fast völlig verzichte. Natürlich meide ich alle in Fett zubereiteten Speisen, wie zum Beispiel Pommes frites, und achte auch auf den Anteil der sogenannten versteckten Fette, indem ich ausschließlich mageres Fleisch, hingegen keine Wurst oder Wurstwaren (Ausnahme Geflügelaufschnitt) esse. Gerne esse ich hin und wieder Käse, hierbei kann es auch durchaus einmal eine Sorte mit einem höheren Fettgehalt sein. Meistens bevorzuge ich aber Käse, der nicht mehr als 45% Fett in der Trockenmasse beinhaltet. Ich versuche zwischen 3 und 4 Liter Wasser pro Tag zu trinken. Hierbei bevorzuge ich kohlensäurefreies Wasser, das sich durch einen niedrigen Natriumgehalt auszeichnet.

Für eine erfolgreiche Aufbauphase ist auch das Mahlzeitentiming von Bedeutung. Ich achte darauf, alle $2\frac{1}{2}$ bis 3 Stunden zu essen. Es kann aber auch einmal vorkommen, daß ich eine Mahlzeit überspringe, was in der Definitionsphase unter allen Umständen zu vermeiden ist.

Die Definitionsphase

Um die während der Aufbauphase hart erarbeitete Muskulatur fein sichtbar erscheinen zu lassen, muß möglichst viel Körperfett abgebaut werden. Nur so ist der optimale optische Effekt zu erzielen. Da ich aus den Fehlern der Vergangenheit gelernt habe, steigere ich mein Körpergewicht auch in der Aufbauphase nicht mehr als ca. 5 Kilogramm über das «Bestform-Gewicht». Das heißt, ich gehe mit meinem Körpergewicht nicht höher als auf 90 Kilo, gegenüber bis zu 105 Kilo in früheren Aufbauphasen.

Die Ernährungszusammenstellung in der Definitionsphase wird dahingehend verändert, daß der tägliche Verzehr an Kohlenhydraten drastisch verringert, die Eiweiß- und Fettaufnahme hingegen erhöht wird. Ich habe festgestellt, daß ich die tägliche Kohlenhydrataufnahme auf maximal 130 Gramm beschränken muß. Ansonsten erreiche ich einfach keine gute Definition. Selbstverständlich meide ich während der zwölf- bis sechzehnwöchigen Definitionsphase alle Einfach- und Zweifachzucker, wie Süßigkeiten oder ähnliches. Auch Brot ist von nun an vom Speiseplan gestrichen. Als Kohlenhydratlieferanten dienen jetzt ausschließlich Haferflocken, Gemüse (gedünstet oder roh) und gelegentlich etwas Reis oder ein Stück Obst, selten etwas Rosinen.

Die Aufnahme der täglich verzehrten Kohlenhydratmenge richtet sich zum einen danach, wie sich mein Körper verändert, das heißt, in welchem Maße ich Körperfett abbaue, zum anderen nach meinem Energie- bzw. Kraftniveau. Sollte ich feststellen, daß ich zu schnell an Gewicht verliere und kaum noch die Treppen hochkomme, geschweige denn schweres Eisen bewegen kann, dann erhöhe ich die Aufnahme an komplexen Kohlenhydraten leicht.

Auf der anderen Seite ist es aber auch so, daß ich bei unbefriedigenden Fortschritten in der Modellierung meiner Muskulatur die Kohlenhydratzufuhr bis auf deutlich unter 100 Gramm pro Tag beschränke. Ich empfehle auf keinen Fall eine Diät, bei der die Kohlenhydrataufnahme auf null gesenkt wird, denn, um einen funktionierenden (Fett)-Stoffwechsel zu gewährleisten, müssen Sie auch eine gewisse Menge an Kohlenhydraten verzehren. Ich habe für mich erkannt, daß ich ca. 100 g Kohlenhydrate «sauber» verstoffwechseln kann, das heißt, diese Menge an Kohlenhydraten wird vom Organismus zur Aufrechterhaltung der Gehirntätigkeit und der Muskelarbeit vollständig verbrannt. Die Fettzelle hingegen geht leer aus.

Da ich auch in der Definitionsphase so schwer wie möglich trainiere und Isolationsübungen nur als Ergänzung für den optimalen Trainingserfolg einsetze, muß der Körper das für das Muskelwachstum benötigte Eiweiß bekommen.

An dieser Stelle betone ich noch einmal, daß diese Ernährungstips auf meinen persönlichen Stoffwechsel zugeschnitten sind.

Ich esse in dieser Phase pro Tag zwei bis drei Portionen mageres Rindfleisch, viele Eier (vorzugsweise das Eiklar) und entweder zirka 300 Gramm Rotbarschfilet gedünstet oder ein bis zwei Dosen Thunfisch in Wasser. Die letzten zwei bis drei Wochen verzichte ich aber auf den Thunfisch, da der Salzgehalt des Dosenfisches relativ hoch ist. Milch und Milchprodukte meide ich bis auf den gelegentlichen Verzehr von Magerquark völlig. Ich habe herausgefunden, daß ich durch das Streichen dieser Produkte zu besserer Definition gelange. Irgendwie neigt mein

Körper dazu, bei der Aufnahme von Milch, Joghurt und Käse Wasser zu speichern. Und das ist nun wirklich nicht das Ziel in der Definitionsphase.

Um ausreichend Kalorien zu bekommen, damit das Eiweiß nicht als Brennstofflieferant verpulvert wird, verzehre ich neben den Kohlenhydraten während der Definitionsphase einen höheren Anteil an Fett. Zum einen wird die Fettzufuhr durch den hohen Fleisch- und Eierkonsum gesteigert, zum anderen esse ich auch mit Vorliebe Nüsse. Immer, wenn ich besonderen Heißhunger verspüre, greife ich zu Mandeln oder Paranüssen. Nüsse sind wahre Kraftpakete und werden meiner Ansicht nach leider von vielen Bodybuildern hinsichtlich ihrer positiven Auswirkung auf den Muskelaufbau unterschätzt.

Für eine erfolgreich verlaufende Definitionsdiät ist es wichtig, das Kalium-Natrium-Verhältnis durch die verzehrten Lebensmittel derart zu beeinflussen, daß es zu einem Kaliumüberschuß kommt. Pro Tag nehme ich ca. 4–6 Gramm Kalium und maximal 1 Gramm Natrium zu mir.

Durch den hohen Eiweißkonsum ist der Verdauungstrakt, überhaupt der ganze Organismus einer hohen Stoffwechselbelastung ausgesetzt. Ich unterstütze die Entgiftungsfunktion meiner Nieren dahingehend, daß ich sehr viel Wasser trinke (zwischen 4 und 5 Liter pro Tag, bei Bedarf auch mehr).

Die Regenerationsphase
In der zwei- bis vierwöchigen Regenerationsphase stehen bei mir die Kohlenhydrate ganz oben auf dem Speisezettel. Und nun beileibe nicht nur die «bodybuildinggerechten» Kohlenhydratlieferanten, sondern verstärkt Kuchen, Brot, Nudeln, Pizza, Eis und Milchdesserts. Ich habe festgestellt, daß ich tatsächlich bis zu einem Zeitraum von 6 Wochen diese Lebensmittel in größeren Mengen essen kann, ohne stark an Gewicht zuzunehmen.

Der Eiweißanteil der Ernährung wird minimiert. Fleisch und Eier kann ich nach einer Definitionsphase nicht mehr sehen, und der Thunfisch kommt mir auch schon fast aus den Ohren heraus. Mein Körper braucht diese Phase mit einer geringen Eiweißaufnahme. Ich kann buchstäblich fühlen, daß durch den hohen Kohlenhydratverzehr meine Akkus wieder aufgeladen werden, so daß ich für die nachfolgende Aufbauphase vollständig regeneriert bin. Auf meinen Fettkonsum achte ich während der Regenerationsphase ebenfalls weniger. Nun gönne ich mir auch einmal eine leckere Sahnesauce oder eine herzhafte Vollkornbrotscheibe mit Butter und Käse.

Kurz und gut – während der Regenerationsphase gönne ich mir alles, worauf ich in der Aufbauphase größtenteils – und während der Definitionsphase vollständig verzichte.

Dieser Erfahrungsbericht soll als Beispiel dazu dienen, wie eine Periodisierung der Ernährungszusammenstellung aussehen kann. Es muß deutlich festgestellt werden, daß die beschriebene Ernährungsform für mich persönlich langfristig die bestmöglichen Resultate bringt, jeder Leser aber individuell, durch Experimentieren und Beobachten seiner körperlichen Reaktionen, herausfinden muß, wodurch er/sie optimale Trainingsfortschritte erzielt.

Bodybuilding für Frauen

Bis Ende der 70er Jahre galt Bodybuilding für Frauen als unnatürlich. Die Zahl der Bodybuilderinnen war gering. Eine Frau, die im Studio mit Gewichten trainierte, galt zumindest als ungewöhnlich. Bodybuilding war ganz klar eine männliche Domäne. Anfang der 80er Jahre gewann das Frauen-Bodybuilding dann an Popularität. Immer mehr Frauen erkannten im Bodybuilding Lifestyle einen Weg, der zu Figurformung, Fitneß und Wohlbefinden führt.

Heute, Mitte der 90er Jahre, zeigt ein Blick in die Studios, daß Frauen einen bedeutenden Anteil der Aktiven ausmachen. Nichts ist mehr ungewöhnlich oder gar befremdlich daran, wenn eine Frau Bodybuilding macht. Frauen trainieren mit

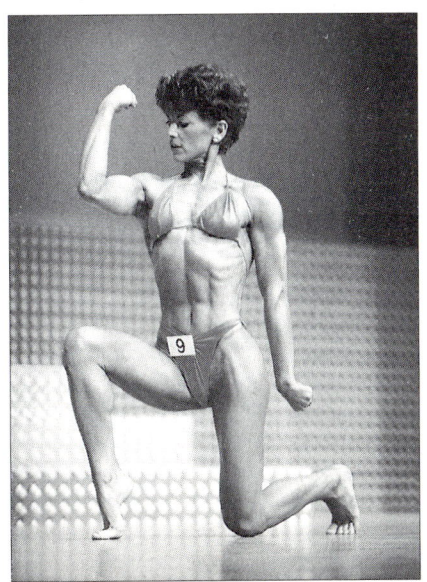

Gewichten, arbeiten auf Herz-Kreis-lauf-Geräten, wie z. B. dem Fahrrad-Ergometer oder dem Stepper, und nutzen das vielfältige Angebot an Kursen, wie z. B. Aerobic. Wie man es auch immer nennen mag – Bodystyling, Bodyshaping oder Figurtraining, sobald eine Frau ihre Figur durch Training im Fitness-Studio verbessern möchte, macht sie Bodybuilding. Aber Vorurteile und falsche Vorstellungen, wie sich das Training mit Gewichten auswirkt, hindern viele Frauen daran, mit dem Bodybuilding zu beginnen.

Foto: Bongarts

Genau wie bei den Männern, muß auch bei den Frauen zwischen Fitneßsport und Leistungsbodybuilding unterschieden werden. Die Befürchtung vieler Frauen, daß sie durch Bodybuilding sehr große Muskeln entwickeln und schließlich «wie ein Mann» aussehen, ist unbegründet. Aber es gibt im Leistungssport immer wieder extreme Beispiele.

Es kommt vereinzelt tatsächlich zu einer eklatanten Fehlentwicklung des Bodybuilding-Sports. Aber glauben Sie nun bitte nicht, daß jede Frau, die Bodybuilding macht, nachher so aussehen wird. Die Muskelentwicklung, welche einzelne Athletinnen auf der Bühne zeigen, ist das Resultat aus härtestem Leistungstraining, äußerst disziplinierter Diät und entsprechendem Lebensstil einer Hochleistungssportlerin.

Mit großer Wahrscheinlichkeit muß ebenfalls davon ausgegangen werden, daß in diesen Bereichen auch Dopingmittel eingesetzt werden. Für eine Frau ist es nämlich aus physiologischen Gründen nahezu unmöglich, riesige Muskeln bei gleichzeitigem niedrigem Körperfettanteil zu entwickeln.

Sehen Frauen, die Bodybuilding machen, nachher wie Männer aus?
Die Gefahr einer Vermännlichung besteht nicht. Vorausgesetzt, es werden keine Dopingmittel verwendet. Ohne den Einsatz von z. B. Anabolika ist es für Frauen so gut wie ausgeschlossen, durch Bodybuilding ein männliches Aussehen zu entwickeln.

Die Muskulatur der Frau unterscheidet sich vom Aufbau nicht von der Muskulatur des Mannes. Die Muskelfaserstruktur der Bizeps-, Trizeps-, Schulter-, Beinmuskeln usw. ist mit derjenigen des Mannes identisch. Die Muskeln der Frau reagieren auf überschwelliges Gewichtstraining ebenso wie die des Mannes mit Dickenwachstum (Hypertrophie). Eine Frau kann jedoch noch so hart trainieren, manchmal sogar härter als mancher Mann, sie wird niemals die Muskelentwicklung erzielen können wie ein intensiv trainierender Mann.

Dies ist in erster Linie durch hormonelle Voraussetzungen begründet. Das wichtigste Hormon für den Muskelaufbau ist das männliche Geschlechtshormon Testosteron. Dieses Hormon hat eine stark anabole, d. h. eiweißaufbauende Wirkung. Es fördert die Proteinsynthese, das heißt z. B. den Aufbau der Muskulatur. Männer produzieren täglich zwischen 4 und 10 mg Testosteron, Frauen lediglich 0,15 bis 0,4 mg pro Tag (Grundig, Bachmann 1994, S. 6). Durch die von Natur aus höhere Testosteron-Konzentration im Blut und im Körpergewebe hat der durchschnittliche Mann immer mehr Muskelsubstanz als die durchschnittliche Frau.

Frauen haben von Natur aus einen höheren Körperfettanteil als Männer. Während bei Männern ein Körperfettanteil bis max. 18% als normal gilt, weist die durchschnittliche Frau einen Körperfettanteil zwischen 20% und 25% auf. Als Folge des höheren Fettanteils verbrennen Frauen bei körperlicher Ruhe weniger Kalorien als Männer. «Männer haben einen durchschnittlich 10% höheren Umsatz als Frauen, dies begründet sich zum Teil dadurch, daß männliche Sexualhormone (vor allem das Testosteron) eine stoffwechselsteigernde Wirkung aufweisen, zum anderen haben Frauen relativ mehr Fettgewebe und weniger stoffwechselaktive Muskulatur» (Geiß/Hamm 1990, S. 22).

Da es nun einmal so ist, daß Frauen die Kinder bekommen, hat die Natur auch hier vorgesorgt. Das Austragen eines Kindes stellt hohe Anforderungen an den weiblichen Körper und erhöht den Kalorienbedarf. Deshalb wird von Natur aus die Fetteinlagerung bei Frauen begünstigt.

Aus diesen Gründen haben es Frauen in der Regel schwerer als Männer, ihren Körperfettanteil zu reduzieren. Das Depotfett setzt sich bei den Frauen zumeist am Bauch, der Taille, den Hüften, dem Po und den Oberschenkeln fest. Daraus resultiert auch die häufig verbreitete Zielsetzung vieler Frauen, besonders diese Körperpartien zu trainieren bzw. zu festigen.

Ein häufiges Mißverständnis muß in diesem Zusammenhang allerdings ausgeräumt werden. Es gibt keinen gezielten Fettabbau an bestimmten «kritischen» Körperstellen, das heißt, Fett wird nur verbrannt, wenn große Muskelgruppen arbeiten. Deshalb sind neben kräftigenden Übungen auch Ausdaueraktivitäten so wichtig, die möglichst viele Muskeln bewegen und damit die Zahl der «Verbrennungsöfen» erhöhen. Nur so bekommen Sie Ihr Fett in nennenswertem Umfang weg. Es gibt jedoch offensichtlich regional unterschiedliche Stoffwechselaktivitäten von Fettzellen, so daß das stoffwechsellabile Fett am Rumpf, das heißt am Oberkörper und am Bauch, sich möglicherweise leichter reduzieren läßt als das Fett an Beinen und Armen. Das Fett an Hüfte, Oberschenkel und Po ist schwerer wieder loszuwerden als der typische Männerbauch. Doch lassen Sie sich von falschen Versprechungen nicht irreführen, noch von den physiologischen Tatsachen entmutigen: Jede Bewegung ist besser als keine!

Um diese Zonen effektiv zu verbessern, sollten Frauen stets eine Kombination aus aerobem Training und Gewichtstraining durchführen. Das aerobe Training, z. B. auf dem Fahrrad-Ergometer, dem Stepper oder in Kursen dient zur Beschleunigung des Stoffwechsels und zum Körperfettabbau. Das Training mit Gewichten, das heißt Übungen mit Freihanteln und Maschinen, kräftigt bzw. festigt die Muskulatur sehr gut und führt zu einem durchtrainierten, ästhetisch-muskulösen Körperbau. Aerobes Training alleine ist niemals so effektiv zur Figurformung wie eine Kombination von aerober Belastung und Gewichtstraining.

Durch den höheren Anteil an Muskelgewebe, welcher aus den Bodybuilding-Übungen resultiert, wird ihr Grundumsatz erhöht. Und dies führt wiederum dazu, daß Ihr Körper auch in Ruhe mehr Kalorien verbrennt! Denken Sie daran, daß Muskeln die besten «Fettverbrenner» sind.

Bei der Auswahl der Übungen mit Gewichten sollten Frauen generell mit denselben Übungen wie Männer arbeiten. So sind zum Beispiel tiefe Kniebeugen oder Beinpressen für ein gezieltes Training der «Problemzonen» Beine und Po höchst effektiv!

Bezüglich der Trainingsplanung für Frauen gelten dieselben Richtlinien des zyklischen Trainings wie für Männer. Üblicherweise bevorzugen viele Frauen bei den Bodybuilding-Übungen eine Wiederholungszahl zwischen 12 und 20 pro Satz. Das ist o. k. und sehr effektiv, aber scheuen Sie sich bitte nicht, auch ab und an einen Trainingszyklus über 4 bis 6 Wochen mit schweren Gewichten in Ihre Trainingsplanung mit einzubeziehen. Wir haben ja bereits festgestellt, daß Sie keine Angst vor großen Muskeln zu haben brauchen!

Auch beim weiblichen Geschlecht gibt es verschiedene Körpertypen, sprich eher ekto-, meso- oder endomorphe Typen. Welchem Typ Sie auch am ehesten zuzurechnen sind, gehen Sie mit einer realistischen Zielsetzung an Ihr Training. Erwarten Sie keine Wunder, und trainieren Sie regelmäßig und konstant. Ergreifen Sie bei der Erstellung Ihres Trainings- und Ernährungsplans individuelle Maßnahmen, das heißt, berücksichtigen Sie auch Ihren Körpertyp. Wenn Sie eher zum Fettansatz neigen, erhöhen Sie die Dauer und die Häufigkeit des aeroben Trainings. Sind Ihre Muskeln zu schlaff, auch im Oberkörperbereich, arbeiten Sie verstärkt mit Gewichtsübungen.

Wie auch immer – bleiben Sie Ihren Zielen treu, und behalten Sie eine positive Einstellung zum Training und zur Ernährung. Hören Sie auf Ihren Körper. Versuchen Sie, die Signale des Körpers zu deuten und dementsprechend zu handeln (vgl. S. 52, Instinktivprinzip).

«Problemzonen»-Trainingsplan

Trainingshäufigkeit pro Woche 2–3 Tage
Reizintensität 55 %–75 %
Reizdichte 1–2 Minuten
Aerobes Training 30–60 Minuten, 4–5 x pro Woche

Muskelgruppe	Übung	Satzzahl	Wiederholungen
Beine/Po	Tiefe Kniebeuge	2–3	10–15
	Beinpresse	2–3	15–20
	Beincurl	3	20
	Kreuzheben, angewinkelte Knie	2	15
Bauch	Crunch	2–3	maximal
Rücken	Nackenziehen	3	12–20
Brust	Schrägbankdrücken	2–3	10–12
	Überzüge	2–3	15
Bizeps	Kurzhantelcurl	2–3	12–15
Trizeps	Cable pushdown	2–3	15–20

Das regenerative Fitneßprogramm – besser drauf mit Muskeln

Bodybuilding eignet sich hervorragend zum Ausgleich von hoher beruflicher Beanspruchung. Richtig dosiertes Training und eine auf die besondere Situation der Menschen mit hohem Arbeitspensum und nervenaufreibendem Berufsalltag zugeschnittene Ernährung sind zwei wesentliche Bausteine für Leistungsfähigkeit und Wohlbefinden. Wenn Sie gesund und leistungsfähig sind, dann arbeiten Sie auch effektiver und produktiver!

Wenn Sie fit sind, können Sie in kurzer Zeit mehr leisten. Das Arbeitspensum geht Ihnen leichter von der Hand. Durch Ihr gutes Aussehen fühlen Sie sich wohl in Ihrer Haut.

Sie treten Geschäftspartnern und Arbeitskollegen selbstbewußt und ausgeglichen gegenüber. Um in den Genuß dieser Vorzüge bzw. angenehmen Folgeerscheinungen des Bodybuilding-Trainings zu kommen, müssen Sie natürlich die Disziplin aufbringen, regelmäßig ins Studio zu gehen, und bei der Zusammensetzung Ihres Speiseplans auf qualitativ hochwertige Lebensmittel Wert legen.

Disziplin ist für Sie kein Fremdwort, da harte Arbeit für Sie selbstverständlich ist. Überhaupt ist es so, daß Sie die Zähigkeit und Beharrlichkeit, welche Sie in Ihrer Arbeitstätigkeit jeden Tag zeigen, auf die Einhaltung Ihres Trainingsrhythmus übertragen können.

Wenn Sie nach einem harten Arbeitstag nicht besonders große Lust verspüren, ins Studio zu gehen – tun Sie es trotzdem. Eventuelle Probleme bei der Arbeit oder Schwierigkeiten mit Mitarbeitern werden Sie nach einem guten Training aus einer anderen Sichtweise, sprich etwas gelassener sehen. Durch den klaren Kopf, welchen Sie durch die Übungen im Studio bekommen, wird außerdem Ihre Kreativität erhöht. So können Sie leichter effektive Problemlösungsstrategien entwickeln.

Wenn Sie also ziemlich genervt von der Arbeit nach Hause kommen und die Wahl zwischen der Couch und dem Fernseher oder einem Gang ins Studio haben, dann entscheiden Sie sich für das Training. Es lohnt sich!

Um vom Bodybuilding-Training zu profitieren, brauchen Sie nicht täglich ins Studio zu gehen. Abgesehen davon, haben Sie dafür wahrscheinlich auch gar nicht die erforderliche Zeit. Wenn Sie regelmäßig trainieren, bekommen Sie dafür Ausgleich zu Ihrem Berufsleben und körperliches und geistiges Wohlbefinden. Zwei bis drei wöchentliche Trainingseinheiten sind zum Erreichen dieser Zielsetzung völlig ausreichend. In Zeiten höchster beruflicher Anspannung kann es in der Tat schwierig werden, die Zeit und die Motivation zum Training zu finden. Machen Sie sich dann die positiven Auswirkungen bewußt, die regelmäßige sportliche Aktivität auf Ihre Gesundheit und Ihre Arbeitsproduktivität hat. Dann wird es Ihnen leichter fallen, Ihrem Trainingsrhythmus treu zu bleiben.

Ihre Trainingseinheiten sollten auch aerobe Belastungsformen, wie z. B. Fahrradfahren, Stepper oder Laufband, beinhalten. Wenn Sie die Möglichkeit haben, dann absolvieren Sie Ihre aeroben Trainingseinheiten in freier Natur, an der frischen Luft. Die aerobe Form der Belastung stärkt Ihr Herz-Kreislauf-System vorzüglich und regt Ihren Stoffwechsel an. Wenn Sie häufiger Geschäftsessen haben, dann werden Sie sehr bald die positive Auswirkung des Kalorienverbrennens durch aerobe Aktivitäten zu schätzen wissen.

In Verbindung mit gezielten Bodybuilding-Übungen gegen Gewichtsbelastung führt ein derartiger Trainingsaufbau zu sehr guter körperlicher Fitneß.

Um die Muskulatur zu kräftigen, empfiehlt es sich, mit Gewichten zu trainieren, die Ihnen zwischen 10 und 15, bei Oberschenkelübungen bis zu 20 Wiederholungen ermöglichen. In diesem Bereich ist die Verletzungsgefahr gleich Null.

Trainieren Sie nach dem Ganzkörpersystem. Führen Sie für jede Muskelgruppe eine Übung aus, bei 2–3 Sätzen pro Übung. Die Entscheidung, ob Sie lieber an Maschinen oder mit freien Gewichten trainieren, liegt bei Ihnen. Sehr effektiv ist auch eine Kombination bei der Wahl dieser Trainingsmittel.

Versuchen Sie, zügig durch Ihr Trainingsprogramm zu kommen, das heißt, pausieren Sie ca. 1–2 Minuten zwischen den Sätzen. Halten Sie die Luft während der Übungsausführung nicht an, sondern atmen Sie fließend ein und aus.

Die Grundregel für richtiges Atmen lautet: Atmen Sie während der exzentrischen bzw. der negativen Phase einer Wiederholung ein, während der positiven bzw. konzentrischen Phase des Bewegungsablaufs aus.

Beispiel:

Bankdrücken – Beim Herunterlassen der Hantel einatmen, beim Hochdrücken ausatmen.

Konzentrieren Sie sich während des Trainings auf Ihre Übungen. Versuchen Sie für die Zeit des Trainings, sich von den Anforderungen Ihres Berufs mental zu lösen. Spüren Sie, wie Ihre Muskulatur gegen den Widerstand arbeitet, wie frisches Blut Ihren Körper durchströmt. Empfinden Sie das herrliche Gefühl gut durchbluteter Muskulatur, und genießen Sie die körperliche Aktivität.

Nach Beendigung des Trainings, der anschließenden Dusche und eventuell ein bis zwei Saunagängen ist nicht nur Ihr Körper gereinigt. Auch Ihr Geist ist erfrischt, und Sie fühlen sich rundherum wohl.

Und wer weiß, vielleicht werden Sie ja auch vom «Eisen-Virus» infiziert. Soll heißen, daß Ihnen das Training so viel Spaß bringt und positive Auswirkungen auf Ihr Wohlbefinden hat, daß Sie Interesse an härterem Training bekommen. Wenn Sie erst einmal das Bodybuilding-Fieber gepackt hat, dann streben Sie nach optimaler Körperentwicklung.

In diesem Buch finden Sie die erforderlichen Tips und Hinweise, wie Sie dieses Ziel sicher und gesund erreichen können.

Trainingsplan «Manager-Fitneß»

Trainingshäufigkeit 2–3 x pro Woche
Reizintensität 55 % – 75 %
Satzzahl pro Übung zwei bis drei
Reizdauer 10–15 Wiederholungen, Beinübungen bis 20 Wiederholungen
Reizdichte $1\frac{1}{2}$ bis $2\frac{1}{2}$ Minuten

Muskelgruppe	Übung	Satzzahl	Wiederholungen
Bauch	Crunch	2	20–30
Oberschenkel	Kniebeuge oder Beinpresse	2	12–20
Brust	Bankdrücken (Langhantel oder Maschine)	2–3	10–15
Rücken	Klimmzüge oder Nackenziehen	2–3	10–15
Schulter	Nackendrücken oder Rudern, stehend	2–3	10–15
Bizeps	Langhantelcurl	2	10–15
Trizeps	Cable pushdown	2	12–15

Übungsteil

Übungsauswahl
für die einzelnen Muskelgruppen

Eine Übersicht über die Muskulatur
und die deutschen und lateinischen
Muskelbezeichnungen finden Sie auf
den Seiten 216/217.

Oberschenkelmuskulatur

Kniebeugen (Squats)

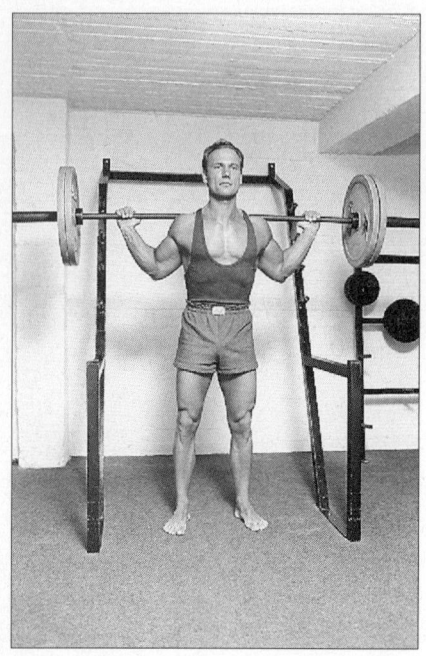

Trainierte Muskulatur:
Gerader Oberschenkelmuskel, zweiköpfiger Oberschenkelmuskel, großer Gesäßmuskel, Rückenstreckermuskel.

Übungsbeschreibung:
Stellen Sie sich in den Kniebeugenständer unter die Hantel, schieben Sie ein Bein nach vorne, und heben Sie die Hantel aus der Halterung.

Positionieren Sie das Gewicht so auf Ihrem Nacken, daß es nicht unangenehm drückt.

Stehen Sie aufrecht, die Füße ca. schulterbreit auseinander, die Fußspitzen zeigen leicht nach außen.

Gehen Sie kontrolliert in die Kniebeuge, mindestens so weit, bis sich Ihre Oberschenkel parallel zum Boden befinden. Blicken Sie geradeaus, nicht nach unten oder nach oben. Drücken Sie die Kniegelenke nicht zusammen (keine X-Stellung).

Zur Vermeidung von Verletzungen sollten Sie außerdem am tiefsten Punkt der Bewegung nicht abfedern und beim Aufrichten aus der Kniebeuge den Rücken möglichst gerade halten.

Variationen:

Wenn Sie über die Parallele hinaus in die Kniebeuge gehen, dann haben Sie einen noch stärkeren Trainingseffekt für die Po-Muskeln. Dies ist aber nur für Fortgeschrittene zu empfehlen.

Bei Frontkniebeugen halten Sie die Langhantel vor Ihrer Brust, auf den Schultern liegend. Frontkniebeugen trainieren speziell den vorderen Bereich der Oberschenkel sehr gut.

Sie können Ihre Kniebeugen auch an verschiedenen Maschinen trainieren. Freie Kniebeugen sind aber aufgrund der höheren Anforderung an die Koordination für den Muskelaufbau effektiver.

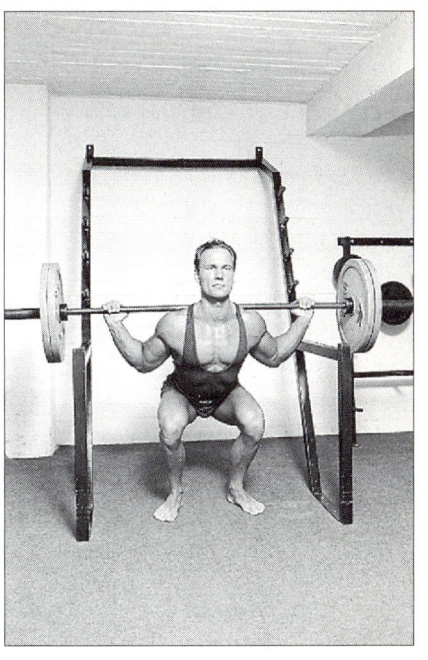

Trainingstips:

Wenn Sie Probleme damit haben, den Rücken während der Bewegungsausführung gerade zu halten, können Sie Ihre Fersen auf ein Brett oder eine dicke Hantelscheibe stellen.

Bei besonders schweren Gewichten (5–8 Wiederholungen pro Satz) empfehlen sich die Verwendung eines Gewichthebergürtels und eventuell Kniebandagen.

Kniebeugen werden auch als die «Königin der Übungen» bezeichnet. Beim Kniebeugentraining wird ein großer Teil der Gesamtkörpermuskulatur belastet, was nicht nur zu Fortschritten in der Beinmuskulatur führt. Bei korrekter Durchführung dieser Übung werden Sie sehr gute Ergebnisse im Körperaufbau erzielen.

Beinpressen (Leg press)

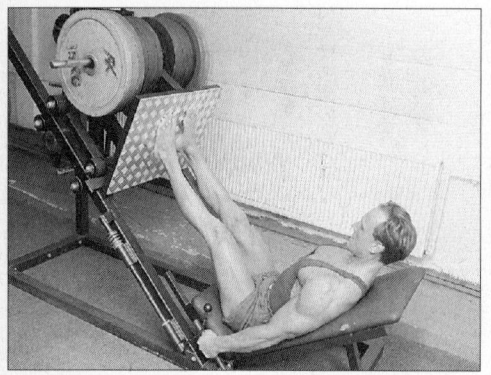 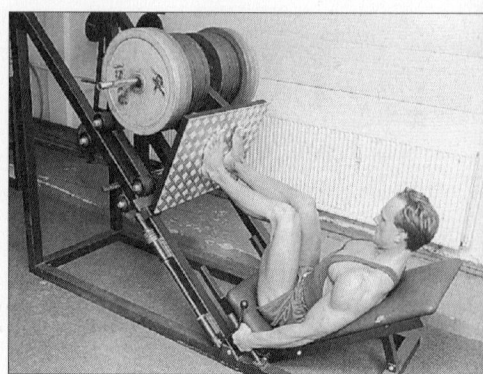

Trainierte Muskulatur:
Gerader Oberschenkelmuskel, zweiköpfiger Oberschenkelmuskel, großer Gesäßmuskel.

Übungsbeschreibung:
Legen Sie sich auf die Beinpresse. Setzen Sie die Füße gegen die Fußplatte, und drücken Sie das Gewicht aus der Halterung, so daß die Beine gestreckt sind. Halten Sie sich mit den Händen an den dafür vorgesehenen Griffen fest.

Senken Sie das Gewicht langsam in Richtung Brustkorb. Spannen Sie beim Herunterlassen die Bein- und Po-Muskulatur stark an, und halten Sie die Fußspitzen und die Kniegelenke immer auf einer Linie (keine X-Stellung). Erheben Sie auf keinen Fall den Po von der Sitzbank, da dann der untere Rückenbereich extrem stark belastet wird. Kurz bevor Ihre Knie

den Brustkorb berühren, drücken Sie das Gewicht kraftvoll nach oben.

Federn Sie am tiefsten Punkt der Bewegung nicht ab, und drücken Sie die Knie im letzten Teil der Bewegung nicht ganz durch.

Variationen:
Bei breiterem Fußabstand werden verstärkt die inneren Oberschenkel trainiert, bei engem Fußabstand profitieren besonders die äußeren Beinmuskeln.

Trainingstips:
Wenn Sie Schwierigkeiten damit haben, die Fersen während der Bewegung auf der Platte zu halten, dann setzen Sie die Füße etwas höher auf die Plattform.

Je höher die Füße gestellt werden, um so stärker ist der Trainingseffekt für die hinteren Beinmuskeln und den Po.

Oberschenkelmuskulatur

Beinbeugen (Leg curl)

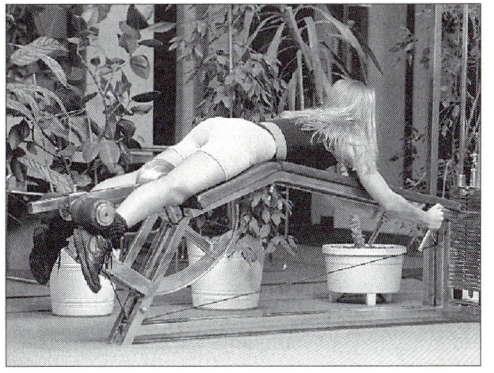 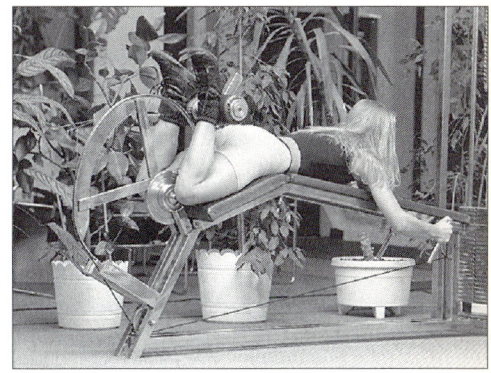

Trainierte Muskulatur:

Zweiköpfiger Oberschenkelmuskel, großer Gesäßmuskel.

Übungsbeschreibung:

Legen Sie sich mit dem Bauch auf den Beintisch. Ihre Knie liegen nicht auf der Bank auf, sondern ragen ca. 2–3 cm über das Bankende hinaus.

Die Rollen des Beintisches liegen an der Rückseite der Fußgelenke an. Halten Sie sich an den Griffen fest, die seitlich am Beintisch befestigt sind, oder an der Bank selber.

Aus der gestreckten Position beugen Sie die Beine soweit, bis die Rollen Kontakt mit dem Po bekommen. Versuchen Sie, beim Anbeugen der Beine, den Po und die Hüften möglichst flach auf der Bank zu halten, oder allenfalls leicht anzuheben. Beim starken Anheben der

Hüfte und des Pos wird die Lendenwirbelsäule unnötig stark belastet.

Spannen Sie den Beinbeuger in der Endposition stark an, fühlen Sie die Kontraktion.

Beim Herunterlassen des Gewichts konzentrieren Sie sich auf die Dehnung im Beinbizeps und drücken die Po-Backen zusammen. Strecken Sie die Beine nicht ganz durch.

Variationen:

Wenn Sie die Zehen in Richtung Schienbein anziehen, werden neben den hinteren Oberschenkeln und dem Po verstärkt die Waden belastet.

Sie können Beincurls auch sitzend oder stehend an entsprechenden Maschinen trainieren.

Kreuzheben mit leicht angewinkelten Beinen (Slightly bent deadlifts)

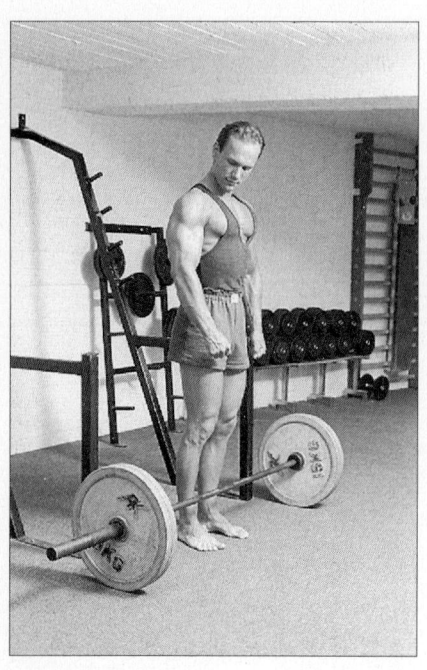 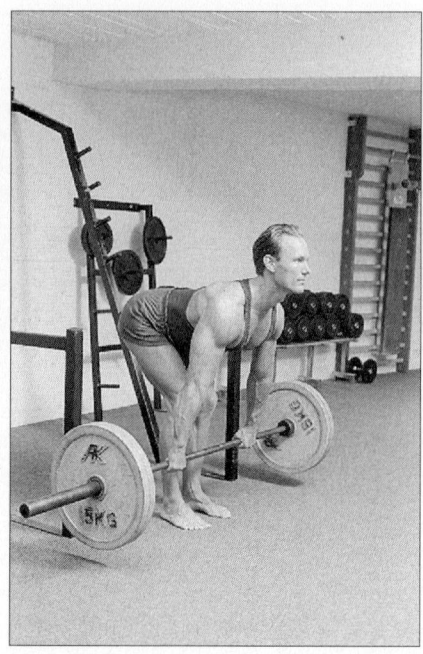

Trainierte Muskulatur:
Zweiköpfiger Oberschenkelmuskel, Rückenstreckermuskel, großer Gesäßmuskel.

Übungsbeschreibung:
Stehen Sie mit den Füßen ca. schulterbreit auseinander.

Beugen Sie den Oberkörper nach vorne, und greifen Sie die Langhantel mit Obergriff. Wählen Sie eine ca. schulterbreite Griffweite.

Halten Sie den Rücken gerade, blicken Sie geradeaus, und richten Sie Ihren Oberkörper auf.

Verlagern Sie beim Anheben der Hantel das Körpergewicht auf die Fersen, und halten Sie stets den Rücken durchgedrückt. Machen Sie niemals einen Rundrücken, um Wirbelsäulenverletzungen keine Chance zu geben.

Sobald Sie sich aufgerichtet haben, ziehen Sie die Schultern leicht nach hinten.

Oberschenkelmuskulatur

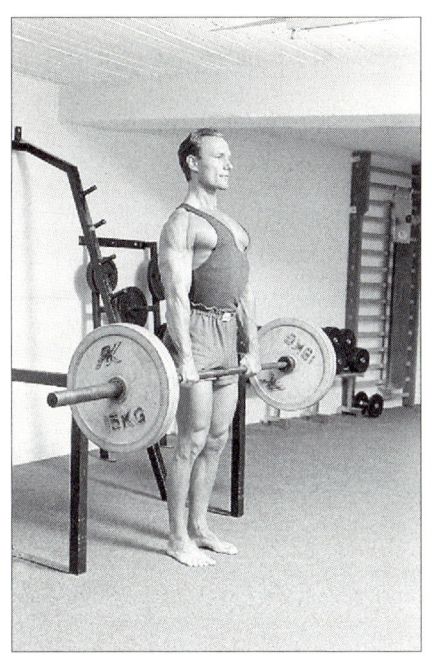

Trainingstip:
Diese Übung sollte eher mit leichten Gewichten für 12–15 Wiederholungen pro Satz trainiert werden. Wenn Sie doch einmal mit schwereren Gewichten arbeiten möchten, empfiehlt sich die Verwendung eines Gewichthebergürtels.

Achtung!
Diese Übung ist nicht für Beginner geeignet. Korrekte Übungstechnik ist sehr wichtig, um Verletzungen der Lendenwirbelsäule zu vermeiden.

Variationen:
Wenn Sie sich bei der Übungsausführung auf einen Holzblock oder das Ende einer Trainingsbank stellen, können Sie die Hantel noch weiter herunterlassen. So erzielen Sie einen noch größeren Dehneffekt in Ihren hinteren Oberschenkelmuskeln.

Beinstrecken (Leg extension)

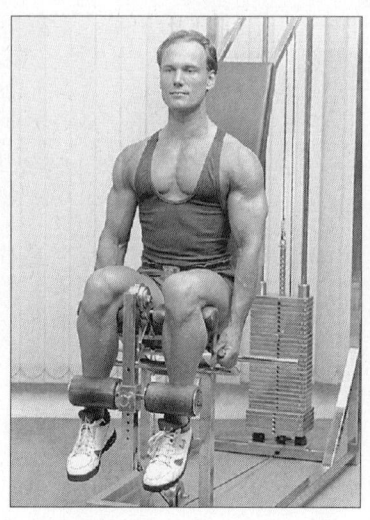 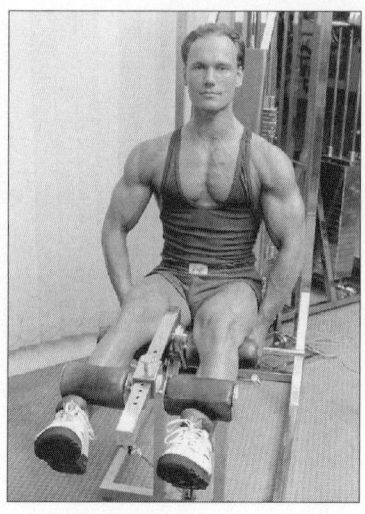

Trainierte Muskulatur:
Gerader Oberschenkelmuskel.

Übungsbeschreibung:
Setzen Sie sich auf den Beintisch. Plazieren Sie die Rolle so, daß diese am unteren Ende Ihrer Schienbeine anliegt. Halten Sie sich mit beiden Händen an den seitlichen Griffen des Beinstreckers fest. Drücken Sie die Beine bis zur Streckung nach oben. Wenn Sie in der Endposition mit gestreckten Beinen kurz verharren, werden Sie eine starke Anspannung Ihrer Muskulatur fühlen. Heben Sie beim Strecken der Beine den Po nicht von der Maschine ab. Senken Sie das Gewicht wieder nach unten, achten Sie darauf, daß die Trainingsgewichte in der Anfangsposition nicht auf dem Gewichtsschlitten aufliegen, um ständige Spannung in den Oberschenkeln zu halten.

Variationen:
Beinstrecken einbeinig zur gezielten Belastung eines Oberschenkels.

Beinstrecken mit nach innen gerichteten Fußspitzen trainiert besonders den äußeren Bereich des Oberschenkels, sind die Fußspitzen nach außen gerichtet, werden verstärkt die inneren Oberschenkelmuskeln trainiert.

Rückenmuskulatur

Klimmzüge (Chins)

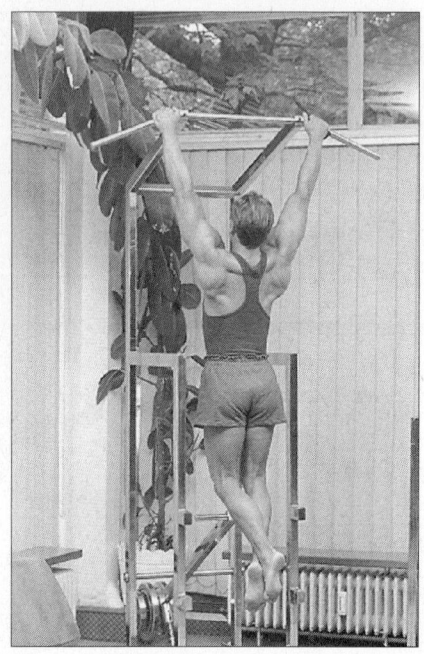

Trainierte Muskulatur:
Breiter Rückenmuskel, Trapezmuskel, großer Rautenmuskel, großer Rundmuskel, zweiköpfiger Armbeuger, vorderer Sägemuskel.

Übungsbeschreibung:
Hängen Sie sich mit mehr als schulterbreitem Griff an eine Klimmzugstange. Schlagen Sie die Füße übereinander, und winkeln Sie die Knie leicht an.

Aus der vollen Streckung ziehen Sie sich, ohne mit dem Oberkörper zu schwingen, nach oben. Ziehen Sie sich mindestens so weit nach oben, daß Ihre Nase die Stange berührt. Je höher Sie den Körper ziehen (bis zum Kinn oder bis zur Brust), um so schwieriger und effektiver sind Klimmzüge. Vermeiden Sie beim Hochziehen einen Rundrücken zu machen. Drücken Sie die Brust heraus, ziehen Sie die Ellbogen nach hinten und die Schulterblätter zusammen. Lassen Sie sich langsam und kontrolliert wieder bis zur vollen Streckung in die Anfangsposition zurück.

Variationen:

Sie können auch Klimmzüge zum Nacken trainieren. Wenn Sie Klimmzüge mit engem Griff machen, belasten Sie verstärkt den unteren Bereich des breiten Rückenmuskels und den vorderen Sägemuskel

Und bei der Klimmzug-Version im Untergriff wird der Bizeps stärker trainiert als bei Klimmzügen im Obergriff.

Trainingstip:

Wenn Ihnen Klimmzüge zu schwer sein sollten, dann bevorzugen Sie Übungen wie Nacken- oder Frontziehen. Wenn Sie bei diesen Übungen mit Ihrem eigenen Körpergewicht trainieren können, dann sind auch Klimmzüge für Sie kein Problem mehr.

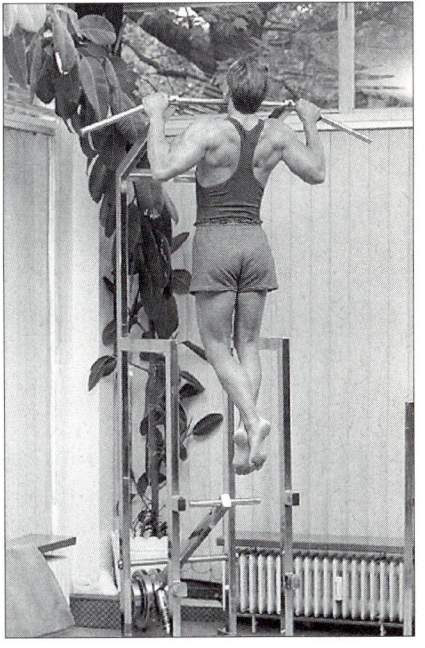

Rückenmuskulatur

Frontziehen (Front pulldown)

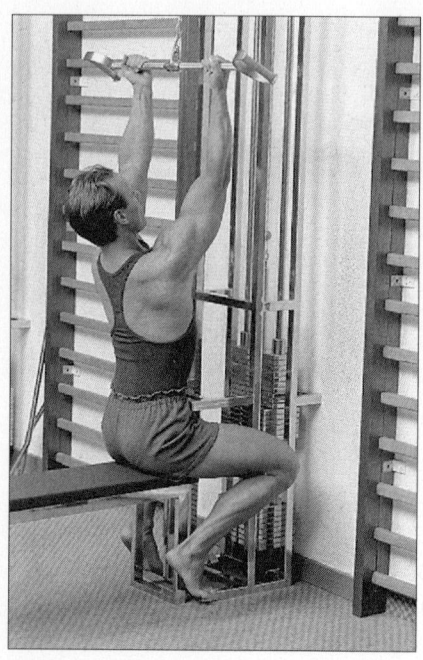 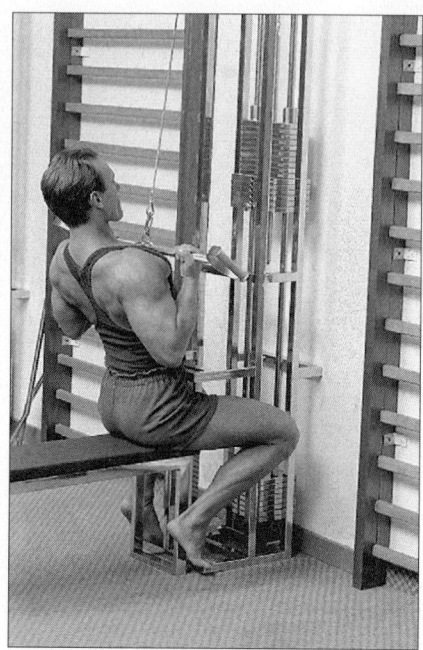

Trainierte Muskulatur:
Breiter Rückenmuskel, Trapezmuskel, großer Rautenmuskel, großer Rundmuskel, zweiköpfiger Armbeuger, vorderer Sägemuskel.

Übungsbeschreibung:
Fassen Sie die Zugstange etwa schulterbreit im Untergriff, und setzen Sie sich auf die Trainingsbank. Strecken Sie die Arme vollständig aus. Ziehen Sie nun die Stange so weit nach unten, bis diese Ihre oberen Brustmuskeln berührt. Ziehen Sie dabei die Ellbogen möglichst weit nach hinten, und lehnen Sie sich leicht zurück. Vermeiden Sie starkes Schwingen des Oberkörpers bei dieser Bewegung. Drücken Sie in der Endposition die Brust raus. Lassen Sie das Gewicht dann langsam wieder, bis zur vollen Streckung der Arme, in die Ausgangsposition zurück. Lehnen Sie sich in diesem Teil der Bewegung etwas nach vorne, um die Rückenmuskeln optimal zu strecken.

Enges Frontziehen (Close grip pulldown)

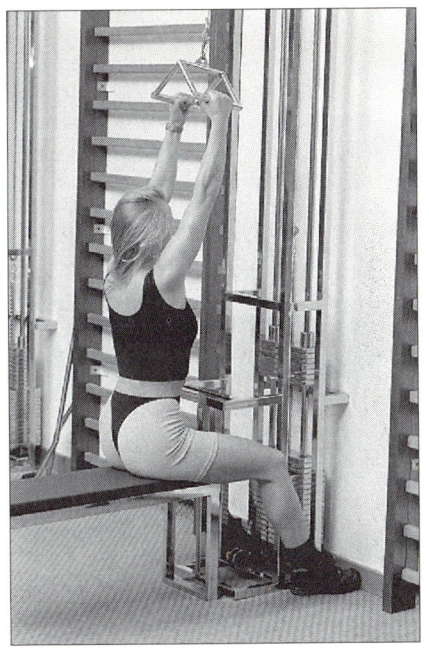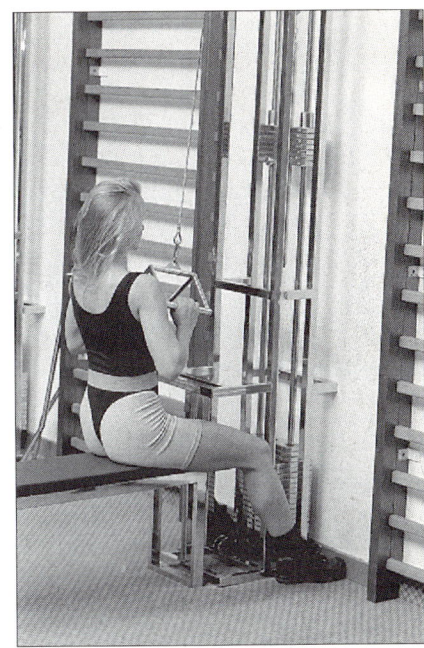

Diese Übung trainiert verstärkt den unteren Bereich des breiten Rückenmuskels, den großen Rautenmuskel und den vorderen Sägemuskel.

Rudern, vorgebeugt (Bent over rows)

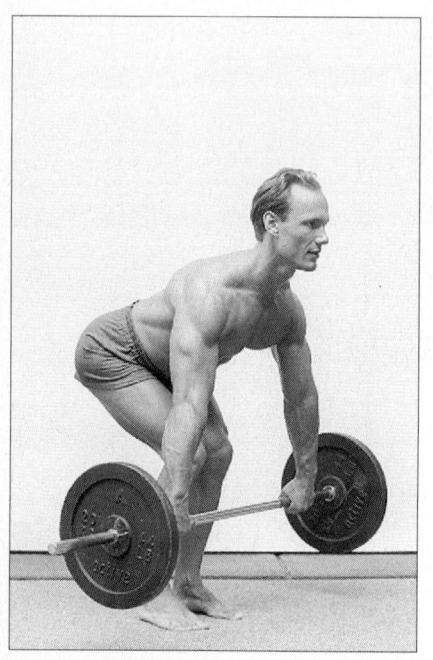 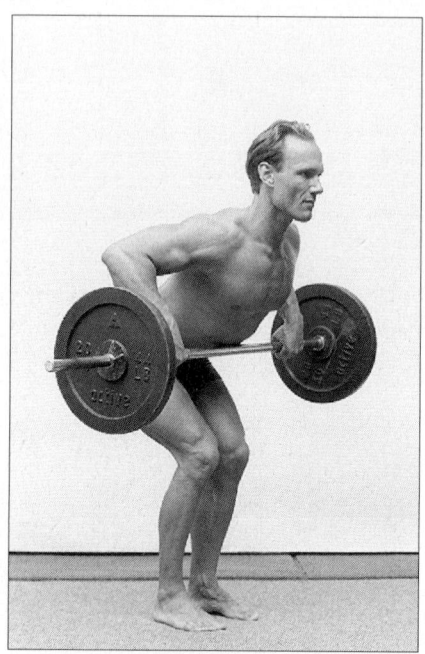

Trainierte Muskulatur:

Breiter Rückenmuskel, Rückenstrecker-muskel, Trapezmuskel, großer Rauten-muskel, großer Rundmuskel, hinterer Schultermuskel.

Übungsbeschreibung:

Stehen Sie mit enger Fußstellung auf dem Boden. Beugen Sie sich in einem Winkel von ca. 75 bis 90 Grad vor. Greifen Sie die vor Ihnen liegende Hantelstange mit etwas weiterem als schulterbreitem Griff.

Verlagern Sie Ihr Körpergewicht auf die Fersen, blicken Sie nach vorne, und winkeln Sie die Knie leicht an. Ziehen Sie das Gewicht zum Bauchbereich, und ver-meiden Sie es, mit dem Oberkörper zu schwingen. Den Rücken immer gerade halten! Es bewegen sich nur die Arme.

In der Endposition ziehen Sie die Ell-bogen möglichst weit nach hinten und die Schulterblätter zusammen, um die Rük-kenmuskeln stark zu kontrahieren.

Variation: Vorgebeugtes Rudern im Untergriff

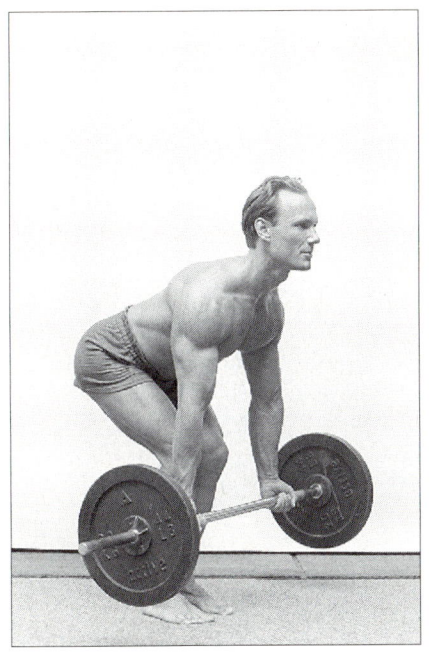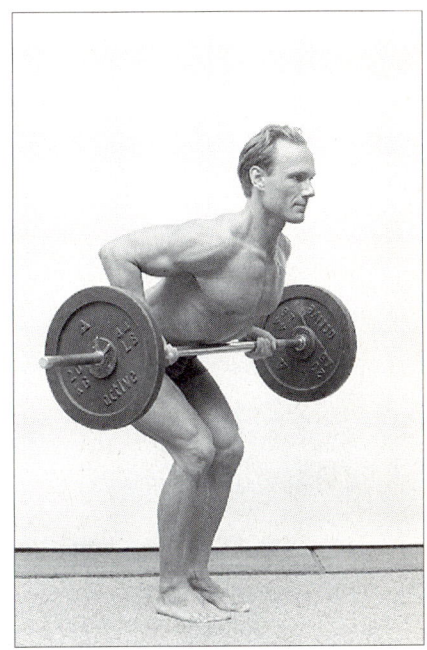

Trainingstip:
Achten Sie immer darauf, den Rücken beim vorgebeugten Rudern gerade zu halten, um den unteren Rückenbereich nicht unnötig stark zu belasten.

Rudern, vorgebeugt, an der Zugmaschine (Bent over rows on machine)

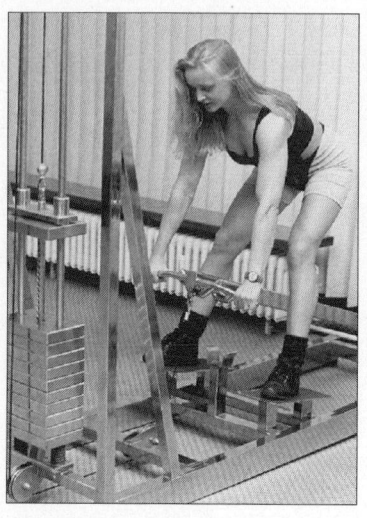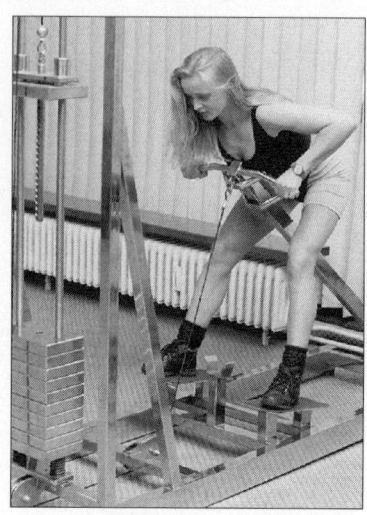

Trainierte Muskulatur:

Breiter Rückenmuskel, Trapezmuskel, großer Rautenmuskel, großer Rundmuskel, Rückenstreckermuskel.

Übungsbeschreibung:

Stellen Sie sich auf das Fußbrett der Zugmaschine, und beugen Sie sich ca. im Winkel von 75 Grad nach vorne. Die Füße sind ungefähr schulterbreit auseinander. Fassen Sie den Griff der Zugmaschine, und ziehen Sie diesen bis zu Ihrem oberen Bauchbereich. Vermeiden Sie beim Hochziehen ein Schwingen des Oberkörpers, und halten Sie den Rücken gerade, um Verletzungen der Lendenwirbelsäule zu vermeiden.

Am Endpunkt der Bewegung ziehen Sie die Ellbogen soweit wie möglich nach hinten und drücken die Schulterblätter zusammen, um die Rückenmuskeln möglichst stark zu kontrahieren.

Lassen Sie das Gewicht wieder kontrolliert in die Ausgangsposition herab.

Variation:

Rudern, vorgebeugt, an der einseitig belasteten Hantelstange (T-Bar Rows)

Einarmiges Kurzhantelrudern
(One arm dumbell rows)

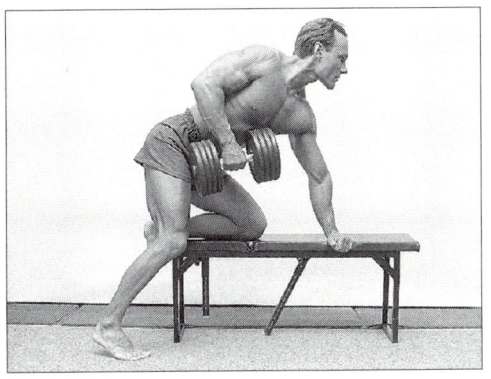 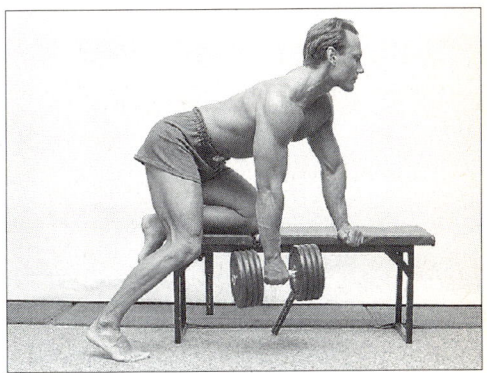

Trainierte Muskulatur:

Breiter Rückenmuskel, Trapezmuskel, großer Rautenmuskel, großer Rundmuskel, Rückenstreckermuskel.

Übungsbeschreibung:

Stützen Sie sich mit einer Hand und einem Unterschenkel auf der Trainingsbank ab. Beugen Sie sich ca. 75 bis 90 Grad vor. Greifen Sie die Kurzhantel, heben das Gewicht vom Boden und strecken die Arme voll aus.

Ziehen Sie das Gewicht so weit nach oben, bis dieses Ihren Oberkörper berührt. Halten Sie während der Ruderbewegung den Rücken gerade und die Ellbogen seitlich am Körper. Senken Sie die Hantel wieder in die Ausgangsposition ab und fühlen Sie die Dehnung besonders im unteren Muskelbereich.

Variation:

Wenn Sie das Gewicht in der Ausgangsposition weiter vorne vor dem Körper zurücklassen, erzielen Sie einen zusätzlichen Dehnungseffekt in den Rückenmuskeln.

Trainingstip:

Diese Übung eignet sich hervorragend zum isolierten Training einer Körperhälfte.

Nackenziehen (Neck pulldown)

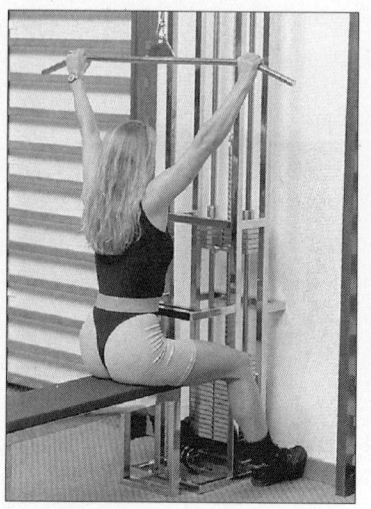 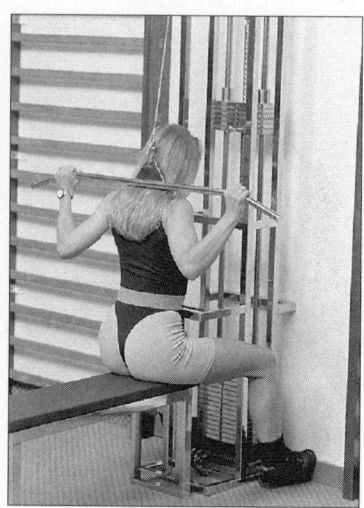

Trainierte Muskulatur:
Breiter Rückenmuskel, Trapezmuskel, großer Rautenmuskel, großer Rundmuskel, zweiköpfiger Armbeuger, vorderer Sägemuskel

Übungsbeschreibung:
Fassen Sie die Zugstange mit weitem Obergriff, und setzen Sie sich auf die Trainingsbank.

Strecken Sie die Arme ganz aus, und ziehen Sie die Stange bis zum Nacken. Ziehen Sie die Ellbogen nach hinten und nach unten, und drücken Sie in der Endposition die Schulterblätter zusammen.

Vermeiden Sie es, einen Rundrücken zu machen, und schwingen Sie während der Bewegung nicht mit dem Oberkörper.

Lassen Sie die Zugstange kontrolliert bis zur vollständigen Streckung der Arme wieder in die Ausgangsposition zurück, und fühlen Sie die Dehnung in Ihren Rückenmuskeln.

Variation:
Sie können diese Übung auch so machen, daß Sie die Stange zur Brust ziehen.

Trainingstip:
Wenn Sie noch keine Klimmzüge schaffen, dann bietet sich durch Nackenziehen oder Ziehen zur Brust eine effektive Überkopfzugübung an. Sobald Sie bei dieser Übung mit Ihrem eigenen Körpergewicht trainieren, sind auch Klimmzüge für Sie kein Problem mehr.

Rückenmuskulatur

Brustmuskulatur

Bankdrücken (Bench press)

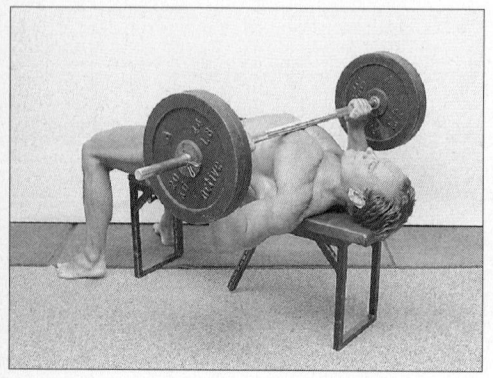 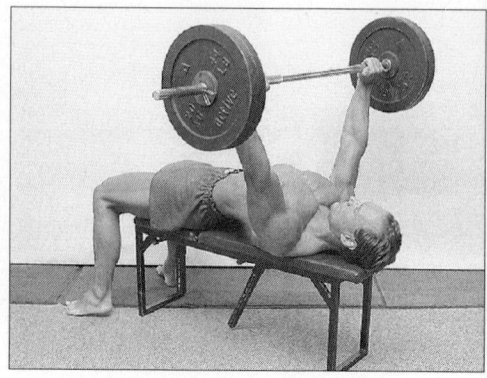

Trainierte Muskulatur:
Großer Brustmuskel, Schultermuskel, dreiköpfiger Armstrecker.

Übungsbeschreibung:
Legen Sie sich auf die Trainingsbank, fassen Sie das Gewicht mit etwas breiterem als schulterbreiten Griff, und drücken Sie die Hantel aus der Ablage, so daß die Arme gestreckt sind.

Senken Sie das Gewicht bis zu Ihrem oberen Brustbereich ab, ziehen Sie dabei die Ellbogen leicht nach hinten, um die Brustmuskeln zu dehnen. Bei Kontakt der Hantel mit Ihrem Brustkorb drücken Sie das Gewicht, ohne zu pausieren, wieder bis zur vollen Streckung der Arme nach oben. Vermeiden Sie beim Hochdrücken jede Hohlkreuzbildung.

Variationen:
Wenn Sie dazu neigen, bei der Aufwärtsbewegung stark ins Hohlkreuz zu gehen, stellen Sie die Füße auf die Bank, oder schlagen Sie die Füße übereinander, und ziehen Sie die Knie an.

Sie können Bankdrücken auch an der Maschine trainieren oder statt der Langhantel zwei Kurzhanteln einsetzen. Je enger die Griffbreite Ihrer Hände ist, um so stärker werden die Trizepsmuskeln belastet (siehe auch Seite 196 Engbankdrücken).

Trainingstip:
Bankdrücken ist eine der Grundübungen für die Brustmuskulatur und sollte in keinem Bodybuilding-Programm fehlen.

Schrägbankdrücken mit der Langhantel
(Barbell incline press)

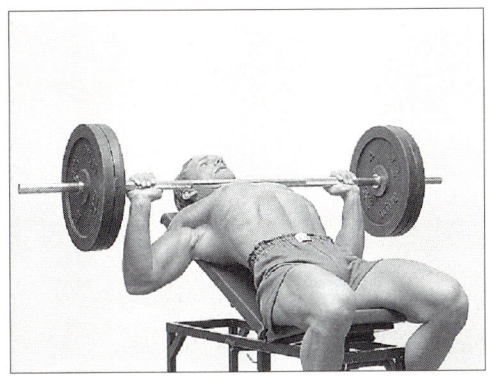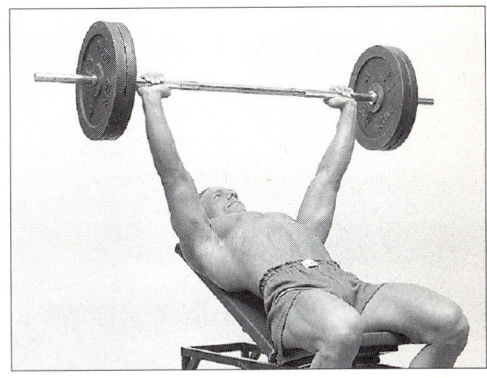

Trainierte Muskulatur:

Oberer Bereich des großen Brustmuskels, Schultermuskel, dreiköpfiger Armstrecker.

Übungsbeschreibung:

Legen Sie sich auf die Schrägbank. Greifen Sie die Hantel etwas weiter als schulterbreit, und drücken Sie das Gewicht aus der Halterung (im Foto ohne Halterung).

Senken Sie das Gewicht kontrolliert zum oberen Brustbereich herab, fast bis zum Hals. Ziehen Sie dabei die Ellbogen leicht nach hinten, um eine gute Dehnung in den Brustmuskeln zu erzielen.

Sobald die Hantel Ihren Brustkorb berührt, drücken Sie das Gewicht in einer Linie bis zur vollständigen Streckung der Arme nach oben. Vermeiden Sie beim Hochdrücken eine starke Hohlkreuzbildung.

Variationen:

Die übliche Schrägeinstellung der Bank liegt bei etwa 45 Grad. Je steiler die Bank eingestellt wird, um so stärker liegt die Belastung auf der vorderen Schultermuskulatur.

Sie können Schrägbankdrücken auch an der Maschine trainieren.

Schrägbankdrücken mit Kurzhanteln (Dumbell incline press)

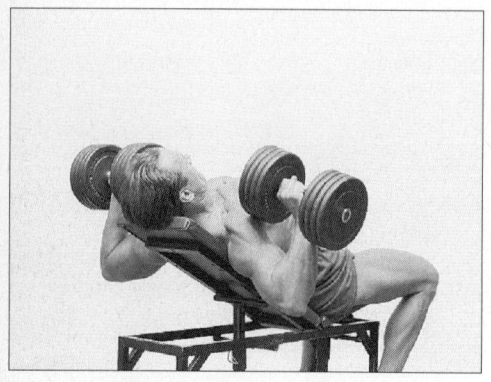 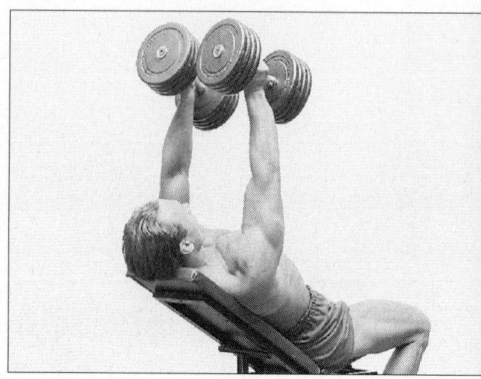

Trainierte Muskulatur:
Oberer Bereich des großen Brustmuskels, Schultermuskel, dreiköpfiger Armstrecker.

Übungsbeschreibung:
Sie liegen auf der Schrägbank und halten in jeder Hand eine Kurzhantel. Aus der Position mit gestreckten Armen senken Sie die Gewichte nun soweit wie möglich herunter. Am tiefsten Punkt der Bewegung sollten die Kurzhanteln auf einer Höhe mit den Schultermuskeln sein. Fühlen Sie die Dehnung in Ihren Brustmuskeln. Drücken Sie die Hanteln nun bis zur vollständigen Streckung der Arme wieder nach oben.

Variationen:
Sie können die Kurzhanteln während der Druckbewegung auch drehen, so daß in der Endposition die Handflächen einander zugewandt sind (siehe Foto). Dadurch werden die inneren Brustmuskeln stärker belastet.

Trainingstip:
Kurzhanteln ermöglichen gegenüber der Langhantel einen größeren Bewegungsspielraum, da die Gewichte tiefer seitlich am Körper heruntergelassen werden können. Bei schweren Gewichten kann es problematisch werden, die Kurzhanteln in die Anfangsposition umzusetzen. Bitten Sie in diesem Fall einen oder zwei Trainingspartner darum, Ihnen die Hanteln anzureichen.

Fliegende Bewegung auf der Flachbank
(Flat bench flyes)

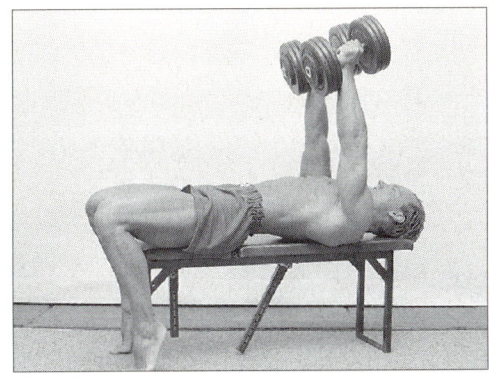 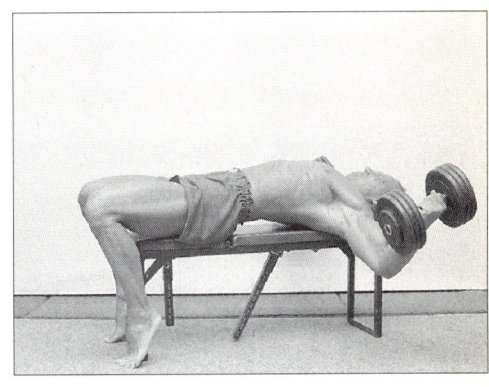

Trainierte Muskulatur:
Großer Brustmuskel.

Übungsbeschreibung:
Legen Sie sich auf eine Trainingsbank. Halten Sie bei gestreckten Armen in jeder Hand eine Kurzhantel über Ihrem Körper. Senken Sie die Gewichte kontrolliert bis zur tiefsten Streckung seitlich nach unten. Winkeln Sie beim Herunterlassen der Hanteln die Ellbogen leicht an, um Verletzungen in diesem Bereich vorzubeugen, aber nicht so stark, daß aus fliegenden Bewegungen eher eine abgefälschte Version des Bankdrückens wird. Ziehen Sie beim Herunterlassen die Ellbogen leicht nach hinten, fühlen Sie die Dehnung in Ihren Brustmuskeln. Sobald Sie den tiefsten Punkt der Bewegung erreicht haben, heben Sie die Gewichte wieder nach oben. Kontrahieren Sie in der Aus-gangsposition die Brustmuskeln möglichst stark.

Variationen:
Wenn Sie beim Anheben der Gewichte die Kurzhanteln so drehen, daß in der Endposition die Handflächen einander zugewandt sind, dann werden verstärkt die inneren Brustmuskeln belastet.

Trainingstip:
Um eine zu starke Hohlkreuzbildung beim Anheben der Gewichte zu vermeiden, können Sie die Beine anheben und die Füße auf die Bank stellen oder über-einanderschlagen und die Knie anwinkeln. Bitten Sie bei der Verwendung von schweren Gewichten einen Trainingspartner darum, daß er Ihnen die Gewichte anreicht.

Fliegende Bewegung auf der Schrägbank (Incline dumbell flyes)

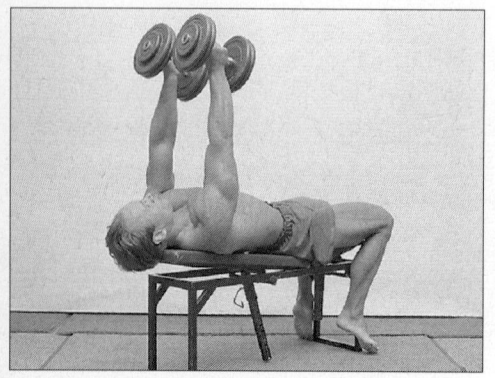 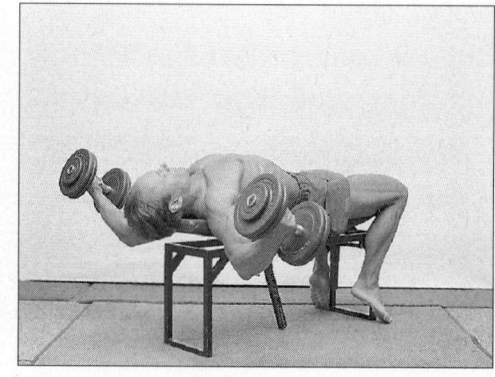

Trainierte Muskulatur:
Oberer Bereich des großen Brustmuskels.

Übungsbeschreibung:
Legen Sie sich auf die Schrägbank, halten Sie in jeder Hand bei gestreckten Armen eine Kurzhantel.

Senken Sie die Gewichte seitlich am Körper bis zum tiefsten Punkt herab. Winkeln Sie dabei die Ellbogen leicht an. Sobald Sie den tiefsten Punkt der Bewegung erreicht haben, ziehen (nicht drücken!) Sie die Gewichte wieder bis zur vollständigen Streckung der Arme nach oben.

Variationen:
Je steiler die Bank gestellt wird, um so stärker wird außer den oberen Brustmuskeln auch die vordere Schultermuskulatur trainiert. Bei Drehung der Handflächen während des Anhebens, so daß diese in der Endposition einander zugewandt sind, werden die inneren Brustmuskeln verstärkt belastet.

Trainingstip:
Bei Verwendung von schweren Gewichten bitten Sie einen oder zwei Trainingspartner darum, Ihnen die Hanteln hochzureichen, da das Umsetzen der Gewichte in die Anfangsposition in diesem Fall schwierig werden kann.

Brustmuskulatur

Kabelzüge über Kreuz (Cable crossovers)

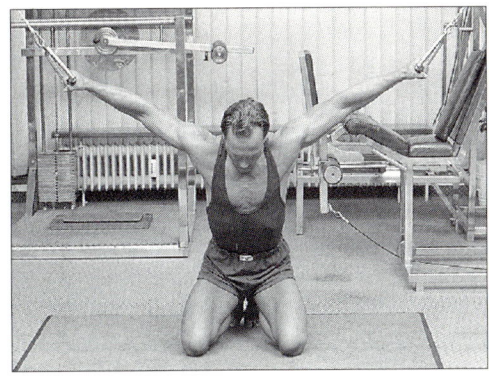 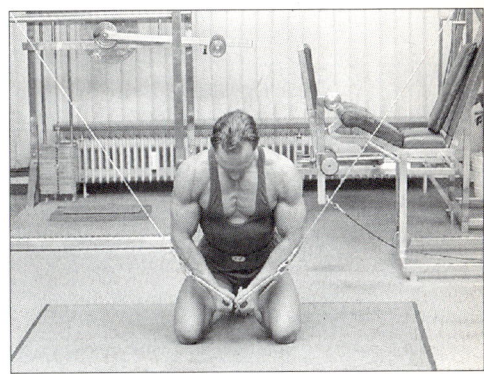

Trainierte Muskulatur:
Innerer Bereich des großen Brustmuskels.

Übungsbeschreibung:
Fassen Sie die Griffe, die an beiden Seiten der Zugvorrichtung hängen, und knien Sie sich auf den Boden.

Ziehen Sie die Arme in einer halbkreisförmigen Bewegung vor Ihr Knie. Winkeln Sie dabei die Ellbogen leicht an, und vermeiden Sie es, einen Rundrücken zu machen. Achten Sie darauf, den Rücken stets durchgedrückt zu halten. Kontrahieren Sie die Brustmuskeln in der Endposition, wenn sich die Griffe vor Ihren Knien befinden, möglichst stark, und halten Sie den Moment höchster Spannung für ca. 2–3 Sekunden.

Variationen:
Sie können diese Übung auch im Stehen oder nur mit einem Arm trainieren.

Trainingstip:
Kabelzüge über Kreuz eignen sich hervorragend zur isolierten Belastung der Brustmuskeln und tragen in starkem Maße zur Entwicklung einer «streifigen» Brustmuskulatur bei.

Überzüge mit leicht angewinkelten Armen (Slightly bent arm pullovers)

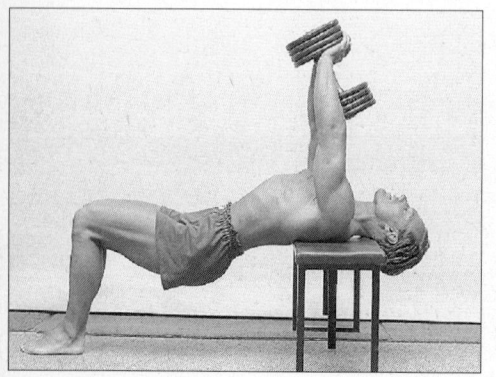 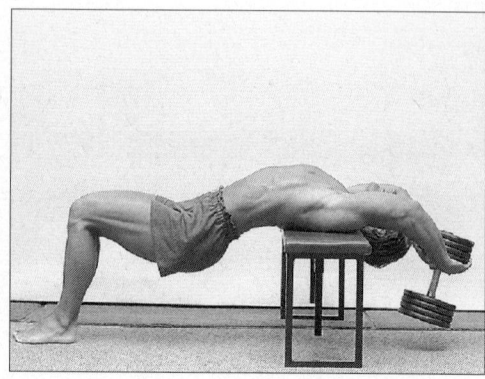

Trainierte Muskulatur:
Großer Brustmuskel, breiter Rückenmuskel, vorderer Sägemuskel, dreiköpfiger Armstrecker.

Übungsbeschreibung:
Legen Sie sich quer auf eine Übungsbank. Die Schultern liegen auf, der Kopf wird durch die Bank gestützt und befindet sich eben über dem Bankende.

Greifen Sie die Kurzhantel so, daß Ihre Hände sich überkreuzen und die Handflächen flach gegen das Gewicht gedrückt sind. Der Po befindet sich in einer Linie unterhalb der Bank.

Senken Sie das Gewicht mit leicht angewinkelten Armen soweit wie möglich hinter den Kopf, und fühlen Sie dabei die Dehnung im Oberkörper. Halten Sie den Po möglichst tief.

Am tiefsten Punkt der Bewegung ziehen Sie das Gewicht wieder nach oben.

Stoppen Sie die Aufwärtsbewegung in dem Moment, in dem sich Ihre Oberarme in der Senkrechten befinden.

Variationen:
Wenn Sie Überzüge mit stark angewinkelten Armen machen, belasten Sie verstärkt die Rückenmuskeln.

Sie können Überzüge auch mit einer Langhantel oder an der Maschine trainieren.

Trainingstips:
Sie können die Übung auch derart trainieren, daß der Oberkörper vollständig auf der Bank aufliegt. Legen Sie sich dazu nicht quer, sondern längsseits auf die Bank. Beginner und Sportler mit weniger ausgeprägter Flexibilität in den Schultergelenken sollten den Bewegungsradius in der Abwärtsbewegung langsam und vorsichtig erweitern.

Brustmuskulatur

Fliegende Bewegung an der Maschine (Butterfly)

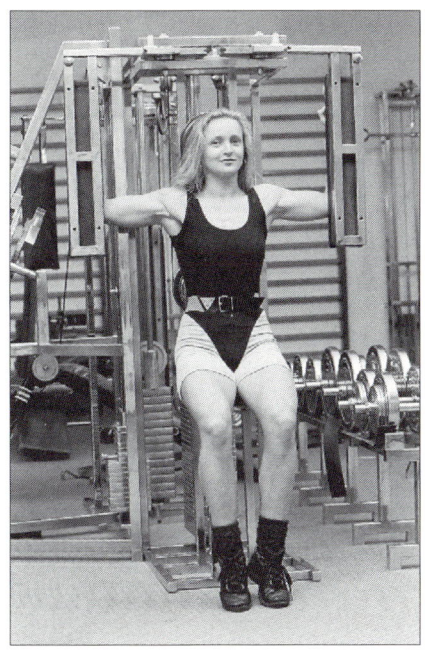 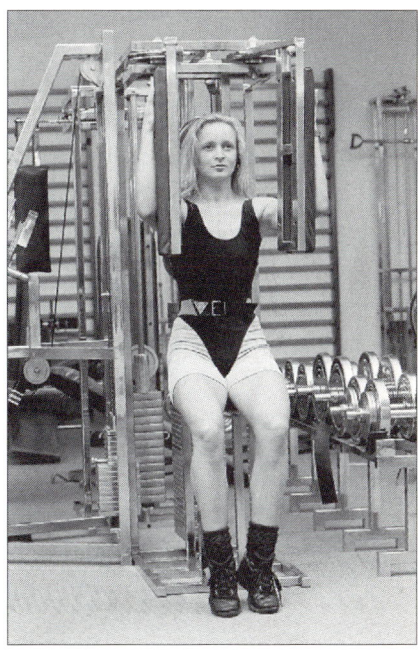

Trainierte Muskulatur:
Innerer Bereich des großen Brustmuskels.

Übungsbeschreibung:
Setzen Sie sich so auf das Sitzpolster der Butterfly-Maschine, daß sich Ihre Ellbogen in einer Linie mit Ihren Schultern befinden. Drücken Sie die Unterarme und die Ellbogen gegen die Polsterung, und führen Sie die Arme vor Ihrer Brust zusammen. Vermeiden Sie es, einen Rundrücken zu machen bzw. die Schultern von der Rückenlehne zu lösen. Die Bewegung erfolgt ausschließlich durch den Druck Ihrer Arme und die sich daraus ergebende Kontraktion der Brustmuskulatur. Der Oberkörper soll sich nicht bewegen.

Schultermuskulatur

Nackendrücken (Press behind Neck)

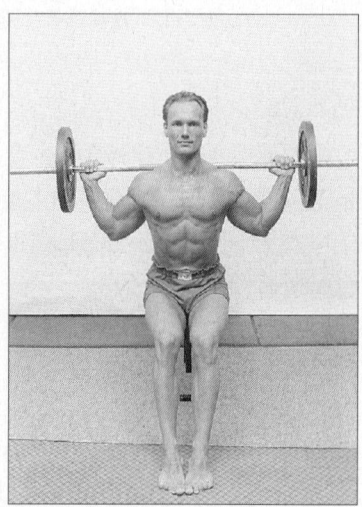 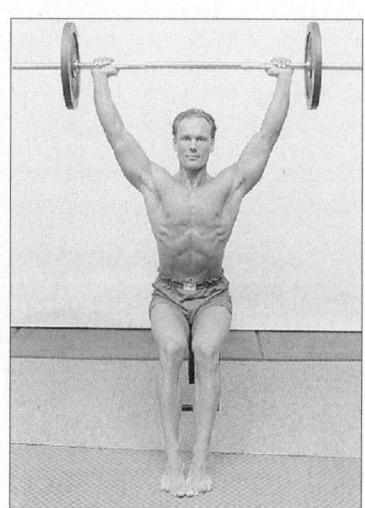

Trainierte Muskulatur:
Schultermuskel, Trapezmuskel, dreiköpfiger Armstrecker.

Übungsbeschreibung:
Setzen Sie sich auf eine Trainingsbank. Greifen Sie die Hantelstange etwas weiter als schulterbreit, und heben Sie das Gewicht aus der Halterung (im Bild ohne Halterung).

Senken Sie das Gewicht kontrolliert hinter dem Nacken herab. Am tiefsten Punkt der Bewegung drücken Sie die Langhantelstange wieder nach oben. Halten Sie den Rücken gerade, und vermeiden Sie eine starke Hohlkreuzbildung.

Variationen:
Sie können Nackendrücken auch im Stehen trainieren. Bei dieser Übungsversion ist die Gefahr einer Hohlkreuzbildung ebenso wie beim Drücken vor der Brust (Frontdrücken) gegenüber dem sitzenden Nackendrücken erhöht. Viele Bodybuilder bevorzugen das Nackendrücken im Sitzen an einer Trainingsbank mit Rückenlehne. Dadurch fällt es leichter, ohne zu starkes Nach-hinten-Lehnen zu trainieren.

Sie haben auch die Wahl, diese Übung an einer Maschine durchzuführen.

Trainingstip:
Nackendrücken ist die Grundübung für den Aufbau der Schultermuskeln.

Schultermuskulatur

Seitheben im Sitzen (Seated side laterals)

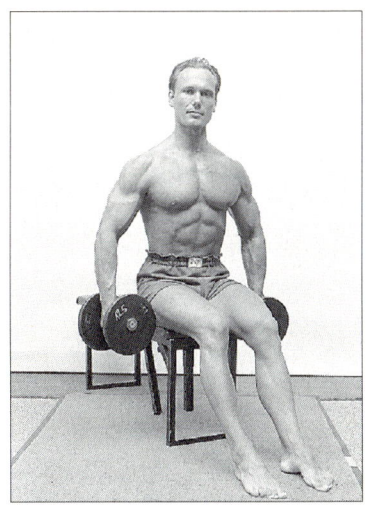 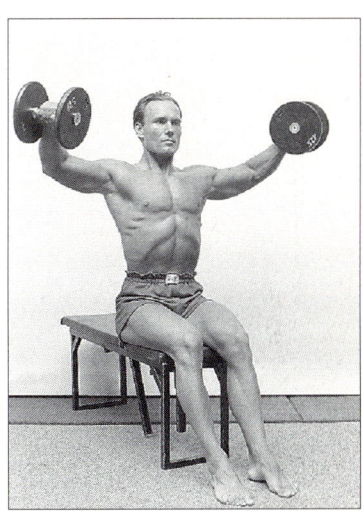

Trainierte Muskulatur:
Seitlicher Teil des Schultermuskels.

Übungsbeschreibung:
Setzen Sie sich auf das Ende einer Trainingsbank. Halten Sie in jeder Hand eine Kurzhantel seitlich am Körper. Heben Sie die Gewichte ohne Schwung seitlich nach oben. Dabei sollten die Ellbogen leicht angewinkelt sein. Wenn Sie die Hände bei der Aufwärtsbewegung so drehen, als wenn Sie eine Tasse Wasser ausgießen würden, wird der hintere Schultermuskel verstärkt trainiert. In der Endposition befindet sich der kleine Finger also höher als der Daumen.

Variation:
Seitheben im Stehen. Bei dieser Art der Übungsausführung ist allerdings die Gefahr größer, daß Sie die Bewegung durch ein Schwingen des Oberkörpers abgefälscht, und der untere Rückenbereich stark belastet wird.

Seitheben, einarmig, am Kabelzug
(One arm side laterals with cables)

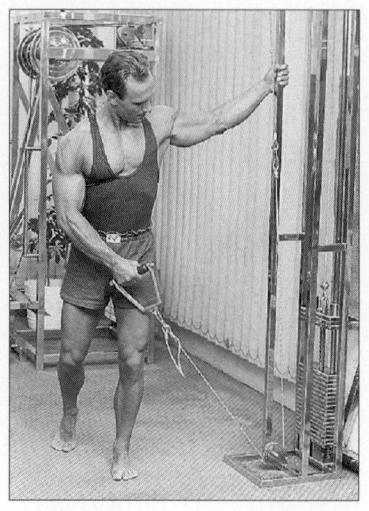 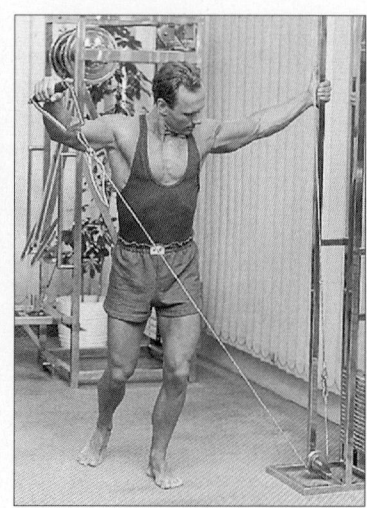

Trainierte Muskulatur:
Seitlicher Teil der Schultermuskulatur.

Übungsbeschreibung:
Stellen Sie sich seitlich vor den Zugturm. Mit der einen Hand nehmen Sie den Griff, mit der anderen halten Sie sich zur Stabilisierung am Gerät fest.

Ziehen Sie den Griff, ohne mit dem Oberkörper zu schwingen, durch den Einsatz der Schultermuskeln nach oben. Drehen Sie dabei die Hand so, als würden Sie Wasser aus einem Glas schütten, so daß in der Endposition der kleine Finger höher als der Daumen ist. Beugen Sie sich in der Aufwärtsbewegung leicht nach vorne, und winkeln Sie die Ellbogen leicht

an. Je mehr Sie sich vorbeugen, um so stärker werden die hinteren Schultermuskeln belastet.

In der Endposition der Bewegung befinden sich Ihre Hände etwas höher als Ihre Schultern.

Variationen:
Sie können diese Übung auch mit hinter dem Oberkörper gehaltener Hand beginnen. Ziehen Sie den Griff in der Anfangsposition also hinter Ihrem Körper nach oben.

Oder Sie arbeiten mit einer Kurzhantel statt am Seilzug.

Schultermuskulatur

Seitheben, vorgebeugt (Bent over side laterals)

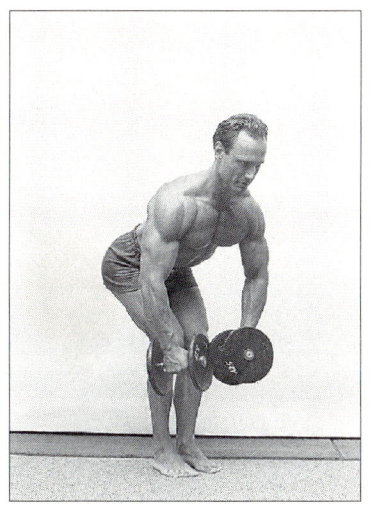 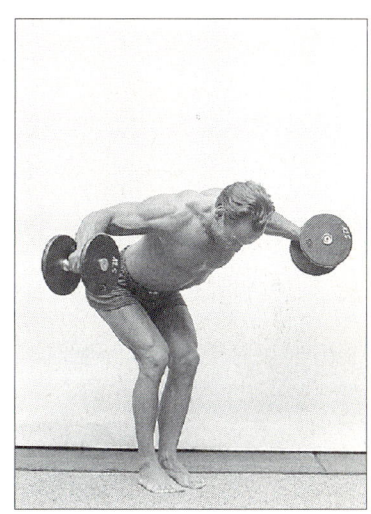

Trainierte Muskulatur:

Hinterer Teil der Schultermuskulatur, Trapezmuskel, Rückenstreckermuskel.

Übungsbeschreibung:

Beugen Sie den Oberkörper ca. 75 bis 90 Grad vor, nehmen Sie in jede Hand eine Kurzhantel. Die Füße stehen eng beieinander. Mit leicht angewinkelten Knien und geradem Rücken heben Sie die Gewichte seitlich nach oben. Dabei sollten Sie ein Schwingen des Oberkörpers vermeiden und die Ellbogen leicht anwinkeln.

Wenn der höchste Punkt der Bewegung erreicht ist, senken Sie die Hanteln wieder nach unten ab.

Variationen:

Sie können vorgebeugtes Seitheben auch im Sitzen von dem Ende einer Trainingsbank machen. Oder arbeiten Sie bei dieser Übung am Kabelzug.

Achtung!

Halten Sie bei dieser Übung den Rücken stets gerade, um Verletzungen der Lendenwirbelsäule zu vermeiden.

Umgekehrte fliegende Bewegung an der Maschine (Reverse butterfly)

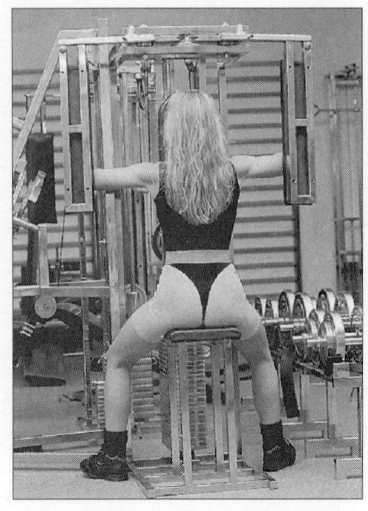 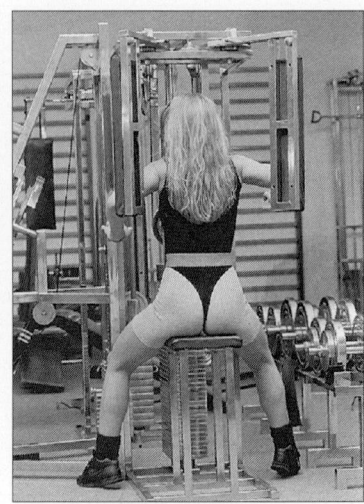

Trainierte Muskulatur:
Hinterer Teil der Schultermuskulatur, Trapezmuskel.

Übungsausführung:
Setzen Sie sich rücklings auf die Butterfly-Maschine. Ihre Füße berühren den Boden. Die Ellbogen sind etwa auf einer Höhe mit den Schultern.

Drücken Sie die Ellbogen soweit wie möglich nach hinten. Halten Sie dabei den Oberkörper gerade und den Kontakt mit der Rückenlehne. Die Ellbogen sollten während der Bewegung möglichst hoch gehalten werden.

In der Endposition der Bewegung drücken Sie die Schulterblätter zusammen, um die hinteren Schultermuskeln möglichst stark zu kontrahieren.

Trainingstip:
Falls Sie Probleme mit dem Rücken haben und kein Seitheben vorgebeugt machen möchten, können Sie durch diese Übung Ihre hinteren Schultermuskeln gezielt trainieren.

Rudern, stehend (Upright rows)

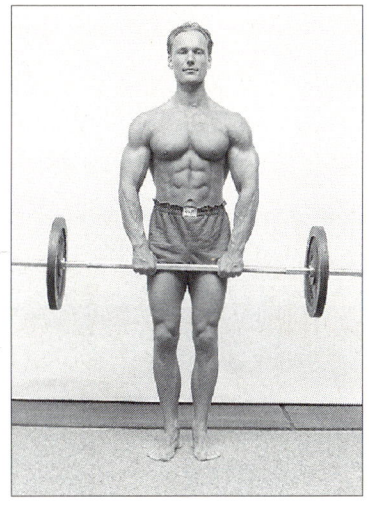 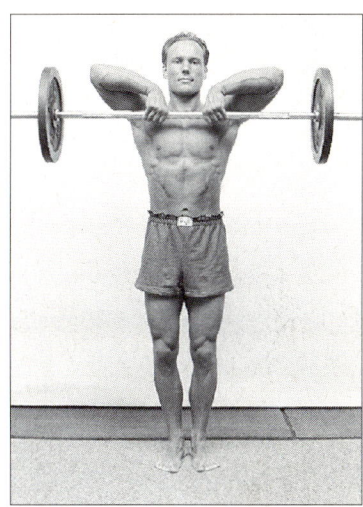

Trainierte Muskulatur:
Schultermuskel, Trapezmuskel.

Übungsbeschreibung:
Stehen Sie mit dicht zusammengehaltenen Füßen aufrecht. Halten Sie eine Langhantel mit etwas engerem als schulterbreitem Griff vor Ihren Körper.

Ziehen Sie die Hantel dicht am Körper bis zum Kinn nach oben. Vermeiden Sie dabei ein Schwingen des Oberkörpers.

In der Endposition ziehen Sie die Ellbogen möglichst weit nach hinten und nach oben. Senken Sie das Gewicht kontrolliert bis zur vollständigen Streckung der Arme ab.

Variationen:
Verändern Sie die Griffbreite von Zeit zu Zeit, um die Muskulatur jeweils von unterschiedlichen Winkeln zu belasten.

Sie können diese Übung auch am Kabelzug trainieren.

Schulterheben mit der Langhantel (Barbell shrugs)

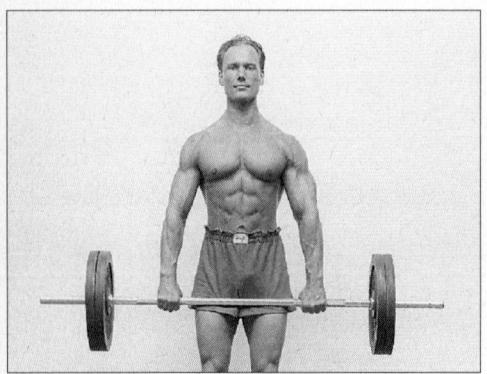 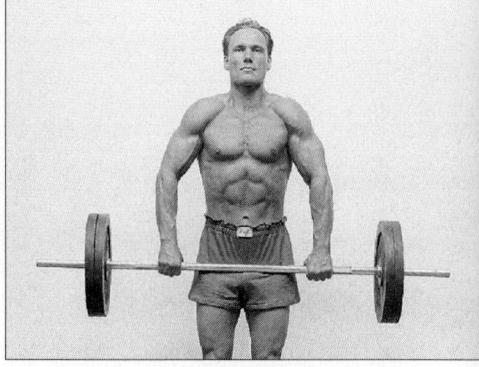

Trainierte Muskulatur:
Trapezmuskel, Schultermuskel.

Übungsbeschreibung:
Stehen Sie aufrecht, die Füße dicht zusammen. Halten Sie die Langhantel mit etwa schulterbreitem Griff vor Ihren Körper. Heben Sie die Schultern, bei möglichst gestreckten Armen, soweit wie möglich nach oben. Winkeln sie die Ellbogen dabei allenfalls leicht an (siehe Abbildung).

Senken Sie die Hantel wieder in die Ausgangsposition ab.

Variationen:
Sie können die Übung auch mit hinter dem Körper gehaltenem Gewicht machen.

Oder verwenden Sie für diese Bewegung Kurzhanteln, die durch seitliches Positionieren am Körper eine Variation im Belastungswinkel für die Nackenmuskulatur ermöglichen.

Als weitere Möglichgkeit bietet sich das Schulterheben an der Maschine an.

Bizepsmuskulatur

Langhantelcurl (Barbell curls)

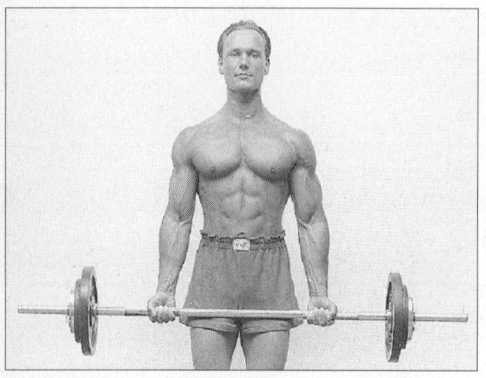 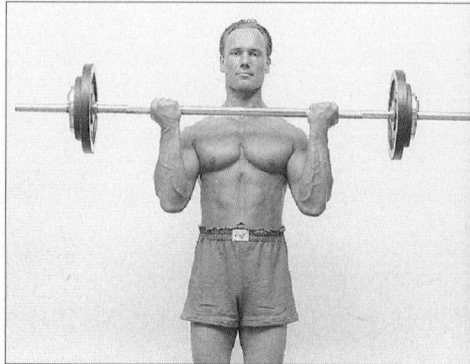

Trainierte Muskulatur:
Zweiköpfiger Armbeuger.

Übungsbeschreibung:
Stehen Sie aufrecht, die Füße etwas weniger als schulterbreit auseinander. Fassen Sie die Langhantel mit etwa schulterbreitem Griff.

Bringen Sie die Hantel bei geradem Oberkörper bis zum Hals. Dabei sollten Sie die Ellbogen möglichst dicht am Körper halten. Wenn Sie die Ellbogen nach vorne oder zur Seite bewegen, dann geht ein Teil der Belastung vom Bizeps auf die (vordere) Schultermuskulatur über.

Vermeiden Sie während der Bewegung mit dem Oberkörper Schwung zu holen, und halten Sie die Handgelenke gerade.

In der Endposition kontrahieren Sie den Bizeps möglichst stark, bevor Sie das Gewicht wieder in die Ausgangsposition zurücklassen. Senken Sie die Hantel bis zur vollen Streckung der Arme.

Trainingstip:
Durch Veränderung der Griffbreite können Sie den Bizeps unterschiedlich trainieren. Ein enger Griff belastet primär den äußeren Bizepsbereich, während ein mehr als schulterbreiter Griff verstärkt den inneren Teil des Armbeugers trainiert.

Der Langhantelcurl ist die Grundübung für den Aufbau von kraftvollen Bizepsmuskeln.

Variation: Cable curls

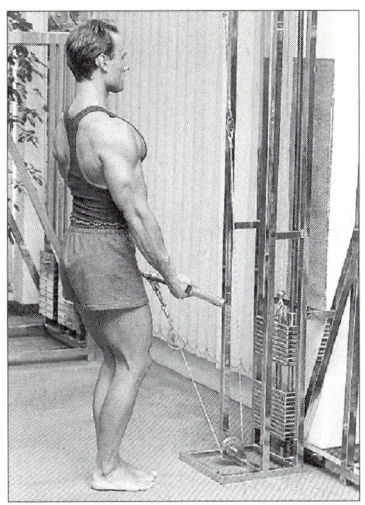 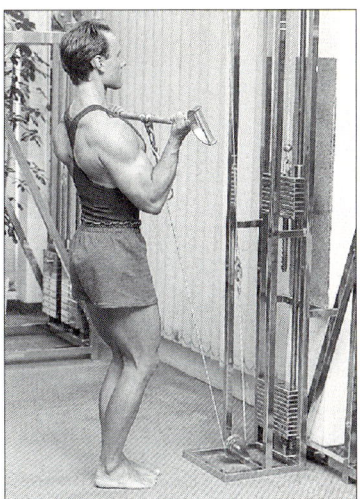

Sie können diese Bewegung auch am
Kabelzug trainieren, halten Sie dabei die
Knie leicht gebeugt.

Kurzhantelcurl, sitzend (Seated dumbell curl)

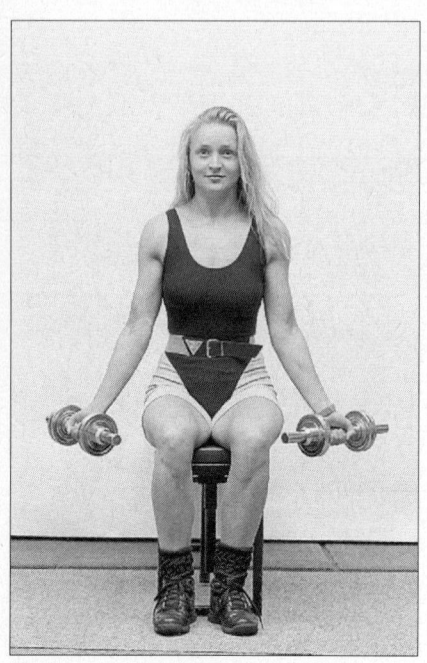

Trainierte Muskulatur:
Zweiköpfiger Armbeuger.

Übungsbeschreibung:
Sie sitzen auf dem Ende einer Trainingsbank und halten bei gestreckten Armen in jeder Hand eine Kurzhantel.

Die Handflächen zeigen leicht nach außen. Beugen Sie die Arm an, ohne mit dem Oberkörper zu schwingen. Halten Sie die Ellbogen möglichst dicht am Körper, und vermeiden Sie es, sie nach oben oder zur Seite zu bewegen. In diesem Fall trainieren Sie nämlich auch die vordere Schultermuskulatur, und der Bizeps wird nicht größtmöglich isoliert.

Beugen Sie die Arme so weit, bis sich die Hanteln ungefähr auf Höhe Ihrer Schultern befinden.

Die Handgelenke sind während der Curlbewegung gerade, können in der Endposition jedoch so gedreht werden, daß sich der kleine Finger Richtung Schulter bewegt. Dadurch kommt es zu einer starken Kontraktion des Bizeps.

Senken Sie die Gewichte wieder bis zur vollen Streckung nach unten.

Bizepsmuskulatur

Variationen:

Sie können Kurzhantelcurls sitzend entweder einarmig (siehe Bild) oder beidarmig trainieren.

Wenn Sie diese Übung mit einer Handhaltung durchführen, als wenn Sie einen Nagel in die Wand schlagen würden, dann wird neben dem äußeren Bizepsbereich auch die Unterarmmuskulatur sehr gut trainiert (Hammer-Curls).

Oder Sie führen Kurzhantelcurl, sitzend auf einer Bank mit Rückenlehne, die Sie verschieden schräg einstellen können, aus.

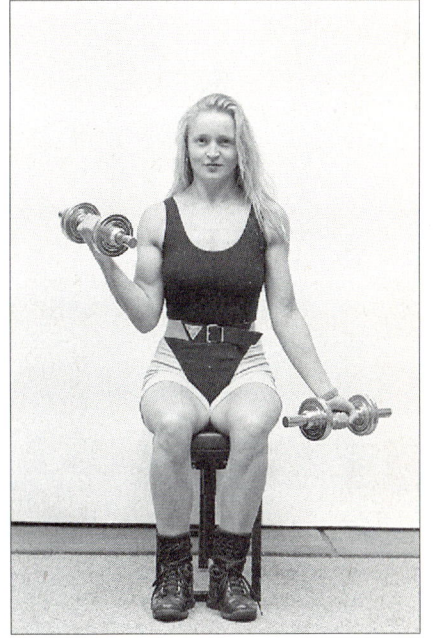

Bizepsmuskulatur

Scott curls

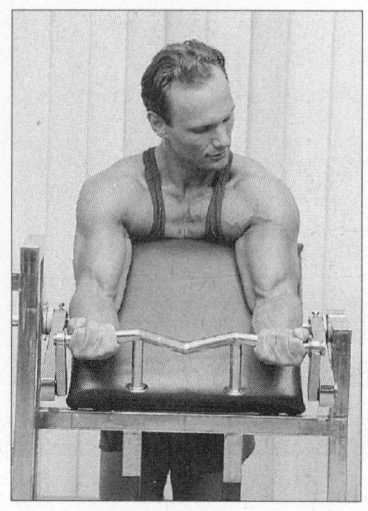 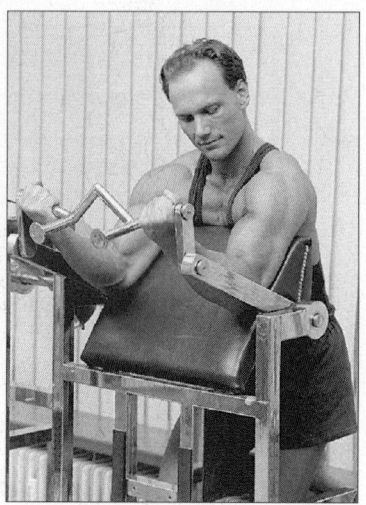

Trainierte Muskulatur:
Zweiköpfiger Armbeuger.

Übungsausführung:
Stellen oder setzen Sie sich hinter bzw. auf eine Scottbank. Positionieren Sie die Armbeuge-Platte so, daß sich das obere Ende an Ihrem unteren Brustbereich befindet. Greifen Sie die Stange mit ca. schulterbreitem Abstand. Die Arme sind voll gestreckt.

Beugen Sie die Stange nach oben, halten Sie dabei die Ellbogen stets in einer Linie mit den Schultergelenken. Heben Sie die Ellbogen nicht von der Polsterung ab. In der Endposition sollen die Bizeps stark kontrahiert sein. Senken Sie dann das Gewicht wieder bis zur fast vollen Streckung der Arme ab.

Variationen:
Scott-Curls können auch sehr gut mit freien Gewichten, also mit Lang- oder Kurzhanteln, trainiert werden.

Kurzhanteln bieten die Möglichkeit, jeweils einen Arm zur Zeit zu belasten.

Wenn Sie bei Scott-Curls statt eines schulterbreiten Griffs mit engem Handabstand arbeiten, belasten Sie mehr den äußeren Teil des Bizeps. Bei weiterem Griff wird verstärkt der innere Bereich angesprochen.

Bizepsmuskulatur

Konzentrationscurl (Concentration curls)

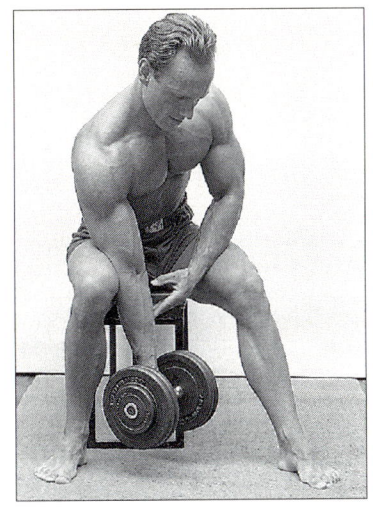 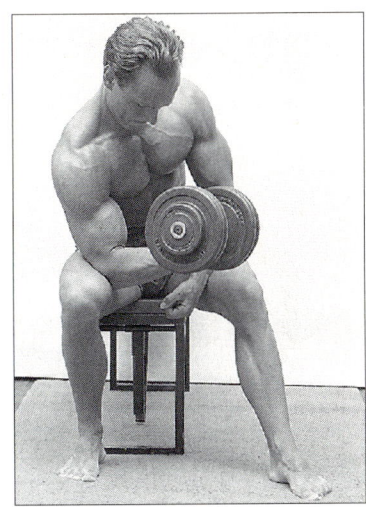

Trainierte Muskulatur:
Zweiköpfiger Armbeuger.

Übungsbeschreibung:
Beugen Sie den Oberkörper vor, stützen Sie sich mit Ihrer freien Hand oder dem Ellbogen auf dem Oberschenkel ab, und heben Sie die Kurzhantel leicht vom Boden ab. Der Ellbogen liegt auf der Innenseite des Oberschenkels.

Beugen Sie das Gewicht, möglichst ohne Schwung und mit geradem Oberkörper, nach oben. Fühlen Sie in der Endposition der Bewegung die starke Kontraktion in Ihrem Bizeps. Senken Sie die Hantel bis zur vollen Streckung des Armes nach unten ab.

Variationen:
Sie können Konzentrationscurls auch im Stehen trainieren oder den Ellbogen während der Bewegung nicht auf dem Oberschenkel anliegend, sondern frei hängend positionieren.

Trizepsmuskulatur

Engbankdrücken (Close grip bench presses)

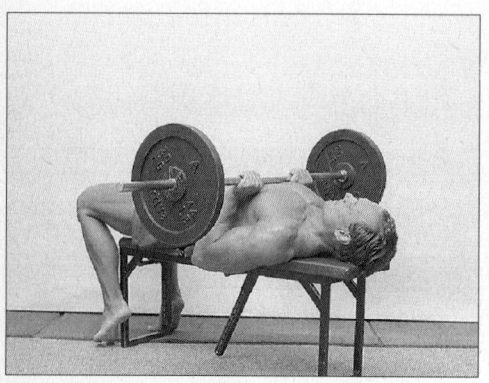 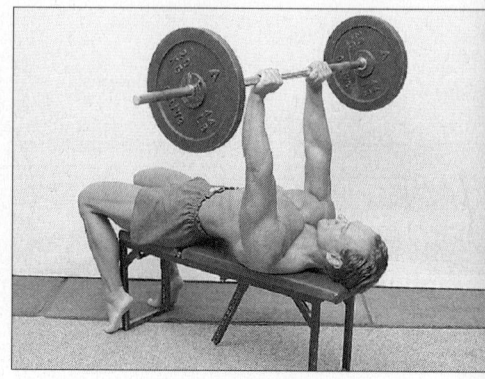

Trainierte Muskulatur:
Dreiköpfiger Armstrecker, großer Brustmuskel, Schultermuskel.

Übungsbeschreibung:
Legen Sie sich auf die Trainingsbank. Fassen Sie die Hantel etwas weniger breit als schulterweit und drücken das Gewicht aus der Halterung (im Bild ohne Halterung). Senken Sie die Hantel bis zu Ihrem unteren Brustansatz herab, halten Sie dabei die Ellbogen dicht am Körper.

Sobald Sie in der Endposition sind, drücken Sie das Gewicht wieder bis zur Streckung der Arme nach oben.

Vermeiden Sie dabei eine Hohlkreuzhaltung, heben Sie niemals den unteren Rückenbereich von der Bank.

Trainingstip:
Wenn Sie zu einem Hohlkreuz neigen, stellen Sie die Füße auf die Bank, oder schlagen Sie die Füße übereinander, und ziehen Sie die Beine Richtung Brust an.

Trizepsmuskulatur

Beidarmiges Trizepsdrücken am Kabelzug
(Pulley pushdowns)

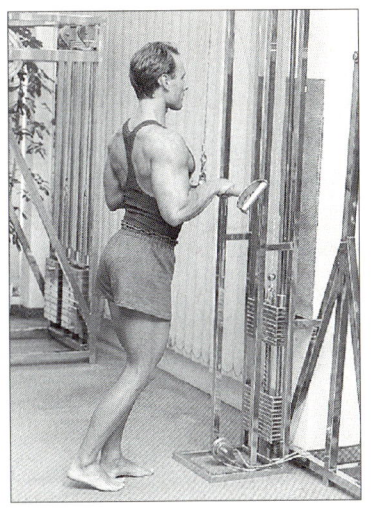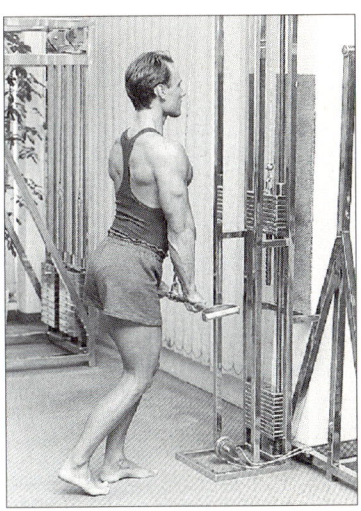

Trainierte Muskulatur:
Bereich des dreiköpfigen Armstreckers.

Übungsbeschreibung:
Stellen Sie sich vor den Kabelzug. Fassen Sie die Stange mit etwa schulterbreitem Griff.

In der Anfangsposition befindet sich die Zugstange auf einer Höhe mit Ihrem unteren Brustansatz.

Drücken Sie nun die Stange bis zu Ihren Oberschenkeln hinunter. Halten Sie dabei den Rücken gerade und die Ellbogen möglichst dicht am Körper. Die Ellbogen sollen sich so gut wie gar nicht bewegen, um bei der Übungsausführung die Trizepsmuskulatur bestmöglichst zu iso-

lieren. Drücken Sie in der Endposition die Arme durch, und kontrahieren Sie die Trizepsmuskeln möglichst stark. Führen Sie die Stange wieder in die Anfangsposition zurück, und lassen Sie dabei die Ellbogen nicht nach vorne kommen.

Variationen:
Sie können Trizepsdrücken am Seilzug auch im Untergriff trainieren (Reserve-triceps-pushdowns), oder benutzen Sie bei dieser Übung anstatt einer Zugstange ein Seil.

Einarmiges Trizepsdrücken am Kabelzug im Untergriff (One arm reverse pulley pushdowns)

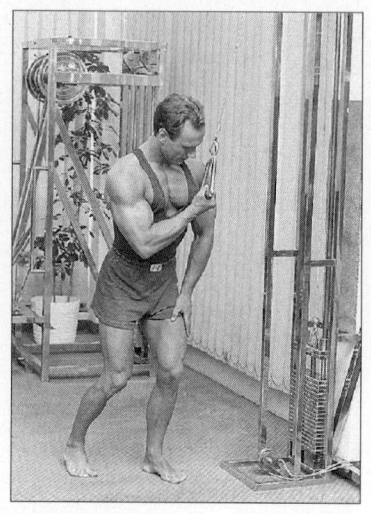 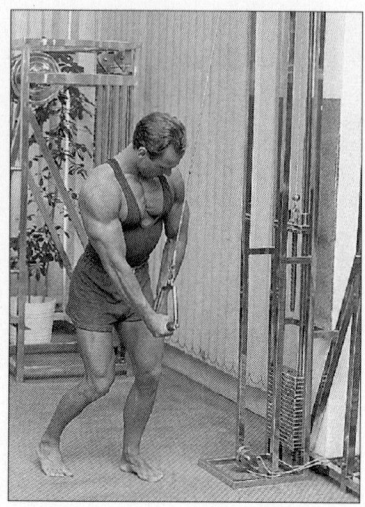

Trainierte Muskulatur:
Innerer Bereich des dreiköpfigen Armstreckers.

Übungsbeschreibung:
Stellen Sie sich seitlich vor den Kabelzug. Nehmen Sie mit einer Hand den Griff, mit der anderen stützen Sie sich auf dem Oberschenkel ab.

In der Anfangsposition befindet sich der Griff etwa auf einer Höhe der gegenüberliegenden Schulter.

Drücken Sie den Arm bis zur vollständigen Streckung nach unten. Beugen Sie sich dabei im Oberkörper etwas vor, und winkeln Sie die Knie leicht an. Der Ellbogen soll sich während der Übung möglichst nicht bewegen, sondern dicht am Körper gehalten werden. Halten Sie die Handgelenke gerade. Bevor Sie in die Ausgangsposition zurückkehren, drücken Sie die Arme durch, um den Trizeps stark zu kontrahieren.

Bauchmuskulatur

Beinheben hängend (Hanging leg raises)

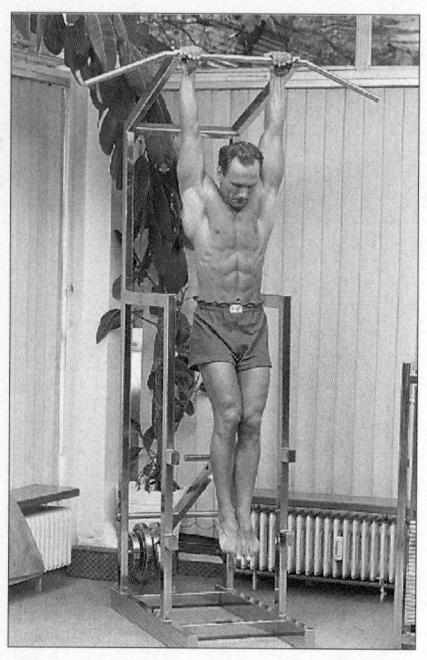

Trainierte Muskulatur:
Unterer Bereich des geraden Bauchmuskels.

Übungsbeschreibung:
Hängen Sie sich mit etwa schulterbreitem Griff an eine Klimmzugstange.

Die Stange muß hoch genug befestigt sein, damit Sie den Körper ganz strecken können und die Füße in der Anfangsposition nicht den Boden berühren.

Heben Sie die Knie soweit wie möglich nach oben zu Ihrer Brust. Schwingen Sie dabei nicht im Oberkörper, sondern arbeiten Sie durch die Anspannung in Ihren Bauchmuskeln. Halten Sie die Endposition für ca. ein bis zwei Sekunden, dadurch wird starke Spannung in der Muskulatur erreicht. Senken Sie die Beine langsam bis zur vollen Streckung nach unten.

Bauchmuskulatur

Variationen:

Wenn Sie diese Übung noch schwerer machen wollen, als sie ohnehin schon ist, können Sie Ihre Beine beim Anheben auch fast gestreckt lassen. Bei dieser Übungsvariation trainieren Sie dann auch den Hüftbeuger. Oder klemmen Sie bei der Version mit angewinkelten Beinen eine Kurzhantel zwischen Ihre Füße, um den Widerstand zu erhöhen.

Durch seitliches Drehen während der Aufwärtsbewegung erzielen Sie einen hervorragenden Trainingseffekt Ihrer äußeren, schrägen Bauchmuskulatur.

Trainingstip:

Trainieren Sie Beinheben hängend besonders nach Übungen, welche Druck auf die Wirbelsäule ausüben, wie z. B. Kniebeugen oder Nackendrücken. Durch die hängende Position wird Ihr Rücken gestreckt.

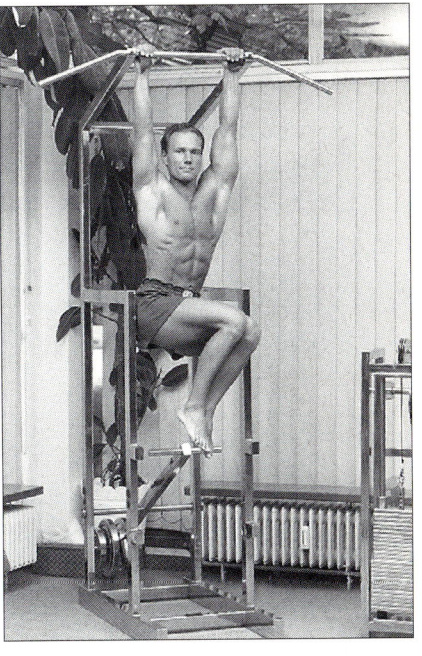

Bauchpressen (crunches)

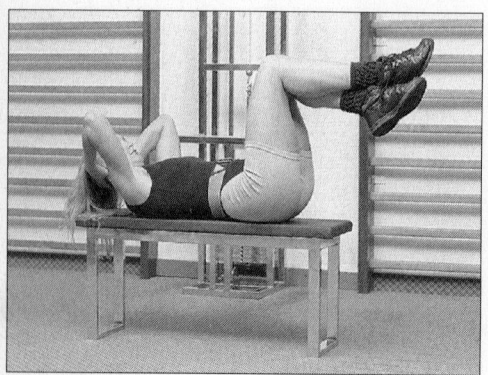 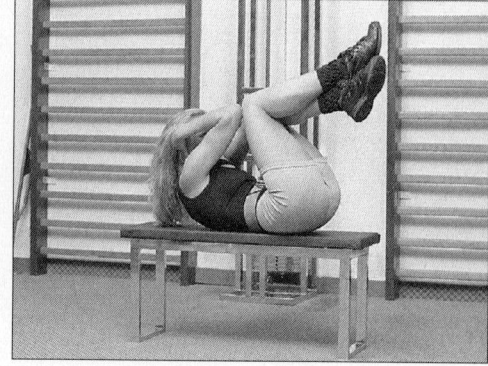

Trainierte Muskulatur:
Gerader Bauchmuskel.

Übungsbeschreibung:
Legen Sie sich auf eine Trainingsbank
oder auf den Boden.

Winkeln Sie die Beine an, schlagen Sie
die Füße übereinander und drücken Sie
die Knie leicht zusammen. Legen Sie die
Hände an Ihren Kopf, und halten Sie die
Ellbogen zusammen. Ziehen Sie nun
gleichzeitig die Oberschenkel Richtung
Brust, und heben Sie den Oberkörper an.
In der Endposition berühren sich Oberschenkel und Ellbogen.

Halten Sie bei dieser Übung den
Rücken immer flach auf der Bank oder
am Boden. Gehen Sie in die Ausgangsposition zurück, ohne daß Sie den Kopf
auflegen und die Bauchmuskeln dadurch
entspannen würden.

Trainingstip:
Diese Übung trainiert den gesamten
Bauchbereich.

Durch das Anheben des Oberkörpers
werden in erster Linie die oberen
Bauchmuskeln belastet, das Anziehen der
Beine trainiert primär den unteren Bauchbereich.

Wenn Sie zur Hohlkreuzbildung neigen, arbeiten Sie verstärkt mit dem Oberkörper, und testen Sie den Bewegungsspielraum Ihrer Beine, indem Sie den
unteren Rücken flach auf der Bank halten
können.

Durch seitliches Drehen des Oberkörpers während der Aufwärtsbewegung trainieren Sie gezielt die äußere, schräge
Bauchmuskulatur.

Wadenmuskulatur

Wadenheben, stehend (Standing calve raises)

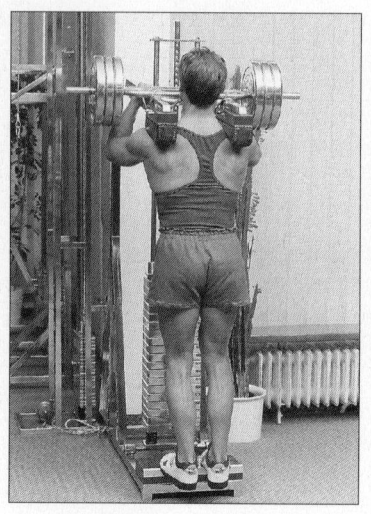 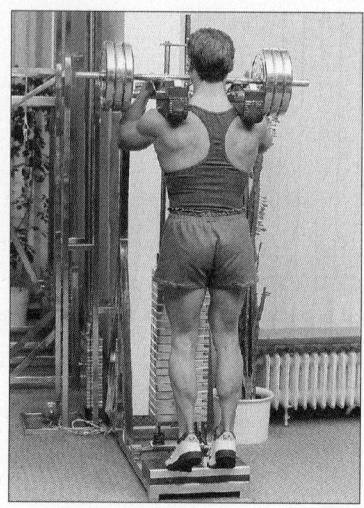

Trainierte Muskulatur:
Innerer Wadenmuskel.

Übungsbeschreibung:
Stellen Sie sich so in die Wadenmaschine, daß nur Ihre Fußspitzen auf dem Fußbrett aufliegen. Die Zehen zeigen geradeaus. Die Schultern befinden sich unter den dafür vorgesehenen Polstern.

Erheben Sie sich soweit wie möglich auf die Vorfüße, halten Sie dabei den Rücken gerade und die Knie leicht ange-winkelt. Verharren Sie am höchsten Punkt der Bewegung für ein bis zwei Sekunden. Senken Sie dann so tief wie möglich die Fersen Richtung Boden.

Variationen:
Wenn Sie beim Wadenheben die Zehen leicht nach außen drehen, belasten Sie vorwiegend die Innenseite der Waden. Bei nach innen gehaltenen Zehen übernimmt die Außenseite der Waden die Hauptar-beit.

Wadenmuskulatur

Wadenheben, sitzend (Seated calve raises)

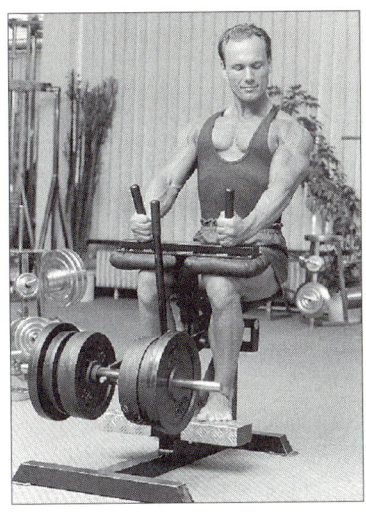 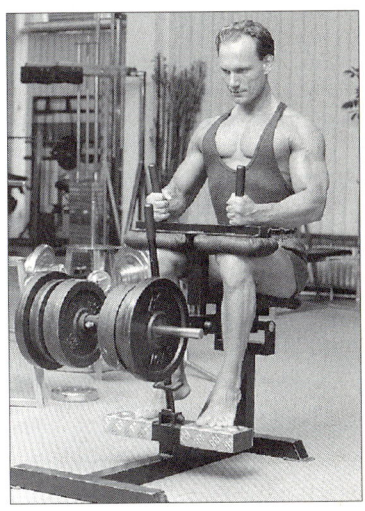

Trainierte Muskulatur:
Äußerer Wadenmuskel.

Übungsbeschreibung:
Setzen Sie sich so auf die Wadenmaschine, daß die Polsterung auf Ihren Oberschenkeln, kurz oberhalb der Knie, aufliegt. Es befinden sich nur die Fußballen auf dem Fußbrett, die Fersen sind frei beweglich. Die Zehen zeigen geradeaus. Senken Sie die Füße soweit wie möglich nach unten, dadurch dehnen Sie die Waden ausgezeichnet. Dann heben Sie die Fußspitzen soweit wie möglich an und halten diese Stellung für ca. 1–2 Sekunden. Dadurch werden die Waden in der Endposition stark angespannt.

Variationen:
Mit nach außen gerichteten Zehen belasten Sie verstärkt die Innenseite der Wadenmuskulatur. Bei nach innen gedrehter Zehstellung wird vorwiegend der äußere Wadenbereich trainiert.

Unterarmmuskulatur

Unterarmcurl (Reverse barbell curl)

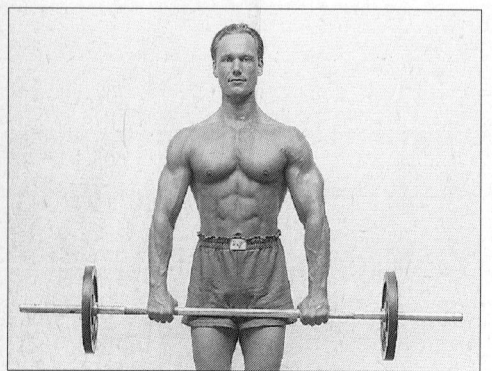 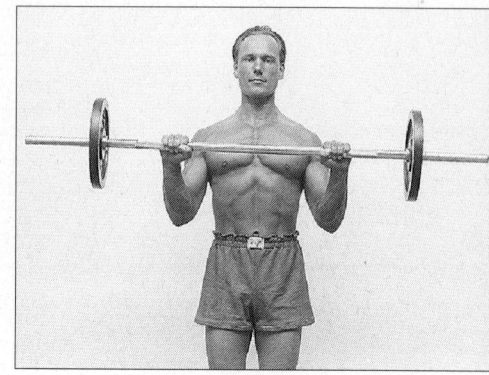

Trainierte Muskulatur:
Unterarmmuskel, besonders der untere Bereich des zweiköpfigen Armbeugers.

Variation:
Unterarmcurls können Sie auch am Kabelzug trainieren.

Übungsbeschreibung:
Stehen Sie aufrecht, Füße fast zusammen, und halten Sie eine Langhantel vor Ihren Oberschenkeln. Fassen Sie die Hantel im etwa schulterbreiten Obergriff.

Beugen Sie die Arme bis auf Brusthöhe an. Vermeiden Sie dabei das Schwingen mit dem Oberkörper, und halten Sie die Ellbogen möglichst seitlich am Körper. Wenn Sie Schwung holen oder die Ellbogen nach außen bewegen, dann geht ein Teil der Belastung von Ihren Armen auf die vordere Schulter- und die Rückenmuskulatur über. Senken Sie das Gewicht wieder in die Ausgangsposition mit voll gestreckten Armen.

Thema Doping

Sicher ist es häufig so, daß Weltklasse-Leistungen im Bodybuilding, wie im Sport generell, häufig durch die «unterstützende» Einnahme von «verbotenen Mitteln», die auf der Dopingliste des IOC stehen, erreicht werden. Die Frage, wo Doping beginnt und wo es endet, ist nicht eindeutig zu definieren. Unter Doping wird heute der Versuch der unphysiologischen Leistungssteigerung für den Wettkampf mit Mitteln, die nach den Dopingbestimmungen unzulässig sind, verstanden.

Doping ist bei weitem kein bodybuildingspezifisches Problem. Es gibt wohl kaum eine Sportart, in der nicht immer wieder einige Aktive durch die Einnahme von Dopingmitteln die Erhöhung ihrer Leistungsfähigkeit erhoffen.

Da die Einnahme von Dopingmitteln Zugang zu den normalerweise geschützten autonomen Reserven ermöglicht, kann der Athlet tatsächlich mit einer Leistungssteigerung rechnen. Allerdings wächst durch ein derartiges Hochleistungstraining auch die Gefahr von Überlastungsschäden des Organismus mit teilweise tragischem Ausgang.

Der Versuch, die Grenzen der menschlichen Leistungsfähigkeit durch die Einnahme diverser Substanzen zu erweitern, geht bis zu den alten griechischen Sportlern zurück. Diese sollen angeblich Kräuter, Sesamsamen, getrocknete Feigen und Champignons zur Leistungssteigerung gegessen haben (Hoberman 1994, S. 125). Diese «Dopingmittel» muten natürlich geradezu naiv harmlos gegenüber den heutzutage auf dem Doping-Sektor erhältlichen Chemie-Bomben an, wie z. B. synthetisch hergestelltes Testosteron oder Wachstumshormon.

Im Bodybuilding kommen hierbei verstärkt muskelaufbauende (z. B. Anabolika), entwässernde (Diuretika) und stimulierende Substanzen (z. B. Ephedrin) zum Einsatz. Anabole Steroide hielten in den 50er Jahren Einzug in den Sport. Dianabol, ein orales Steroid, welches 1956 entwickelt wurde, fand in den 60er und 70er Jahren im Bodybuilding einen in der Anwendung geradezu inflationären Zuwachs (Grundig/Bachmann 1994, S. 10). 1982 ist Dianabol wieder vom Markt genommen worden, wohl aufgrund der nachgewiesenen starken Lebertoxizität, die sich bei Mißbrauch z. B. durch Sportler herausstellte. Seit den späten 80er Jahren findet auch der Einsatz von Wachstumshormon immer mehr Freunde im Bodybuilding.

Eine irrige Annahme ist es, Erfolg im Bodybuilding sei ohne Doping nicht realisierbar. Erfolg kann und wird individuell interpretiert. Erfolgreiches Bodybuilding hat viele Facetten. Ob nun die Verbesserung der Figur, gesundheitliche Gründe oder der Ausgleich zu einem nervenaufreibenen (Berufs-)Alltag im Vordergrund der persönlichen Zielsetzung steht – durch Bodybuilding ist jedes dieser Ziele auf gesunde Art und Weise zu verwirklichen.

Der Gewinn von Bodybuilding-Meisterschaften erfordert neben härtestem Training, akribisch zusammengesetzter Ernährung, brennendem Ehrgeiz und äußerst diszipliniertem Lebensstil vor allem die entsprechende genetische Disposition. Auch wenn mit an Sicherheit grenzender Wahrscheinlichkeit davon ausgegangen werden muß, daß so mancher Top-Athlet seine Erfolge zum Teil auch der Einnahme von Dopingmitteln verdankt, so können Anabolika niemals das persönliche genetische Potential verändern. Wenn Sie nicht von Natur aus die notwendigen Voraussetzungen zum Gewinn einer Bodybuilding-Meisterschaft mitbringen, dann wird Ihnen auch keine noch so große Menge an Dopingmitteln zu Meisterschaftsehren verhelfen!

Aber auch im Breitensport zeichnet sich die zunehmende Tendenz ab, Dopingkonsum als legitimes Mittel anzusehen, um Muskeln aufzubauen. Die potentiell gefährlichen physischen und psychischen Nebenwirkungen dieser Substanzen, wie Leber- und Nierenschäden oder auch erhöhte Gewaltbereitschaft, werden oftmals nicht ernst genommen oder sogar verdrängt.

«Mir wird schon nichts passieren ...» Eine weitverbreitete Einstellung, die durchaus katastrophale Folgen haben kann.

Ernste gesundheitliche Schädigungen, bis hin zu einem qualvollen Tod, können jeden Doping-Benutzer treffen.

Gefahren durch Anabolika

Frauen	*Männer*
Störung der Regelblutung	Impotenz
tiefe Stimme	Prostatavergrößerung/-krebs
Bartwuchs	Brustwachstum
Glatze	

Unabhängig vom Geschlecht auftretende Nebenwirkungen:
Blutdruckerhöhung
erhöhte Blutfettwerte
erhöhte Gerinnbarkeit des Blutes
Leber- und Nierentumore
Psychische Veränderungen – von Aggressivität bis Depression

Lohnt es sich wirklich, diese Risiken für Leib und Seele einzugehen? Für die Top-Athleten steht neben Ruhm und sportlichem Lorbeer auch die Sicherung ihrer materiellen Existenz, durch erfolgreiches Abschneiden bei Profi-Wettkämpfen, auf dem Spiel. Viele Leistungsträger im Bodybuilding sehen sich aufgrund des momentanen extrem hohen Leistungsstandes und einer völlig überzogenen Erwartungshaltung der Fans geradezu gezwungen, auf Dopingmittel zurückzugreifen, da der Verzicht der Einnahme dieser Substanzen den Konkurrenten, welche dopen, einen Vorteil verschaffen würde.

Das wissen auch die Funktionäre. Die vorübergehende Einführung von Doping-Tests bei Profi-Meisterschaften wurde wieder abgeschafft. Dazu kann sich jeder seine eigenen Gedanken machen. Die Heuchelei so mancher Bodybuilding-Verantwortlichen ist kaum noch zu ertragen. Da werden in einschlägigen Magazinen so manche Top-Athleten mit dem einen oder anderen Eiweißpräparat abgebildet, und der Leser erfährt, daß dieser Athlet seine Erfolge zum großen Teil der Einnahme dieses Pulvers verdankt. Diese Marketing-Strategien muten für alle, die sich intensiver mit Bodybuilding beschäftigen, geradezu lächerlich an.

Die Top-Athleten gehen mehr oder weniger bewußt das Risiko von gesundheitlichen Schädigungen durch Dopingmißbrauch ein. Für sie steht viel auf dem Spiel. Schließlich leben sie eine Zeitlang von ihren sportlichen Erfolgen. Und da im Leistungssport letztendlich doch nur der Sieg zählt, sind viele Athleten dazu bereit, alles zu tun, was die Siegchancen erhöht. Aber rechtfertigt die Aussicht auf einen eventuellen Titelgewinn wirklich die Einnahme von Dopingmitteln? Man kann natürlich sagen, jeder muß wissen, was er tut. Aber wissen diejenigen, die dopen, tatsächlich, was sie riskieren?

Doping ist unserer Ansicht nach immer zu verurteilen. Die Risiko-Ertrags-Rechnung geht ganz besonders im Breitensport nicht auf. Möglichen positiven Auswirkungen auf das Muskelwachstum stehen eventuelle schwerwiegende Gesundheitsschäden gegenüber. So häufen sich in den letzten Jahren die Unglücksfälle im Spitzenbodybuilding. Zahlreiche Athleten sind aufgrund extremer Entwässerung bei Meisterschaften kollabiert, 1992 verstarb ein Top-Bodybuilder an den Folgen der Dopingeinnahme, nachdem ihm der Siegespokal bei einer Profi-Meisterschaft übergeben worden war. Für negative Schlagzeilen sorgte auch der tragische Tod des Weltklasse-Bodybuilders Andreas Münzer (31). Er verstarb im März 1996, drei Wochen nach seiner Finalteilnahme bei der «Arnold Schwarzenegger Classics». Mit großer Wahrscheinlichkeit ist der Mißbrauch von Dopingmitteln am Versagen von Nieren, Leber und Herz die Ursache für seinen Tod.

So verlockend es auch für manche Sportkameraden sein mag, die individuellen Grenzbereiche der Leistungsfähigkeit durch die Einnahme von Dopingmitteln zu erkunden – neben den Gefahren für Leib und Seele bleibt immer ein weiterer Makel bestehen. Wenn Sie zu unerlaubten, d. h. auf der Dopingliste des IOC stehenden Mitteln greifen, dann wissen Sie nie genau, welchen Anteil in Ihrer körperlichen Entwicklung den Drogen zuzuschreiben ist und was Sie aus eigener Kraft erreicht haben.

Die erbrachte Leistung erscheint durch den Gebrauch von Dopingpräparaten in einem anderen, diffusen Licht. Haben Sie Ihren Erfolg allerdings durch hartes Training, perfekte Ernährung, optimale Regeneration und einem disziplinierten Lebensstil erzielt, dann können Sie zu Recht stolz sein. Viele, die dopen, schaffen es einfach nicht, die erforderliche Energie und Beharrlichkeit im Training und in der Ernährung aufzubringen, um bestmögliche Fortschritte zu erzielen. Dann wird nach Abkürzungen gesucht, und der Griff zum Beispiel zu Anabolika ist da.

Letztendlich ist die Entscheidung für oder gegen den Einsatz von Dopingmitteln auch eine Frage des Charakters bzw. der persönlichen Integrität.

Wenn in Ihrem Umfeld immer mehr Sportkollegen mittels Dopingeinnahme teilweise rasante Entwicklungssprünge hinsichtlich des Körperaufbaus und der Kraftentwicklung erzielen, dann ist die Versuchung, auch zu diesen Mitteln zu greifen, durchaus vorhanden. Wenn Sie widerstehen und Ihr Training und Ihre Ernährung sorgfältig planen, dann werden Sie den Anabolika-Benutzern hart auf den Fersen bleiben, sie mit großer Wahrscheinlichkeit sogar überflügeln. Und vergessen Sie bitte nicht, daß der Aufbau von Muskelmasse durch Doping wahrscheinlich schneller geschieht, aber gleichzeitig nach Absetzen dieser Mittel auch genauso schnell ein Großteil der gedopten Muskelberge wieder verschwindet. «Ehrlich» erarbeitete Muskelmasse, durch hartes, schweres Training, über einen Zeitraum von Monaten und Jahren, bildet sich in einer Trainingspause sehr viel langsamer zurück als die in kürzester Zeit aufgebaute «Chemie-Masse». Bleiben Sie gesund!

Anhang

Magenverweildauer der Speisen auf einen Blick	
Zeit	*Nahrungsmittel*
bis zu 30 Minuten	Honig, Traubenzucker (bei normaler Konzentration), Alkohol
$1/_2$ bis 1 Stunde	Tee, Mineralwasser, Mineralgemische mit Oligosacchariden, fettarme Brühe ohne Zusätze, ungezuckerter Kaffee, Buttermilch
1 bis 2 Stunden	Milch, Kakao, Kaffee, Schwedenmilch, Joghurt, Dickmilch, fettarme Weichkäse, Weißbrot, helle Brötchen, weichgekochte Eier, Kochfisch, gekochter Reis, Kartoffelpürree, Obstkompott
2 bis 3 Stunden	Pellkartoffeln, Salzkartoffeln, Rührei, Omelett, gekochtes mageres Fleisch, Gemüse wie Spinat, gekochte Möhren u. ä., Bananen, Beefmett (Tatar)
3 bis 4 Stunden	Huhn, gegrilltes Kalbfleisch, Schwarzbrot, Käse, die meisten rohen Obstsorten, gedünstetes Gemüse, grüner Salat, Beefsteak, Bratkartoffeln, Schinken, gegrilltes Filet
4 bis 5 Stunden	gebratenes Steak (250 g), Braten, Hering, Rauchfleisch, Erbsen, Linsen, Schnittbohnen
etwa 6 Stunden	Gurkensalat, Thunfisch in Öl, Speck, Schweinebraten, geräucherter Lachs, in Fett Gebackenes wie Spritzkuchen, Pilze
bis zu 8 Stunden	Fettes Fleisch (z. B. Schweinshaxe), Gänsebraten, Grünkohl, Ölsardine

aus: Hamm, M. / Weber, M. – Sporternährung praxisnah,
Weil der Stadt, Hädecke Verlag 1988

Eiweiß-Fett-Verhältnis in Lebensmitteln

Orientierungswert	verzehrbarer Anteil in Gramm	Eiweiß in Gramm	Fett in Gramm
Vollmilch 3,5 % Fett	100	3,5	3,5
teilentrahmte Milch (fettarm)	100	4,0	1,5
Buttermilch	100	4,0	1,0
Speisequark (mager)	100	17,0	1,0
Emmentaler (45 % Fett i. Tr.)	100	28,0	30,0
Gouda (45 % Fett i. Tr.)	100	25,0	29,0
Camembert (50 % Fett i. Tr.)	100	22,0	28,0
Corned beef und magerer Schinken	100	20,0	5,0
Brühwurst	100	13,0–16,0	10,0–20,0
Fleischwurst	100	11,0	30,0
Leberwurst	100	15,8	28,8
Leberwurst (mager)	100	17,0	21,0
Bierschinken	100	15,5	19,2
Bratwurst	100	12,0	35,0
Mettwurst, einfach	100	14,0	50,0
Ei (Gesamtinhalt)	48	6,1	5,5
Kabeljau, Scholle, Schellfisch	100	16,0–19,0	1,0
Makrele, geräuchert	100	18,0–21,0	11,0–20,0
Hering in Soße	100	12,0–17,0	15,0
Thunfisch in Öl	100	23,0	21,0
Thunfisch in Wasser	100	20,0–26,0	2,0
Schweinekotelett	100	20,0	5,0–9,0
Schweinefilet	100	22,0	2,0
Rind (Roastbeef)	100	22,0	4,5
Rinderfilet	100	21,0	4,0
Brathähnchen (gegrillt)	100	21,0	5,6
Putenbrust	100	24,0	1,0
Kartoffeln (gekocht)	100	2,0	0
Pommes frites	100	4,0	12,0
Kartoffel-Chips	100	5,0	40,0
Brot	100	6,0–9,0	1,0
Erdnüsse (geröstet und geschält)	100	26,0	49,0
Reis (roh)	100	7,0	1,0
Erbsen, grün (frisch / gefroren)	100	5,0–6,0	1,0
Eierteigwaren (roh)	100	11,0–15,0	3,0
Schokolade (Vollmilch)	100	8,0	30,0

aus: Verschiedene Nährwerttabellen und Herstellerangaben
aus: Hamm, M. / Geiss, R.-R. – Handbuch Sportlerernährung. Reinbek 1992

Glykämischer Index

Zucker　　　　　　　Glukose = 100

Glukose	100
Maltose	105
Saccharose	59
Fruktose	20
Honig	87

Obst

Äpfel	39
Bananen	62
Orangen	40
Orangensaft	46
Rosinen	64

Milchprodukte

Magermilch	32
Vollmilch	34
Joghurt	36
Eiscreme	36

Getreideprodukte

Weißbrot	69
Buchweizen	51
Weizenschrot	67
Hirse	71
Cornflakes	80
Reis, poliert	72
Naturreis	66
Spaghetti	50
Vollkornspaghetti	42

Gemüse

Frühkartoffeln	70
Rote Bete	64
Karotten	92
Zuckermais	59

Hülsenfrüchte

weiße Bohnenkerne	31
braune Bohnenkerne (kidney beans)	29
gebackene Bohnenkerne (Dose)	40
Sojabohnen	15
Sojabohnen (Dose)	14
Linsen	29
Erbsen (getrocknet)	33
Kichererbsen	36

nach: Kasper, Heinrich – Ernährungsmedizin und Diätetik, München–Wien–Baltimore 1991

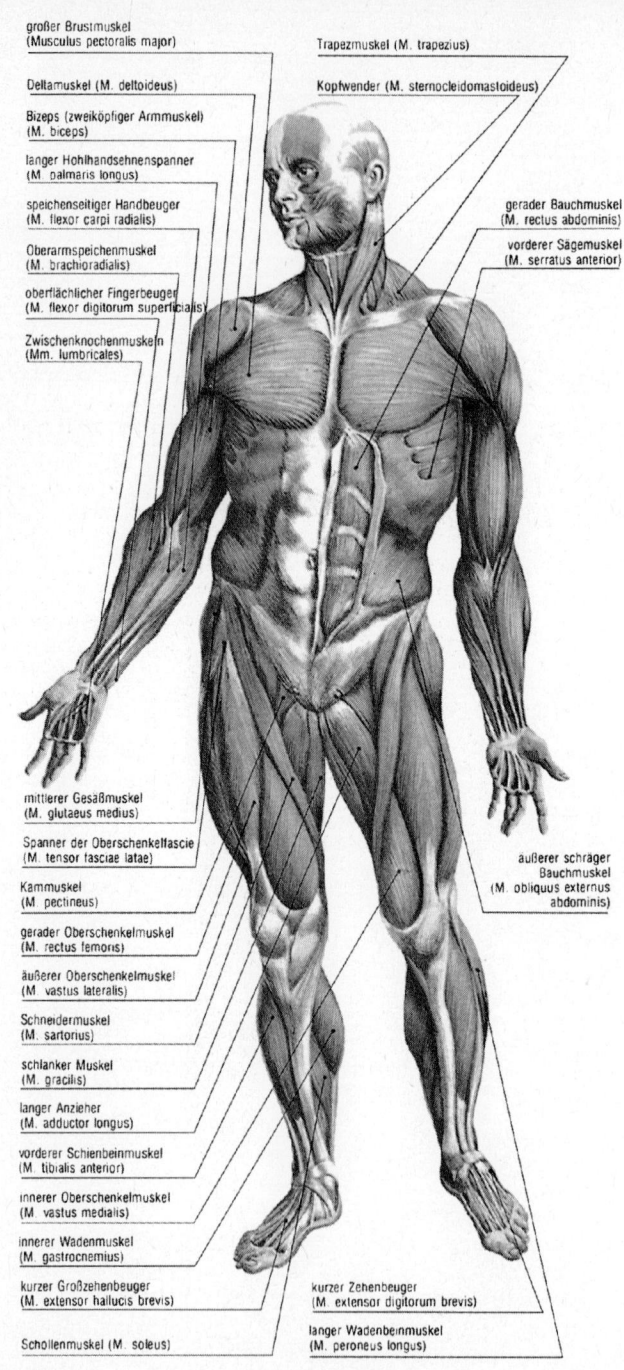

großer Brustmuskel
(Musculus pectoralis major)

Trapezmuskel (M. trapezius)

Deltamuskel (M. deltoideus)

Kopfwender (M. sternocleidomastoideus)

Bizeps (zweiköpfiger Armmuskel)
(M. biceps)

langer Hohlhandsehnenspanner
(M. palmaris longus)

speichenseitiger Handbeuger
(M. flexor carpi radialis)

gerader Bauchmuskel
(M. rectus abdominis)

vorderer Sägemuskel
(M. serratus anterior)

Oberarmspeichenmuskel
(M. brachioradialis)

oberflächlicher Fingerbeuger
(M. flexor digitorum superficialis)

Zwischenknochenmuskeln
(Mm. lumbricales)

mittlerer Gesäßmuskel
(M. glutaeus medius)

Spanner der Oberschenkelfascie
(M. tensor fasciae latae)

äußerer schräger
Bauchmuskel
(M. obliquus externus
abdominis)

Kammuskel
(M. pectineus)

gerader Oberschenkelmuskel
(M. rectus femoris)

äußerer Oberschenkelmuskel
(M. vastus lateralis)

Schneidermuskel
(M. sartorius)

schlanker Muskel
(M. gracilis)

langer Anzieher
(M. adductor longus)

vorderer Schienbeinmuskel
(M. tibialis anterior)

innerer Oberschenkelmuskel
(M. vastus medialis)

innerer Wadenmuskel
(M. gastrocnemius)

kurzer Großzehenbeuger
(M. extensor hallucis brevis)

kurzer Zehenbeuger
(M. extensor digitorum brevis)

langer Wadenbeinmuskel
(M. peroneus longus)

Schollenmuskel (M. soleus)

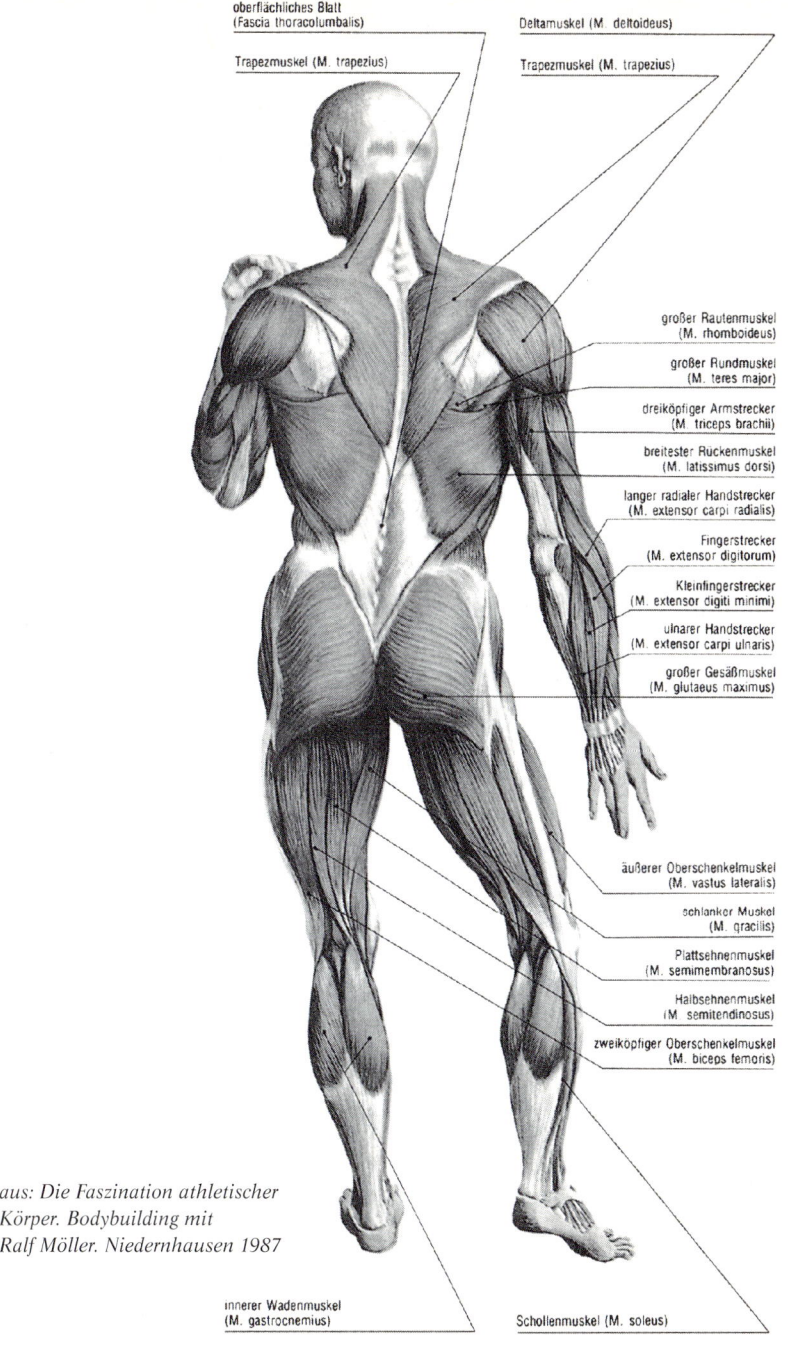

oberflächliches Blatt
(Fascia thoracolumbalis)

Deltamuskel (M. deltoideus)

Trapezmuskel (M. trapezius)

Trapezmuskel (M. trapezius)

großer Rautenmuskel
(M. rhomboideus)

großer Rundmuskel
(M. teres major)

dreiköpfiger Armstrecker
(M. triceps brachii)

breitester Rückenmuskel
(M. latissimus dorsi)

langer radialer Handstrecker
(M. extensor carpi radialis)

Fingerstrecker
(M. extensor digitorum)

Kleinfingerstrecker
(M. extensor digiti minimi)

ulnarer Handstrecker
(M. extensor carpi ulnaris)

großer Gesäßmuskel
(M. glutaeus maximus)

äußerer Oberschenkelmuskel
(M. vastus lateralis)

schlanker Muskel
(M. gracilis)

Plattsehnenmuskel
(M. semimembranosus)

Halbsehnenmuskel
(M. semitendinosus)

zweiköpfiger Oberschenkelmuskel
(M. biceps femoris)

aus: Die Faszination athletischer
Körper. Bodybuilding mit
Ralf Möller. Niedernhausen 1987

innerer Wadenmuskel
(M. gastrocnemius)

Schollenmuskel (M. soleus)

Rahmenbedingungen für erfolgreiches Bodybuilding

Soziales Umfeld:
Für erfolgreiches Bodybuilding ist es von Vorteil, wenn Ihr(e) Lebenspartner(in) Verständnis für den Fitneß-Lifestyle zeigt. So bekommen Sie Unterstützung bei der Einhaltung Ihres Trainingsrhythmus und Ihrer Ernährungsgewohnheiten, was sich natürlich positiv auf ihre Trainingsfortschritte auswirkt.

Arbeitstätigkeit:
Sind Sie Schichtarbeiter, halbtags beschäftigt oder selbständig? Arbeiten Sie vorwiegend körperlich, oder üben Sie eine in erster Linie sitzende Tätigkeit aus? Haben Sie die Möglichkeit, sich an Ihrem Arbeitsplatz «bodybuildinggerecht» zu ernähren? Berücksichtigen Sie diese Überlegungen in Ihrer Trainings- und Ernährungsplanung, z. B. bei der täglichen Kalorienaufnahme bzw. beim Mahlzeitentiming.

Disziplin:
Für bestmögliche Resultate im Bodybuilding müssen Sie regelmäßig trainieren, sich bedarfsgerecht ernähren und auf ausreichende Ruhepausen achten. Bei eventuellen Rückschlägen, wie z. B. ungenügenden Fortschritten in der körperlichen Entwicklung, überdenken Sie Ihren Trainingsaufbau und die Ernährungsplanung. Besinnen Sie sich auf Ihr langfristiges Trainingsziel, und vertrauen Sie auf Ihre eigene Leistungsfähigkeit.

Ausgewogener Lebensstil:
Disziplin ist wichtig für optimale Trainingsfortschritte. Trotzdem sollte sich in Ihrem Tagesablauf nicht alles um Training und Ernährung drehen. Erfolgreiche Bodybuilder verstehen es, Berufstätigkeit, Privatleben, Training und Ernährung zu verbinden. Nachwuchsathleten sollten die Schule bzw. die Berufsausbildung nicht vernachlässigen, nur um mehr trainieren zu können.

Die Wahl des Studios:
Machen Sie in mehreren Studios ein Probetraining, bevor Sie sich für die Mitgliedschaft in einem davon entschließen. Sie müssen sich im Studio wohl fühlen. Die Atmosphäre ist wichtig. Wie werden Sie begrüßt? Sind die Trainingskollegen hilfsbereit? Entscheiden Sie sich für ein Studio, welches über ein breites Sortiment an Lang- und Kurzhanteln verfügt (siehe auch Seiten 58–61), da das Training mit freien Gewichten für erfolgreiches Bodybuilding Priorität hat. Besonders für Beginner ist eine qualifizierte Trainings- und Ernährungsbetreuung wichtig, um wirklich effektiv und sicher zu trainieren.

Register

Literaturverzeichnis

Ashley, M.: Richtiges aerobes Training für Bodybuilding. Sportrevue, Juni 1994, S. 122/123

Breitenstein, B.: Zur Motivation von Sporttreibenden im Fitnesstudio; Diplomarbeit Fachhochschule Hamburg; 1991

Busek, A.: Quo vadis Bodybuilding?, Sportrevue 10/93, S. 4

Brouns, F.: Die Ernährungsbedürfnisse von Sportlern. Berlin/Heidelberg 1993

Colgan, M.: Optimum Sports Nutrition. New York: Advanced Research Press 1993

Deters, T., et al: Haney macht Geschichte – und Drogen geraten ins Abseits, Sportrevue, April 1991, S. 55–62 + S. 71–74

Deutsche Gesellschaft für Ernährung (Hg.): Empfehlungen für die Nährstoffzufuhr, Frankfurt 1991

Erbersdobler, H. F.: Nahrungsergänzungsprodukte für Sportler. Lebensmittelchem. Gerichte, Chem. 43 (1989) 1–3

Freiwald, J.: Aufwärmen im Sport. Reinbek bei Hamburg 1991

Gärtner, H./Pohl, R.: Der Steroidersatz. Leistungssteigernde Substanzen im Bodybuilding. Heilbronn 1994

Geiß, K.-R./Hamm, M.: Handbuch Sportlerernährung. Reinbek bei Hamburg 1992

Geiß, K.-R., et al: 9,79 … natürlich möglich?! Mörfelden 1994

Greenhalf, P. L., et al.: The effect of oral creatine supplementation on skeletal muscle ATP degradation during repeated bouts of maximal voluntary exercise in man. J. Physiol. 476: 84,1994

Grundig, P./Bachmann, M.: Anabole Steroide 1994. Heilbronn 1993

Hamm, M.: Fitness-Ernährung. Reinbek bei Hamburg 1992

Hamm, M./Loewenthal, L.: Vitamine und Mineralstoffe. München 1995

Hamm, M.: Die Ernährung des Sportlers. In: Bredenkamp, A./Hamm, M.: Trainieren im Sportstudio. Bünde 1990

Hamm, M.: Schlank und gesund ohne Diät. München 1996

Hamm, M./Geiß, K.-R.: Sportler-Ernährung. Niedernhausen 1993

Hamm, M./Weber, M.: Sporternährung praxisnah, Weil der Stadt, Mädecke Verlag, 1988

Hatfield, F.: Bodybuilding – A Scientific Approach; Chicago, Contemporary Books; 1984

Hobermann, J.: Sterbliche Maschinen – Doping und die Unmenschlichkeit des Hochleistungssports. Aachen 1994

Hollmann, W./Hettinger, Th.: Sportmedizin, Arbeits- und Trainingsgrundlagen. Stuttgart/New York 1990

Jonath, U.: Lexikon Trainingslehre. Reinbek bei Hamburg 1988

Jordan, E.: Neues zum Thema Fettabbau. Sportrevue, Mai 1995, S. 51–53

Kasper, Heinrich: Ernährungsmedizin und Diätetik. München–Wien–Baltimore 1991

Komi, P. V. (Hg.): Kraft und Schnellkraft im Sport. Köln 1994

Konopka, P.: Sporternährung, München 1988, 3. Auflage

Kretschmer, E.: Körperbau und Charakter. Berlin/Heidelberg/New York, 25. Auflage 1967

Letzelter, H.+M.: Krafttraining. Reinbek bei Hamburg 1986

Little, T.: Technique. New York 1994

Markworth, P.: Sportmedizin. Physiologische Grundlagen. Reinbek bei Hamburg 1984

Mentzer, M.: Heavy Duty 1979

Ochmann, F.: Gefährlicher Körperkult. Stern, Juli 1994, S. 28–32

Samitz, G.: Das Wellness Programm. Reinbek bei Hamburg 1995

Schek, A.: Ernährungsbezogene Leistungsförderer versus leistungsbezogene Ernährung. Teil 1: Ernährungsumschau 42, 7: 243–249, 1995; Teil 2: Ernährungsumschau 42, 8: 274–278, 1995

Schwarzenegger, A./Dobbins, B.: Das große Bodybuilding Buch. München 1987

Schwarzenegger, A./Hall, D. K.: Karriere eines Bodybuilders. München 1992

Sherman, W. M./Lamb, D. R.: Proceedings of the GSSI Conference on Nutritional Ergogenic Aids. International Journal of Sport Nutrition. Supplement to volume 5, June 1995

Sportrevue März 1979: Ein Bericht aus dem Weider-System, Das Split-System, S. 22–25

Williams, C./Devlin, J.: Foods, Nutrition and Sports Performance. London 1992

Wolff, B./Geiger, B.: Können Sie Ihren Körpertypus verändern?, Muscle & Fitness, Februar 1995, S. 87–89

A Position Statement of the Britisch Olympic Association Nutrition Steering Group: Ergogenic Aids–Creatine. In: Sports Science Update 1 (1995) 6–7

Berend Breitenstein

Ernährungswissenschaftler (Dipl. oec. troph.)
WNBF Professional (World Natural Bodybuilding Federation)
Eimsbütteler Chaussee 90 • 20259 Hamburg • Fax: 040 - 43 25 33 37

Seminare • Beratung • Video

Ja, ich möchte

☐ in meinem Studio ein Natural Bodybuilding Seminar
anbieten. (DM 980,-)

☐ eine persönliche Trainings- und Ernährungsplanung für
3 Monate bestellen. (Bitte Angaben zur Person,
Trainingserfahrung, Zielsetzung und zu Ernährungsgewohnheiten etc. beilegen). Preis: DM 98,-

☐ Ihr Personal Training Angebot in Hamburg wahrnehmen.
Preis: DM 80,- / 1,5 Std.

Ich zahle per:

☐ Überweisung (auf das Konto Nr.: 1252/123276
bei der Hamburger Sparkasse (BLZ 200 505 50)

☐ Scheck/Bargeld liegt bei

_____
Name, Vorname

_____
Straße, Nr.

_____
PLZ, Ort

_____
Tel.

_____
Datum/Unterschrift